MEDICINA ANTIENVEJECIMIENTO
Longevidad, salud, plenitud

Adolfo Pérez Agustí

1

MEDICINA ANTIENVEJECIMIENTO
Longevidad, salud, plenitud

ediciosesmasters@gmail.com

El concepto que tenemos de un anciano ha comenzado a cambiar en la sociedad. Ya no se trata de una persona desvalida, necesitada de ayuda y que tiene multitud de enfermedades y ningún futuro. La nueva Medicina de la Longevidad que describe este libro proporciona a las personas mayores un camino hacia la plenitud física y psicológica, orientándole hacia nuevas opciones de vida que le enriquecerán aún más que las que tuvo en la juventud.

Desde ahora, los nuevos longevos podrán disponer de herramientas naturales y filosóficas que le permitirán embarcarse en nuevos logros, nuevas aficiones y nuevos amores, pues la felicidad ya no tiene edad.

Este libro describe todas las soluciones que la Medicina Natural pone a disposición de los mayores, pero también le sugiere el camino hacia la plenitud espiritual mediante reflexiones filosóficas que le harán cambiar su concepto de vida. La meta es llegar a cumplir esos 120 años de vida y plenitud que nos corresponde por pertenecer a la especie humana.

MEDICINA ANTIENVEJECIMIENTO

Longevidad, salud, plenitud

¿Hay algo de mí que continuará? Si dejamos huella en este mundo no moriremos, pues el pensamiento de otros al recordarnos nos hará eternos.

Introducción

Realmente parece que no queremos envejecer ni llegar a longevos. Desde que tenemos uso de razón escuchamos comentarios descorazonadores sobre los viejos, sus problemas y enfermedades, la carga que suponen para el resto de las personas. A lo largo de nuestra vida no hay ni un solo comentario en la sociedad que nos diga que envejecer sea una fortuna, algo que debemos lograr si queremos alcanzar la felicidad. Las personas ocultan su edad para parecer más jóvenes, hacen tratamientos para rejuvenecer, se ponen ropa y abalorios que les hacen parecer más jóvenes, y sonríen abiertamente cuando alguien les asegura que parece más joven de lo que en realidad es. Nadie dice nada halagador sobre ser viejo, y eso que de vez en cuando nos felicitan cuando cumplimos los 90 años. Pero es una felicitación hipócrita porque realmente ellos se alegran de no tener esos 90 años.

El envejecimiento se asocia a una disminución de la vitalidad, y aunque no se puede evitar envejecer, sí podemos evitar llegar a ser viejos prematuramente, del mismo modo que podemos intentar llegar a cumplir la mayor cantidad posible de años en plenitud. El envejecimiento normal se diferencia del patológico (no natural), en que mientras el primero supone la llegada de la sabiduría, la paz de espíritu, el control de nuestras emociones negativas y un lento declive que no nos impide disfrutar de la vida, en el segundo solamente existe dolor, tristeza, y pérdida manifiesta de las facultades físicas e intelectuales.

Envejecer es un hecho aparentemente irreversible, pero podemos cuidar de nuestro cuerpo de forma tan óptima que apenas percibamos los cambios, consiguiendo así un continuo proceso de desarrollo, nuevas oportunidades, intereses y cambios de perspectiva sobre la vida que la pueden hacer cada día más interesante.

Desdichadamente, todos los mensajes que recibimos y queremos escuchar con agrado están relacionados con la juventud, y ninguno con la fortuna de llegar a viejos. Como hemos dicho, lo más frecuente es asociar ser viejo con el dolor, la invalidez, la soledad y la dependencia, y estos mensajes desalentadores llegan hasta la última célula de nuestro cuerpo, ocasionando un deseo general de no querer llegar a viejos. Esta programación interna sobre los aspectos negativos de la vejez se afianza año tras año a nivel cerebral y celular, ocasionando lo que se denomina como muerte celular programada o apoptosis; pero esto que es un fenómeno natural para la renovación de las especies, el ser humano lo acelera hasta el punto en que logra acortar su vida entre 30 y 40 años. Puesto que no hay nada que nos indique que llegar a centenario está relacionado con la felicidad y la plenitud, lo mejor es morirse rápidamente cuando nuestras arrugas nos indiquen que ya han pasado los suficientes años de vida. Por eso, el primer requisito para llegar a cumplir 120 años es…desear cumplirlos, y desearlo intensamente todos los días de nuestra vida. El primer y más importante paso ya está dado; los demás, ahora los veremos.

La clave está en que busquemos cuáles son nuestras motivaciones, nuestros motores para seguir viviendo, porque la vida merece la pena vivirla, disfrutando cada edad, y al llegar a esa etapa de nuestra vida que llaman vejez ser conscientes de que todavía nos quedan muchos años por delante como para sentarnos en un rincón esperando pasivamente a la muerte. El objetivo a largo plazo, al desarrollar nuestro proyecto de vida, es mejorar nuestra calidad de vida, es decir, llegar a experimentar un sentimiento de bienestar psicofísico y socioeconómico en el que confluyan tanto factores personales o individuales (salud, independencia, satisfacción por la vida, autoestima…), como factores socioambientales (amigos, familia, naturaleza, nuevos estudios e intereses…). Lo esencial es, para terminar, lograr alcanzar esos 120 años de vida plena a los que este libro se refiere.

Primera parte

CAPÍTULO 1

El cuerpo no es materia sujeta al envejecimiento, sino energía cambiante. El cuerpo físico no envejece, ni se deteriora; cambia.

ENVEJECER

Los científicos nos dicen que el envejecimiento es un proceso universal que afecta a todos los seres vivos y que se desarrolla como una sucesión de modificaciones morfológicas, fisiológicas y psicológicas de carácter aparentemente irreversible, que se presentan antes de que las manifestaciones externas den al individuo aspecto de anciano. Pero si observamos el universo al cual pertenecemos, nos daremos cuenta que el concepto de tiempo y envejecimiento cósmico no existe: existe el cambio continuado, y este cambio siempre lleva a una evolución, a un salto cualitativo. El problema es que los seres humanos hemos inventado diversos sistemas para medir y entender el tiempo, -el calendario y el reloj, básicamente-, y eso nos ha hecho creer que el tiempo es algo lineal, con pasado y futuro. Pero en el universo eso no es cierto y solamente percibimos cambios. Así que debemos ser más objetivos y admitir que nuestro cuerpo con el paso del "tiempo" no envejece, no se deteriora hasta llegar a la muerte física, sino que se hace y deshace continuamente. Lo que ocurre es que llegado a un punto en nuestra medición cronológica (determinada por la fecha de nacimiento), las células no parecen encontrar el modo de rehacerse, quizá porque nuestra mente y especialmente el subconsciente, no creen que ello sea posible ni deseable. Puesto que hasta ahora no hay ni una sola teoría científica que admita la posibilidad del no-envejecimiento, inducimos a nuestro cuerpo al envejecimiento.

Si consideramos a un recién nacido solemos decir que todo en él es nuevo, que sus células están preparadas para la evolución y el perfeccionamiento, pero hay algo que debo aclararles cuanto antes sobre ello: las células del recién nacido son inmensamente viejas, pero con ganas de vivir y mejorar. Se han formado gracias a millones de años de evolución del ser humano, no solamente desde sus ancestros (bisabuelos, abuelos, padres…), sino a través de los alimentos que la humanidad ha ingerido, del aire que respiraron y de las energías del propio universo.

Al formar parte nosotros del cosmos, poseemos las mismas características complejas y experimentadas que el propio universo al cual pertenecemos. Somos, pues, muy viejos según nuestro concepto primitivo del tiempo. Lo que ocurre es que pronto nos desligamos de esta interconexión universal y solamente percibimos el nuevo cuerpo al que creemos pertenecer.

Hay sin embargo una creencia poco estudiada y es aquella que considera que tenemos realmente la edad de nuestros pensamientos, y estos siempre pueden mejorar, fortalecerse y hacerse únicos. Así que en la medida en que nuestros pensamientos se enriquecen con nuevas y continuadas experiencias, nuestra vitalidad cósmica se hace mejor y nunca envejecerá. *Debe decidir en qué edad quiere estar ahora y así será a nivel molecular*, pudiera ser una buena frase para recordar. Si pensamos continuamente en el futuro y exigimos a nuestro cuerpo que nos permita llegar a cumplir nuestros deseos aún no satisfechos, los millones de células corporales se sentirán impulsadas a no envejecer, como un padre que no desea enfermar para asegurar el bienestar de sus hijos.

Así que una vez que hemos aclarado el caduco concepto del envejecimiento como ley universal, lo que a continuación mostramos describe el proceso del envejecimiento común en los seres humanos, con la pretensión de lograr una explicación a la longevidad y la plenitud conseguida por algunos que han cruzado la barrera de los 100 años de vida. Para ello, se han recopilado numerosos datos históricos sobre las personas y pueblos más longevos, así como datos de laboratorio realizados sobre las causas del envejecimiento, las terapias químicas más empleadas y, especialmente, los métodos naturales que nos aseguran una larga y buena longevidad. Entre estos métodos están las terapias del alma y la mente, el ejercicio y el control de la respiración.

Todo esto nos ha permitido elaborar unas conclusiones que el lector seguramente podrá aprovechar para conseguir, sino llegar a los 120 años de vida, por lo menos prolongar sensiblemente el promedio de vida en el mundo, cifrado entre los 80 y 90 años. Sin embargo, y como veremos a lo largo de este libro, no podemos inclinarnos por un solo factor, dejando claro que no existe una fuente de la eterna juventud, aunque sí diversos modos de llegar al manantial de la larga vida.

Los cambios

Aunque el envejecimiento afecta a todos los seres vivos, el proceso que nos lleva a ello es distinto en las diferentes especies, no existiendo una universalidad entre todas. Lo que en una sirve, en otra es fútil. Si estudiamos a los elefantes, con un promedio de vida de 60-70 años -lo que no es poco para un animal tan enorme-, Podríamos deducir que la razón de su longevidad está en dos factores: alimentación vegetariana y pocos depredadores que le puedan hacer daño. Si lo comparamos con un ratón -entre 5 y 10 años según   sea blanco, negro o hámster-, son bastantes años, pudiendo deducir que su poca longevidad se debe a dos razones básicas: un estrés continuado y la gran vivacidad de sus movimientos. Pero si miramos a otras especies nos encontraremos que el mayor récord de longevidad lo tienen las ballenas de Groenlandia con 120 años (los mismos que podríamos vivir los humanos) y las tortugas de la isla Mauricio con casi 150 años. Estas dos especies tienen en común un factor decisivo: viven en zonas protegidas por el hombre y del hombre. ¿Consistirá el secreto en alejarnos a vivir a un lugar remoto, alejados de nosotros mismos?

Creo que no y la razón para esa longevidad habrá que buscarla sencillamente en otras características, entre ellas su capacidad de adaptación al medio.

Los científicos conjeturan que el proceso del envejecimiento y la longevidad se inicia desde el nacimiento o poco después de este, pero esto sería excluir como factores importantes a la genética y al desarrollo del bebé en el vientre materno. Esto se debe a una cuestión política, pues hablan de longevidad a partir del día de nacimiento, y no desde la concepción.

Veamos las etapas de la vida orgánica:

Primera etapa:
Desde que es engendrado un ser humano hasta que alcanza su madurez corporal a los 21 años aproximadamente, el individuo está sometido a un periodo de crecimiento intenso, de perfeccionamiento, no existiendo entonces ningún cambio que le aproxime al envejecimiento. Todo se perfecciona y el organismo se hace cada día un poco más fuerte y eficaz. Está en **plena evolución**.

Segunda etapa:
Desde esa edad hasta aproximadamente los 40 años de vida, el organismo se ha adaptado y aunque no tiene la facultad de evolucionar como antes, puede mantener su plenitud con pocos cuidados. Esta fase de adaptación supone la estabilidad orgánica y es el momento del perfeccionamiento de nuestras mejores virtudes. El secreto no es luchar contra nuestras debilidades orgánicas, sino en dedicar todo nuestro esfuerzo en potenciar aquello que por naturaleza es más poderoso. Es la **plenitud**.

Tercera etapa:
Desde los 40 años en adelante es cuando la vida pasada sale a relucir, cuando la naturaleza nos premia o castiga por nuestros actos anteriores. En estos años existe todavía un proceso de restauración y mejora, pues aunque los cambios estructurales ya no son posibles, sí lo son los procesos de adaptación. Nuestra maravillosa glándula suprarrenal habrá aprendido a adaptarse, a sobrevivir, siendo capaz todavía de frenar procesos acelerados de deterioro y estimular todavía a nuestro organismo para que restaure las partes corporales no

excesivamente castigadas. Llegado a un punto, podrá dejar en suspenso una zona corporal apenas ya sin función, delegando esta misión a otra más poderosa. Es la **fase de adaptación**.

Cuarta etapa:
Después de esa edad y hasta la vejez social (entre los 65 y los 75 años), existe un lento decaimiento orgánico, motivado esencialmente porque los procesos reparadores se hacen menos eficaces, mucho más lentos, y en ocasiones ni siquiera pueden completarse. En esa época las enfermedades y el modo de vida impiden que el individuo alcance una plenitud orgánica óptima si ha sido excesivamente maltratado. Se acaba de declarar el **decaimiento orgánico**.

Quinta etapa:
Finalmente, desde los 75 años aproximadamente comienza un periodo en el cual los tejidos dañados no se regeneran, siendo suplida su misión por otras partes orgánicas aún sanas, pero cuya consecuencia es la sobrecarga. Es la época en la cual se manifiesta de forma abrupta las consecuencias, buenas o malas, de la vida anterior, así como del estado emocional, los factores económicos, los valores culturales, religiosos, ambientales, nutricionales. Por supuesto, los factores negativos se pueden agudizar. Es el **periodo involutivo**.

¿Sexta etapa?
Si se superan con éxito las etapas anteriores, desde los 90 años en adelante tiene lugar un fenómeno orgánico extraño. Es como cuando después de quemar un bosque brota con fuerza alguna flor solitaria. Hay un renacer dentro de lo que aún perdura y el organismo encuentra nuevos cauces para mantenerse vital. La conciencia universal que se menciona en

la metafísica hace su aparición con intensidad, y el individuo parece vivir básicamente con la fuerza de su mente, de su interés por dejar un legado en la vida. La sociedad comienza a manifestar interés por estas personas centenarias y el esfuerzo colectivo por hacerle la vida fácil suele tener éxito. Es la **integración** con el universo.

La esperanza

¿Puede la terapia antienvejecimiento recomponer lo que ya está roto? Indudablemente que no, pero ello no quiere decir que no se pueda alcanzar una larga longevidad y vivirla con un saludable y buen estado físico. Asociar vejez con el estado previo a la muerte, lo mismo que con la enfermedad, la dependencia, la soledad, una menor capacidad adquisitiva y la pérdida de status, no es correcto. Esta valoración totalmente negativa condiciona indudablemente al anciano, y es un mensaje que le suelen repetir con frecuencia las personas más jóvenes. De ahí la sobrevaloración que se hace de ciertos valores considerados como positivos: juventud, trabajo, riqueza, etc. Desde esa perspectiva el envejecer va en contra de la felicidad del hombre. La alternativa a esa idea debe surgir de la misma sociedad, habida cuenta que las fórmulas que pueden ser válidas para los ancianos actuales pueden no serlo para los de otras épocas futuras, ya que las condiciones de vida diferirán enormemente en valores culturales, alimentación, ambiente, enfermedades y otros parámetros.

Así que, una vez planteado el envejecimiento como un proceso de transformación progresiva y la edad en la cual podemos alcanzar altas cotas de felicidad, debemos considerar esta época desde un punto de vista individual en lugar de un fenómeno colectivo. Si solamente lo hacemos desde la óptica colectiva, indudablemente las personas mayores de 65 años suelen suponer una carga, y con frecuencia un problema para la sociedad. Se les paga una pensión sin percibir nada a cambio; se les cuida casi tanto como a los niños; su estado físico requiere mayor atención; en ocasiones son dependientes de la bondad ajena y, como añadidura, este proceso se agudiza con el paso de los años. Planteadas las cosas así, no es extraño que consideremos la vejez como un mal. Pero esto es porque juzgamos a los miembros de una sociedad por su valor contributivo, por su aportación física y económica al resto de los componentes. En este tipo de sociedad hay también miles de personas (políticos, legisladores, cuerpos de seguridad y funcionarios) que viven excesivamente bien a costa del sacrificio y el trabajo de la mayoría, lo que no ocurriría en una sociedad más individualizada. Los ancianos, pues, no son una carga, sino quienes legalmente empiezan a verse libres de soportar las cargas económicas que supone mantener la estructura del Estado.

El concepto pesimista de ser anciano está condicionado por nuestra idea del factor "tiempo", lo que nos lleva a hablar de deterioro y no de cambio. El concepto de deterioro está basado en la utilidad de las cosas y las personas, del pragmatismo, pero en la naturaleza los cambios hacia formas de vida diferentes no implican dejar de tener una utilidad en el orden universal. ¿Deja de tener utilidad una manzana cuando se cae del árbol y comienza un lento cambio que luego será aprovechado por otras especies?

Para definir entonces el concepto de vejez habría que distinguirlo de su opuesto, la evolución o clímax, y que conocemos como desarrollo o también sucesión si hablamos de ecosistemas. Cuando un sistema es invariable o no se deteriora con el tiempo, entonces decimos que ha aumentado su antigüedad, pero no ha envejecido. Aunque los seres humanos tenemos asumido el envejecimiento, deberíamos asumir solamente la muerte orgánica y tratar de que llegue cuanto más tarde mejor. Llegado a este punto, el envejecimiento debería suponer una mejora en la sabiduría y la plenitud espiritual, con lo cual estaríamos a un paso de la felicidad, la meta de los humanos. Dejemos pues el concepto de envejecimiento como una cronología que figura en nuestro documento de identidad, no en nuestra mente.

CAPÍTULO 2

EL DESARROLLO DE LA PLENITUD

Las células envejecen porque así lo admiten o porque no saben cómo evitarlo. Si cambiamos nuestra percepción del envejecimiento, cambiamos la tendencia.

La vejez es un proceso biológico lento, diferente para cada persona, que aparece como consecuencia de la acción del tiempo sobre el ser humano, produciendo unos cambios significativos en dos etapas correlativas: una a partir de los 50 años, y otra a partir de los 65 años, provocando una serie de alteraciones que afectarán al aspecto físico, al psiquismo y a las relaciones sociales del individuo. Estos cambios, por supuesto, están magnificados o minimizados según el estilo de vida anterior, pudiendo entrar en una vejez manifiesta desde los 55 años, o apenas perceptible incluso cumplidos los 70.

Es cierto que comenzamos a envejecer desde el momento en que nacemos, pero antes nos encontramos en una evolución orgánica, con aumento de las facultades, etapa que es francamente notoria hasta los 35 años, momento en que el cuerpo se estabiliza y parece adaptado al propio hecho de su existencia. El organismo va teniendo modificaciones día a día, casi imperceptibles para nosotros, pero perfectamente notorias para quienes nos ven de tarde en tarde.

Cuando decimos que alguien parece viejo a los cuarenta años y que otro es joven a los setenta, ¿qué nos sugiere esto? Que envejecemos en el tiempo, pero el tiempo no es la causa del proceso. La acumulación de cambios en el organismo, que deterioran nuestras funciones y aumentan el riesgo de morir con el pasar del tiempo, están sólo incidentalmente relacionados con la edad, pero no son parte esencial de ella.

Si sometiéramos dos piedras a un proceso continuo de erosión por el agua, notaríamos que se desgastarían a distintas velocidades, dependiendo de las respectivas durezas y densidades. Lo mismo ocurriría con dos individuos que, sujetos a las influencias deteriorantes similares, envejecerán a un ritmo diferente acorde con la resistencia que cada quien ofrezca.

Pero los seres vivientes no somos materia inerte y tenemos la capacidad de autorepararnos cuando las causas del envejecimiento son retiradas. Intercambiamos materia y energía con el medio externo a través de un mecanismo subconsciente que controla las entradas y salidas, la ingesta y excreción de nutrientes y sustancias tóxicas o de desecho, para la continua reconstrucción de nuestros componentes funcionales y estructurales. Es lo que se denomina el metabolismo. La reconstrucción es el anabolismo, y la descomposición y combustión celular son el catabolismo; uno sin el otro no podrían coexistir. La energía debe producirse, pero esto genera elementos que deben eliminarse para lograr la renovación.

Normalmente las células viejas se dividen y se subdividen en células jóvenes, pero no se mueren. Los componentes estructurales constantemente son removidos como si diariamente sustituyésemos los ladrillos y palos viejos de una casa por nuevos materiales. Lo que pasa es que así como algunos ingenieros sustituyen materiales de primera calidad por otros de segunda para abaratar costos, así nosotros podemos no alimentar nuestro organismo con los nutrientes requeridos para su desempeño.

Las células pueden considerarse potencialmente inmortales, inmunes al paso del tiempo. Visto bajo este cristal, la enfermedad y la muerte no son algo normal. Tenemos pruebas de que envejecer es consecuencia del estado crónico de saturación tóxica que ocasiona el deterioro de la vitalidad celular e impide la regeneración. Si esto se confirma, solamente "depurando" nuestro organismo conseguiríamos ser muy longevos e incluso eternos. La teoría es interesante, pero debe tener algún fallo que no vemos ahora.

También ha sido demostrado que no sólo el proceso de envejecimiento puede retrasarse o detenerse indefinidamente, sino que también puede revertirse y restaurar la juventud, porque no es más que el proceso regular y ordinario de renovación celular que ocurre continuamente en la vida de todo organismo viviente. Pero por supuesto, revertir el proceso de senectud en los jóvenes de manera que el envejecimiento ocurra más lentamente, es más factible que rejuvenecer el organismo envejecido.

Según lo que percibimos envejecer implica deterioro, pero el envejecimiento precoz o acelerado no sólo es otra enfermedad crónica, sino que es la causa misma de cualquier mal. Como dijimos, pudiera ser un estado crónico de saturación de toxinas que deteriora la vitalidad celular, en el que se acumulan cambios patológicos en las estructuras celulares.

Asociamos vejez con enfermedad porque las perturbaciones se hacen crónicas y se acumulan con los años. Al ver que esas

19

personas enferman y se degeneran precozmente, y al hacerlo de un modo generalizado, lo consideramos normal. Pero la gente saludable también envejece, aunque sin menoscabo de su capacidad para disfrutar la vida. Así, la enfermedad y la vejez como tales son una anormalidad, un producto de una trasgresión del equilibrio normal y natural.

En la actualidad, la mayoría de los bio /gerontólogos, creen que no hay una sola causa del envejecimiento, sino muchas, y que es posible que varios mecanismos operen simultáneamente. Lo que sí es cierto, es que ninguna otra área de la biología como la gerontología, se ha aplicado en dos debates, que hasta ahora había sido terreno de la filosofía y de la teología. Una de ellas es, si los organismos vivos, en especial los humanos, son potencialmente inmortales o inevitablemente mortales. Y la otra, aún más subjetiva, si envejecer es bueno o malo.

En nuestros días, se ha aceptado la idea de que el envejecimiento es un proceso multifactorial, y se le concede gran importancia a la genética en la regulación del envejecimiento biológico, lo cual queda demostrado entre otros hechos, por la longevidad característica de cada especie animal, en la que la herencia representa un elemento tan importante como los factores ambientales. Pero no quisiera que el lector entendiera que estamos hablando de genética familiar, sino de la genética universal del ser humano. Si estamos "diseñados" genéticamente para vivir al menos 120 años ¿cuáles son las causas para no lograrlo?

Todos los seres humanos mueren y muchos llegan a edad avanzada antes de morir. En ellos, los síntomas de la senectud varían de una persona a la otra, casi tanto como su temperamento, su posición social o las circunstancias de su muerte. Hay investigadores que se han interesado en estudiar cómo y porqué declina el sistema inmunitario en la vejez, causa que con frecuencia facilita la infección y la muerte. Estudiosos como Macfarlane han reconocido el escaso valor que se ha dado a la genética en los asuntos humanos y han mostrado gran interés en entender el proceso del envejecimiento y han afirmado que la diversidad genética del hombre, está, más en relación que ningún otro factor, con sus manifestaciones del envejecimiento, la duración de la vida y la patología de la muerte. En nuestros días, la medicina previene o trata eficazmente las infecciones, las lesiones físicas o la malnutrición. Sin embargo, lo que aún no puede tratarse clínicamente, es aquello que depende casi por completo de la constitución genética del individuo y de su reacción al medio social.

Para comprender el envejecimiento, es necesario distinguir entre el envejecimiento normal y las enfermedades relacionadas con la vejez. Aunque algunos hablan de un envejecimiento normal, es un término incorrecto porque implicaría que existe un envejecimiento anormal, y envejecer es simplemente envejecer, independientemente de los cambios que pudieran ocurrir. Sin embargo, es necesario distinguir entre los cambios, deterioros o déficit respecto a la forma o funcionamiento óptimo, y los cambios normales que aparecen con la edad y no son enfermedades, y que ocurren por todo nuestro cuerpo a medida que envejecemos. Los gerontólogos han pensado a menudo que una buena manera de descubrir porqué envejecemos, sería examinar la vida de los centenarios y de aquéllos que consiguen vivir el máximo de vida humana de unos ciento quince años. Sin embargo, ellos no han encontrado ningún factor o conjunto de factores comunes que justifiquen su longevidad extrema, aunque este libro demostrará que sí existen.

Nuestro cuerpo modifica su composición a partir de la madurez así:

Aumentando los depósitos de grasa.
Disminuyendo la capacidad para retener agua.
Perdiendo sales minerales en los huesos.
Atrofiándose la masa muscular.

Estas transformaciones, entre otras, nos darán un incremento de:

Obesidad.
Hipertensión arterial.
Cambios en la textura de la piel.
Disminución de la resistencia física.
Disminución de la talla.
Aparición de deformaciones.
Disminución de la visión y la audición.
Disminución de la memoria inmediata.

Todos los cambios fisiológicos del envejecimiento se traducen en una pérdida de adaptabilidad al medio, disminuyendo la capacidad de respuesta ante las enfermedades (infecciones, traumatismos etc.), además de los cambios en el psiquismo. El individuo a lo largo de la vida va adoptando una posición conservadora, no queriendo asumir nuevos riesgos, volviéndose menos sociable en cantidad, pero mejor en calidad. Aunque deseoso de seguir valiéndose por sí mismo, con frecuencia debe acudir a la protección de la familia o los servicios sociales, momento en el cual comienza a asumir su vejez y con ello su desesperanza. Todos estos cambios, junto al cese de la actividad laboral, pueden ocasionar temor y angustia por su futuro. Afortunadamente no está solo, ya que es consciente de que la población anciana es cada año mayor, con mejor calidad de vida, albergando la esperanza de ser considerado como un ser humano todavía útil, no un estorbo sin sentimientos. Para eso, lo primero que tiene que hacer es apagar el televisor cuando escucha esas noticias, elaboradas por jóvenes políticos, en las cuales alertan sobre "los peligros del envejecimiento de la población".

Expertos en el envejecimiento

La **geriatría** se define como la rama de la medicina que se ocupa de los aspectos clínicos, terapéuticos, preventivos y sociales de la salud y enfermedad de los ancianos, mientras que la **gerontología** es el estudio del proceso de envejecimiento en todos los aspectos, abarcando desde investigaciones de biología molecular, hasta estudios socioeconómicos o sobre las consecuencias de la jubilación.

También hay otro término denominado **gerocultura,** sumamente pujante y aleccionador, el cual está relacionado con los aspectos de la calidad de vida, entendiendo como tal la satisfacción de vivir con libertad y bienestar, con un buen funcionamiento físico, social, económico y emocional, que le permita lograr todos sus deseos o, si ello no es posible, que le haga vivir satisfecho, en paz, querido, acompañado.

23

Factores que influyen en la calidad de vida:

La *independencia* física, psíquica y económica. La persona independiente tiene mayor calidad de vida, que aquella que depende de su familia y/o de la sociedad.

La vida en *su casa*, con los suyos, con su pareja. La perdida del cónyuge tiene una repercusión negativa en la calidad de vida y con frecuencia desencadena la muerte prematura.

La *relación familiar*, social. Aunque la vida social compleja suele abrumar al anciano, debe tener la posibilidad de estar acompañado siempre que lo desee.

¿Podemos definir quién es un anciano?

No hay manera de ponerse de acuerdo, ni mucho menos de definir si ser anciano es una cuestión física, cronológica, laboral o psicológica. Para la gente que se nos cruza por la calle la ancianidad es una cuestión de aspecto, algo que se percibe con un simple vistazo.

Para los gobiernos mundiales es algo económico, pues la edad de la población mayor les obliga a otorgar dinero a cambio de nada. Finalmente, para la familia se trata de una labor logística, esto es, quién y cómo atenderá a los ancianos de su familia.

Veamos algunas definiciones:

Cronológico: Es un criterio, basado en la edad, que intenta ser objetivo y no discriminatorio, pero que no corresponde nunca a la realidad. Consiste en establecer etapas de la vida, como si de un motor se tratara.

Estas son las edades admitidas:

De 45-60 años: Edad crítica o presenil. Indudablemente es una definición desafortunada, y la mayoría de las personas sanas se rebelarían ser incluidas en ella.
De 60-72 años: Envejecimiento gradual, más o menos acusado según la vida anterior.
De 72-90 años: Vejez declarada.
Más de 90 años: Grandes viejos.

Biológico: Está asociado al desgaste de órganos y tejidos, pero también es difícil de cuantificar. Dependiendo de cada persona, el desgaste de unos órganos le afectará más que otros. Además, unas personas envejecen antes y otras después, dependiendo básicamente de su vida anterior y de las actividades presentes. Puesto que el envejecimiento es en escalera y no progresivo, se puede mantener un aspecto inmejorable hasta los 65 años, y posteriormente envejecer ostensiblemente en apenas tres meses.

Funcional: Se asocia la vejez con la pérdida de la capacidad funcional del individuo, de sus limitaciones físicas y mentales. Está condicionada por las enfermedades y la vida sedentaria.

Socio-laboral: La sociedad valora sólo a la persona activa, aquella que es capaz de trabajar, generar riqueza y pagar impuestos. El anciano suele estar jubilado y es una persona no activa, y para el Estado supone una carga; apreciación injusta pues sigue siendo un consumidor que solamente exige que le devuelvan parte de lo que antes dio.

Además, está deseando seguir siendo útil a la sociedad, aportando sus conocimientos, su experiencia y su sereno raciocinio.

Estereotipos:

Optimista
Su alegría parece deberse a que se encuentran con eso que los jóvenes definen como "la edad de oro", en la cual se supone que el anciano queda libre de pasiones e impulsos juveniles irracionales (básicamente sexuales,) alcanzando plena libertad, llegando a través de la experiencia de los años a la cima de la sabiduría, juicio y prudencia. Con la llegada de la jubilación, el individuo tiene más tiempo libre y de descanso, pudiendo disfrutar por más tiempo de la compañía familiar. Si, además, le damos la oportunidad de acudir a los lugares de jolgorio colectivo, y le ponemos una rumba para que mueva su esqueleto, sonreiremos mientras le preguntamos: "¿Qué más quieres, abuelo?". "Si yo te contara... –nos deberían responder."

Negativista
Para los muy jóvenes la ancianidad es una etapa involutiva, decadente, marcada por el deterioro cronológico, biológico (cargada de achaques con necesidad de asistencia médica y cuidados), psicológico (etapa de escasa creatividad, aislamiento, depresión, comportamientos rígidos, etc.), sociológico (inutilidad, aislamiento, improductividad, pobreza, abandono, soledad etc.). Suelen decir que ellos no quieren llegar a viejos, y que prefieren morir antes que acabar siendo una carga para sus familiares.

Con ello no solamente dejan clara la idea que tienen de un anciano, sino que la transmiten sin pudor delante de sus mayores, quitándoles aún más la ilusión por vivir.

Realista

Afortunadamente, el envejecimiento de la población y la mayor calidad de vida están cambiando ambos criterios, lográndose que la valoración sobre la vejez sea más flexible, individuo por individuo. Se intenta que las personas mayores vean esta etapa de su vida como la más vital, la más intensa psicológicamente, encontrando por fin el verdadero sentido de la existencia, sin valorar tanto los hechos materiales.

Diez aspectos para no ser un anciano

1. Cambio de la percepción

Nuestra percepción -algo que se aprende- se basa en una interpretación material del universo. Ciertas tecnologías, como la telefonía móvil, Internet, la radio y la televisión, se fundamentan en el hecho de que la naturaleza esencial del mundo es inmaterial. Para cambiar nuestra percepción, podemos utilizar la enorme capacidad de transformación de nuestra inteligencia, que opera a través de la intención. Un buen ejercicio es cambiar la noción sólida que tenemos del cuerpo físico, experimentándolo cada vez más como energía y transformación.

2. Tiempo

En el cuerpo causal y en el plano del alma, no existe el tiempo. Con la meditación, podemos ir hacia ese lugar sin tiempo, con la actitud del observador que se sitúa "dentro", en el interior de sí mismo, y desde allí observa el fluir de la realidad. Si el diálogo interno se mantiene en forma constante, se puede realizar algo tan asombroso como metabolizar la eternidad. La metafísica aporta no pocas orientaciones en este sentido.

3. Envejecimiento

Nuestra edad psicológica influencia nuestros marcadores físicos y biológicos. Para sentirse más joven, además del cambio de percepción, es vital el descanso profundo: dormir en forma adecuada y realmente descansar cuando se duerme. La mala calidad de sueño acelera el envejecimiento. Lo que importa no es la cantidad, sino la calidad del sueño, que se evalúa testeando cuán energético y rejuvenecido se siente uno al despertar. La calidad del sueño también mejora con la meditación matinal.

4. Nutrición

El cuerpo se siente satisfecho y en equilibrio cuando tiene acceso a los seis sabores básicos (astringente, dulce, amargo, salado, agrio y picante). Los alimentos deben ser lo más frescos y naturales posibles, poco procesados, porque así aportan mayor cantidad de energía. Además, se deben tomar suplementos nutricionales (multivitamínicos con minerales, antioxidantes…), ya que aunque tengamos una buena dieta, los necesitamos debido a la gran cantidad de toxinas y de tensiones a las que estamos expuestos diariamente.

5. Coordinación cuerpo-mente

Nuestros hábitos nos han llevado a disociar este vínculo. Hemos dejado de escuchar a nuestro cuerpo, que es el mejor ordenador del mundo. La mejor forma de integración de ambos es a través de la meditación que produce un movimiento de la energía desde lo físico a lo mental. Debemos percibir que formamos parte de un sistema universal, con una conciencia colectiva que nos mantiene unidos. Estas percepciones exteriores nos permitirán coordinar mejor todos los procesos biológicos de nuestro cuerpo, ayudando así a impedir el deterioro físico.

6. Ejercicio

Es vital y tiene capacidad para revertir simultáneamente los marcadores biológicos de la edad. Un ejercicio muy efectivo son 10 minutos de caminata suave, además de otros 10 minutos de estiramiento. Realiza respiraciones profundas, poniendo más interés en la espiración. Sistemas de ejercicios como el yoga, la relajación y tai-chi son también buenos para recuperar la relación mente-cuerpo.

7. Eliminar las toxinas

Se deben eliminar las drogas, el alcohol y el humo del cigarrillo, pero también las toxinas emocionales, como miedo, depresión, culpa, enojo e ira, que actúan al nivel del cuerpo sutil. También crean toxicidad física las relaciones humanas tóxicas y el bloqueo del dolor emocional. Quizá esta sea la parte más difícil de lograr, pero si tiene una vida conflictiva emocionalmente al menos intente buscar momentos placenteros durante el día. La lectura, la música, la escritura y la pintura, lograrán que sus emociones negativas no le hagan demasiado daño.

8. Amor

Dar y recibir amor estimula el sistema inmunológico. Los tres niveles en que se expresa el amor son verbales ("te quiero"), atención (escuchar al otro ininterrumpidamente) y afectivo (tocar, acariciar).

9. Flexibilidad y creatividad
Una biología joven es flexible en la conciencia y creativa para resolver los problemas. Antes de entrar en conflicto, ésta piensa cómo transformar la situación; no es reactiva ni se hace la víctima.

10. Mente activa
Está llena de admiración y de capacidad de asombro, sabe cómo reír y cómo jugar, mantiene la inocencia, aunque nunca la ignorancia. Distintos estudios han comprobado que las personas de edad que conviven con niños, revierten sus marcadores biológicos.

Ya estamos viendo que hay una larga lista de factores que sabemos influyen sobre la edad, por lo que será interesante comentar los estudios recientes que se han llevado a cabo sobre este tema. El primer factor que probablemente sea el más importante, es el compromiso cognoscitivo prematuro en el esquema mental individual y colectivo. Puede parecer confuso, pero lo aclararemos.
El Dr. Alexander Leaf, profesor de medicina en Harvard, decidió viajar alrededor del mundo estudiando el envejecimiento de las poblaciones en comunidades donde el envejecimiento aparentemente era un fenómeno diferente. Y aunque en algunos de estos países es alta la mortalidad infantil, a causa de la mala higiene y las condiciones socio-económicas de pobreza, una vez que la gente pasa la infancia, vive mucho más tiempo. Leef encontró en cierto número de lugares del mundo a muchos centenarios, especialmente en

las montañas hindúes, en los Himalayas, en algunas partes de Afganistán, en el estado soviético de Georgia y en los Andes meridionales.

En su libro de mayor venta, "En forma para la vida", puso de manifiesto algunos hechos muy interesantes acerca de los efectos de la dieta en la salud y la longevidad. Informó que había encontrado a un hombre llamado Wu Yunqing que vivía en China, que en 1980 tenía 142 años y seguía montando en bicicleta. Cuando fue entrevistado acerca de su dieta, respondió: "Como maíz, arroz, boniatos, y otras frutas y hortalizas". Otros hombres investigados por el Dr. Alexander Leaf fueron Leonardo Torriani que vivió en tiempos de Felipe II y tenía 137 años al morir; Chiurrón que falleció con 147 años; Thomas Parr que vivió 152 años y que fue retratado por el pintor Van Dyck, y Wu Yunqing de 142 años. Estos hombres, sin embargo, no aparecen entre la lista de personas más longevas, al no haberse podido contrastar los datos de su nacimiento.

Aunque inicialmente las personas de larga vida vivían en Rusia (Abkahazians); Ecuador (Vilcabamba), y Pakistán (Hunzukuts), ahora están ya diseminadas por todo el mundo. Ninguna de estas personas sufrió las enfermedades típicas de occidente, obesidad, cáncer, o cardiopatías, y sus conciudadanos alcanzaron con facilidad los 100 años. Los varones son físicamente activos y padres incluso cuando tenían 100 años. Su dieta se componía en un 70-80% de los alimentos crudos de alto contenido en agua pura sin cocer, como frutas y verduras. Ese porcentaje era eminentemente a base de carbohidratos y su estilo de vida incluye ejercicio libre desarrollado en un medio ambiente natural con aire limpio y fresco, así como agua sin tratar ni contaminar.

¿Reduciendo el consumo de carne se podría alargar drásticamente la vida? Puesto que todavía hay muchos médicos que aconsejan tomar al menos tres raciones de carne a la semana (nos hablan del hierro y la vitamina B12), resulta muy difícil luchar contra esa recomendación. Sin embargo, es lo contrario a lo que los expertos en medicina natural recomendamos. La razón por la cual las personas comen carne tan a menudo, quizá se deba a que los médicos carnívoros salen más veces en la televisión que los vegetarianos y naturistas.

El mismo concepto de alimento saludable, natural, está ciertamente viciado, especialmente desde que vemos en la televisión anuncios de chorizo "natural" y a médicos que publicitan lo saludables que son el jamón serrano y el vino. Así que deberíamos aclarar qué entendemos por un alimento saludable y natural. Para que un alimento se considere "natural" debe proceder de la tierra, de los campos de cultivo. Y para que también lo consideremos como saludable es necesario que su fuerza vital no deba haber sido destruida ni por el calor, los productos químicos, la radiación, el tiempo, la congelación o el refinamiento. Las enzimas son la fuerza vital, de vida, en los alimentos y cada célula de cualquier organismo vivo comienza a morir cuando se calienta a una temperatura de 41,5 grados y la mayoría de los alimentos humanos se procesan a mayor temperatura. Dado que las células mueren a partir de esa temperatura, los alimentos están muertos. Esto incluye productos de panadería y los lácteos pasteurizados. A diferencia de los animales altamente evolucionados que consumen habitualmente alimentos vivos, muchas personas prefieren los elementos inorgánicos (muertos, sin vida). Es como comer suciedad o rocas. La realidad es que comen cadáveres en los comienzos del proceso de putrefacción. ¿Podemos entonces seguir considerando a la carne un alimento natural y saludable?

El Dr. George Malkmus, un hombre que se curó de cáncer de colon comiendo jugos frescos, frutas y hortalizas, ha enseñado sus métodos a otros miles de personas. Solía relatar una historia sobre una trágica experiencia durante la década de 1920, llevada a cabo por los propietarios de un zoológico en un intento de ahorrar dinero en las facturas de alimentos. Algunos de los animales fueron alimentados con carne cocida y murieron al cabo de 30 días, aunque se justificaron diciendo que la carne estaba contaminada. No habían escuchado la voz de la naturaleza que les dice que los carnívoros deben comer carne cruda y fresca. Nuevos experimentos han demostrado que un ternero alimentado sólo de leche pasteurizada, morirá probablemente a los 30 o 60 días.

Durante la década de 1930, el Dr. Pottenger, un dentista en Washington realizó experimentos con 400 gatos, la mitad alimentados con alimentos cocinados y la otra mitad, alimentos crudos. Los 400 gatos que comían alimentos cocinados desarrollaron enfermedades degenerativas durante sucesivas generaciones, incluyendo deformaciones óseas, reducción de peso de los gatitos al nacer, deformación de dientes y huesos, anemia, alergias respiratorias, intolerancias gastrointestinales y problemas constitucionales. También tuvieron un comportamiento mucho más irritable, partos difíciles o prematuros, y los que mantuvieron esa dieta durante dos años dieron a luz animales muertos. Ninguna de estas alteraciones se observó en los gatos que comían alimentos crudos.

¿Cuántas generaciones más de las personas que comen la dieta estándar americana terminarán siendo completamente infértiles? Los pechos actuales de las mujeres jóvenes son esplendorosos gracias a la cirugía, no a la genética y la mayoría de las parturientas eligen ya la cesárea. Decimos a los aún no nacidos, cuándo deben nacer. Qué atrocidad.

Sin embargo, la buena noticia es que el proceso degenerativo puede revertirse y esta es la razón para este libro. El Dr. Leef volvió con la impresión de que, en las sociedades más longevas, el envejecer se consideraba socialmente como un mejoramiento. Cuanto más envejecía uno más lo envidiaban los demás en la sociedad, porque era más sabio, más útil, le daban más responsabilidad y sentían que en realidad, era el fundamento de la sociedad. La gente joven, literalmente envidiaba a la gente mayor y los miraba con reverencia y los consideraba una fuente de sabiduría. Como resultado, esa expectativa colectiva se traducía en una biología diferente.

Pongamos una hipótesis: Una comunidad de treintañeros que son más fuertes que los veinteañeros, y que los de cuarenta corren mejor que los de treinta, y que los de sesenta son los mejores en casi todo. La razón es porque allí no tienen ninguna de las expresiones fisiológicas que normalmente se asocian con el envejecimiento, ya que su presión sanguínea disminuye con la edad, su oído mejora... Lo que sugiere esta hipótesis es que si encontrásemos una comunidad así se la examinaría para saber todo sobre ella. La comunidad existe, es un hecho real, y cuando se publicaron los datos se rompieron todos los esquemas sobre el envejecimiento. Los fisiólogos dijeron que era un gran estudio, pero después lo olvidaron, quizá porque tendrían que cambiar toda su forma de trabajar y muchos libros sobre envejecimiento irían a la basura.

Un experimento real se realizó en 1985 con 100 personas mayores de 70 años, a quienes llevaría fuera de su hábitat a un monasterio. ¿En qué consistía el experimento? La idea era que durante esos diez días iban a realizar actividades propias de personas 30 años más jóvenes. Era como un viaje en el tiempo, al pasado, donde cada momento del día les debía recordar su época anterior. Como había numerosa información de cómo se vestía, comía y divertía la gente de esa época, se reprodujo el ambiente con la mayor aproximación posible. Y se hablaba sólo en tiempo presente.

En otra parte del monasterio, otro grupo de 100 personas mayores de 70 años, también hablan y viven como hace 30 años, pero en tiempo pasado. Todos piensan y ponen su atención en los años 50, pero con la única diferencia que un grupo habla y revive en el tiempo presente y el otro grupo está pensando y hablando de él, en tiempo pasado. Pongamos un ejemplo de una conversación:

Primer grupo: -*¿Os acordáis de Marilyn Monroe? Fue una mujer preciosa y triunfadora que, sin embargo, su muerte demostró que realmente no era feliz.* (Este sería el grupo que vivía el presente, el grupo que asumía su vejez).

Segundo grupo: -*Han puesto una película de Marilyn Monroe que no me quiero perder. Se titula "Con faldas y a lo loco" y voy aprovechar para llevar a mis padres que hace tiempo que no les veo.* (Este es el grupo que hablaba como si estuvieran en el pasado, como si aún fueran jóvenes).

Después de tres días, sacaron algunas fotos y las mostraron a observadores independientes; les preguntaron quiénes eran más jóvenes y en la mayoría de los casos, decían que las fotos de los aparentemente más jóvenes correspondían a las personas del segundo grupo, aquellos que vivían en el presente sus años jóvenes. Después, se les midieron la audición, la visión, la presión sanguínea. Hay una hormona en la sangre muy compleja llamada dehidroepiandrosterona, una hormona adrenal que a medida que la gente envejece va disminuyendo, y en esta gente comenzó a subir. Terminaron midiendo 100 parámetros biológicos distintos de envejecimiento, incluyendo respuestas inmunológicas, nutritivas, y todas se habían revertido por lo menos unos veinte años, en menos de diez días. Quienes habían proyectado su mente en sus años jóvenes consiguieron revertir sus edades biológicas más de 20 años en menos de diez días.

Así que parece cierto que la mente juega un papel decisivo en el proceso de envejecimiento, este proceso universal que afecta a todos los seres vivos y que está concebido como una sucesión de modificaciones morfológicas, fisiológicas y psicológicas de carácter irreversible, que se presentan antes de que las manifestaciones externas den al individuo aspecto de anciano. Sin embargo, si empleamos de nuevo a la mente para juzgar la vejez, veremos que es más real considerarla no como un paso del tiempo –una valoración subjetiva-, sino como un proceso de cambio que afecta de modo diferente a cada especie. Se conjetura científicamente (término que no nos gusta emplear) que tal proceso se inicia desde el nacimiento o poco después de este, y según la concepción popular de la vejez, se asume su relación con la muerte, la enfermedad, la dependencia, la soledad, una menor capacidad adquisitiva y la pérdida de status, todo ello asociado a una situación de vida totalmente negativa y contrapuesta a ciertos valores considerados como positivos: juventud, trabajo, riqueza, etc. Desde esa perspectiva, envejecer va en contra de la felicidad del hombre.

Este concepto no ha sido siempre así, pues en la antigüedad ser anciano era una virtud, una bendición de la naturaleza, un bien que nos reservaba el destino. Hasta hace pocos años los ancianos tenían los mejores puestos en la sociedad, en las familias y hasta en la política, pues su larga experiencia en la vida les había dado algo que solamente los años proporcionan: sabiduría. Esta cualidad se confunde ahora con inteligencia y conocimientos, con titulación y prestigio social. Del mismo modo que tendemos a considerar más sabio al ingeniero agrónomo que al labrador (confundimos cultura con inteligencia), ahora creemos que ser joven es una virtud, y anciano una desgracia. Observen qué hacemos ahora con los ancianos, con los jubilados laboralmente, y nos daremos cuenta hasta qué grado de estupidez ha llegado la población moderna con respecto a los ancianos.

La alternativa a un cambio a esta valoración debe surgir de la misma sociedad, habida cuenta que las fórmulas que pueden ser válidas para los ancianos actuales pueden no serlo para los de otras épocas futuras, ya que las condiciones de vida diferirán enormemente en valores culturales, alimentación, ambiente, enfermedades y otros parámetros.

Así que planteado el envejecimiento como un proceso de transformación progresivo e irreversible, pero controlable, debe considerarse tanto como un acontecimiento individual como un fenómeno colectivo. La población de personas mayores de 60-65 años en adelante, tomada como fenómeno colectivo, se traduce en un envejecimiento poblacional. Este es el acontecimiento demográfico más importante de la etapa final del siglo XX que ha comenzado hace unos 50 años y que constituye una preocupación para los gobiernos de los países desarrollados. Curiosa circunstancia, habida cuenta de que en los países no desarrollados los ancianos no constituyen mayor problema que lo son el resto de la población. Y es que en occidente el anciano supone una carga económica para las arcas del estado, al contrario que un joven que otorga dinero y en ocasiones se le devuelve. Es cuestión de productividad económica. ¿Produces? Te cuido.

Según cifras de la ONU, organismo a quien también le preocupa que aumente el promedio de vida, en 1950 había en el mundo alrededor de 200 millones de personas de 60 años en adelante, la cifra aumentó a 350 millones en 1975. Se previó para el año 2000 alrededor de 590 millones y en el 2025 ascenderá a 1.100 millones, lo que equivaldrá al 20 % de la población total que se calcula para el mundo en esa época. No se molesten en encontrar en las charlas políticas ningún dato favorable para este aumento de la población anciana, y eso que suelen ser personas que exigen poco, tienen algún patrimonio (dinero o inmuebles) que luego legarán a sus descendientes, y también acuden a votar cuando se les pide. Si el estado les otorga una pensión, es porque antes ellos la dieron, así que solamente hay un trueque, no un regalo.

El problema actual es que esperamos de los viejos cosas que no les pedimos a los jóvenes, como por ejemplo que no tengan apetencias sexuales. También asociamos la vejez con la menopausia, la jubilación y las enfermedades. Cualquiera que vaya a una consulta de la sanidad pública se dará cuenta que hay enfermos de todas las edades. Por supuesto, que uno no puede escapar de estas referencias negativas salvo que nos vayamos a una cueva en los Himalayas, pero se puede salir de esto en cierto grado. Hay un esquema mental colectivo, el paradigma de la edad, que influye en la expresión local o biológica del envejecimiento, incluso en los ancianos. Cuando alguien bienintencionado intenta hacer algo espectacular por los ancianos, nadie le apoya. "Ya han tenido su oportunidad" –alegan-. Pero la única razón por lo que la gente envejece y muere antes de lo biológicamente establecido, es porque ve a otra gente envejecer y morir. Nuevamente no nos queda más remedio que recordar lo negativo que supone para un anciano ingresar en un centro lleno de otros ancianos. Lo que vemos es lo que tendremos, lo que equivale a decir que somos el producto metabólico final de nuestras experiencias sensoriales y de cómo interpretamos esas experiencias sensoriales.

Es importante cambiar nuestros pensamientos y nuestra forma de percibir la realidad, ya que, si la mente global tiene que cambiar su percepción de la realidad, entonces cambiará la realidad.

Algunas cuestiones sobre la longevidad

Hay muchas cuestiones sobre el envejecimiento que no tenemos muy claras y otras que circulan en las conversaciones de las personas que tampoco son ciertas. Las siguientes preguntas han sido formuladas repetidas veces y por eso he creído conveniente entresacarlas:

¿Existe una muerte "natural"?

Abundando en los argumentos que contradicen la prolongación de la longevidad en el hombre, como supuesto beneficio de la medicina moderna, conviene detenerse en las reflexiones de un premio Nóbel de medicina, Metchnikoff, quien pensaba de manera especial al respecto: "He logrado fama y reconocimiento por mis estudios fundamentales acerca de las infecciones y la inmunidad, lo cual me valió el premio Nóbel. Sin embargo, después de haber cumplido los 45 años, ciertos conceptos filosóficos hicieron que enfocara mi atención hacia el problema de la vejez. Me preguntaba por qué el temor de los hombres hacia la muerte y su ansiedad ante la proximidad de ella. Cada función lleva implícito un instinto de saciedad. Una opípara comida nos deja satisfechos, sin mayor deseo de comer. Se busca descanso luego de un fuerte esfuerzo. ¿Por qué entonces, no se experimenta deseo de muerte al final de una vida normal? Esto se debe, pensó Metchnikoff, a que la vida humana por lo general resulta demasiado breve en relación a la cantidad de años de la cual es potencialmente capaz. Los seres humanos que llegan a una edad realmente madura -digamos cien años o más- reciben gustosos la muerte sin amarguras, tal como recibe el sueño una persona después de un día atareado."

"La civilización ejerce una influencia destructora sobre el hombre moderno, y que aunque acaso no sea causa de una enfermedad mortal, sí impide que su vida sea lo suficientemente prolongada para que aparezca el instinto de la muerte".

Ya Cicerón, en lo que seguramente es el tratado sistemático más antiguo existente sobre el tema de la vejez, decía: "De una manera muy general puede afirmarse que la saciedad de todos los deseos proporciona la saciedad de la vida. Existen deseos propios de la niñez, ¿acaso los desean los jóvenes? Hay los que son propios de la incipiente juventud, ¿acaso los reclama esa edad llamada media? También los hay que a esta edad pertenecen y no los busca la vejez. Existen esos últimos deseos que son patrimonio de la senectud. Luego, del mismo modo que tienden a su ocaso esos deseos de esas edades anteriores, así también pasa con los de la ancianidad, y al suceder esto, la saciedad de la vida trae el tiempo que está suficientemente sazonado para la muerte." Agreguemos, no obstante, un testimonio que sirva de homenaje a un longevo venezolano, Pancho Betancourt, quien, a los noventa y un años, con lúcida frase, resume su idea al respecto: "Quien no muere de viejo no muere de muerte natural". Fue esta clara aseveración, la que nos llamó la atención sobre el hecho biológico de la vejez, como una etapa más de la vida humana, como la niñez, la juventud y la madurez. La simple observación demuestra que la vida humana culmina con un período de vejez, natural dentro del desarrollo biológico, que no tiene porqué estar marcado por la decrepitud o la enfermedad, como se ve en los ancianos sanos de nuestras comunidades y de los pueblos longevos de varias partes del mundo.

¿Las mujeres viven más que los hombres?

Esta es una creencia sujeta a una interpretación estadística y como tal controvertida. Si hablamos de promedio de vida, en occidente las mujeres viven unos 5 años más que los hombres, aunque esta cifra se acorta sensiblemente en países en los cuales no ha habido guerra y ni siquiera sus habitantes han participado en conflictos bélicos externos. La mayor participación de los varones en las guerras, con las muertes que conlleva, inclina los datos estadísticos favorables hacia la mujer.

En los longevos centenarios hay también una tendencia favorable hacia las mujeres, pero la cifra se invierte cuando se trata de superlongevos. Si repasamos los datos desde hace siglos, es el hombre quien ha alcanzado las cifras más altas. El hombre más viejo que se conoce, muerto en 1973, fue Shirali Mislimov, un varón que llegó a los 168 años de vida. Fue filmado por la televisión en 1960, durante un estudio de personas con más de cien años. De Matusalén, las Sagradas Escrituras dicen que vivió 969 años, aunque otros estudiosos dicen que "solamente" cumplió los 256 años.

En 1975 se hizo otro estudio en el famoso Valle de Vilcabamba, en el Ecuador, y se descubrieron los siguientes datos: todos los viejos mayores de 100 años se mantenían activos y eran varones. Uno de ellos, de 127 años, tenía 12 hijos y 98 nietos. Los más jóvenes del lugar -entre los 80 y 90 años- trabajaban en el campo un promedio de 9 horas diarias.

Ello nos lleva a considerar que no es el género lo que determina la longevidad, sino el modo en que las personas viven. El afán del hombre por aceptar retos, por buscar nuevos horizontes, y su osadía por conseguir lo inalcanzable, le hace ser víctima de numerosos accidentes y enfermedades que acortan su vida. En el momento en que los hombres no compiten y buscan el refugio en actividades y lugares más tranquilos y espirituales, su longevidad se equipara a la de las mujeres.

¿La mente envejece más que el cuerpo?

No, y una prueba de ello son las obras maestras realizadas por multitud de genios al llegar a la vejez. Picasso, Dalí o La Fontaine, son algunos de los ejemplos más significativos en este sentido. Encontrar personas de más de 100 años con buenas facultades mentales es posible, y el compositor Irwin Berling, galardonado con un oscar, es otra prueba de ello, ya que murió pasados esos años.

La mente se atrofia por falta de uso y a muchas personas esto les ocurre ya a los quince años. La literatura, las artes en general y las ciencias, están plagadas de descubrimientos y grandes obras realizadas por gentes de más de 60 años. La Humanidad no desconoce este dato y vemos que los dirigentes de un país suelen ser personas mayores y pocos ciudadanos estarían dispuestos a poner su destino en manos de un joven de 20 años.

Introduzca actividades culturales nuevas y reconfigurará su mente y mejorará sus habilidades cognitivas.

¿Interviene el sistema defensivo en la longevidad?

Es uno de los factores más importantes, aunque no el más decisivo. Cualquier sustancia que mejore nuestras defensas contribuirá a que vivamos más años. Nuestro sistema defensivo no solamente actúa en presencia de bacterias patógenas, sino para curarnos de todas las enfermedades.

Potenciarlo mediante inmunoestimulantes (vitaminas, propóleos, oligoelementos y antioxidantes), es una buena manera de llegar a viejo con salud. Por el contrario, el uso de antibióticos disminuye la eficacia de nuestras defensas orgánicas, siendo esto especialmente grave en la niñez y la vejez. Estudios muy serios demuestran que los niños tratados con antibióticos tienen más enfermedades que los otros y al llegar a la edad adulta, de seguir con esta pauta, las esperanzas de vida se reducen un 15%.

43

¿El yogur alarga la vida?

La creencia de que las leches ácidas y también la col fermentada alargan la vida no es casual, pero hay que analizarla junto a otros factores. Se sabe que aquellos pueblos que hacen un consumo diario de estos alimentos gozan de una buena y larga vida, quizá porque potencian la flora intestinal y logran que las digestiones se realicen mejor.

Pero si estudiamos la vida de esos pueblos, veremos que el consumo de yogur estaba unido a una mejor calidad de vida en general. Tomar un yogur después de una barbacoa de chorizos y numeroso vino, no sirve de nada.

De cualquier modo, el yogur quizá interfiera con la propia flora intestinal, la nuestra, con la cual tenemos una simbiosis. La facilitamos nutrientes y un espacio, y el sistema inmune y el propio cerebro trabajan nuevamente en buena simbiosis. Cuando introducimos una flora externa, las bacterias Lactobacillus bulgaricus y Streptococcus thermophilus en concreto, se establece una pugna por el espacio y los nutrientes, y siempre gana lo foráneo, tal y como ya saben los expertos en especies y zoología, incluso en botánica. ¿El resultado? Una merma en la calidad del metabolismo, un posible caos en el sistema inmune y quizá incluso en la propia funcionabilidad del cerebro. Mejor dejamos el yogur en los supermercados.

¿Existe algún "truco" para vivir muchos años?

¿Trucos? ninguno, pero comer una alimentación natural, con productos lo más próximos a como la naturaleza nos los ofrece -sin manipular- especialmente cereales, frutas, tubérculos y frutos secos, ayuda bastante a lograrlo. Hay que evitar los alimentos procedentes de mamíferos, ya que al estar muy próximos a nuestra escala biológica existe una clara incompatibilidad. Sería algo así como el rechazo que existe en los trasplantes de órganos. Por contra, beber agua durante las comidas, nada de drogas, hacer un poco de ejercicio placentero sin competir y vivir en pareja con amor, así como tener alguna creencia mística o religiosa, ayuda a ser más longevos.

¿Se vive más ahora gracias a los progresos de la medicina?

Con seguridad, no. Las estadísticas que afirman que el hombre moderno vive más que el antiguo están mal interpretadas. Lo único que ocurre es que ahora hay más población mundial y, por tanto, más cantidad de personas que llegan a cumplir los 70 años. Además, la mortalidad infantil, al ser menor, ayuda a que las estadísticas den resultados erróneos. También hay que tener en cuenta que antes no existía el censo tan elaborado como ahora y que en muchos países los nacimientos apenas se registraban. Las gentes de esos lugares no tenían una referencia clara del tiempo que llevaban vivos, pues ni siquiera disponían de calendarios.

La raza humana aprende a sobrevivir de generación en generación y esta experiencia está grabada en los genes. Cada nueva generación lleva consigo toda la experiencia acumulada anteriormente y hoy en día sabemos que los niños nacidos en los 90s están ya mejor adaptados a la polución de las ciudades que los que nacieron en los 60. Cada nueva experiencia generacional lleva consigo una mejor adaptación a las circunstancias adversas y de la misma manera que las bacterias se hacen resistentes a los antibióticos, los seres humanos estamos aprendiendo a sobrevivir en ambientes hostiles.

Otro factor que ha contribuido a la mayor longevidad es la disminución del número de guerras, el uso de agua potable y una más racional y mejor distribución de los alimentos. Si a esto añadimos que el ser humano está volviendo a la naturaleza cada vez más, ya tenemos algunos de los motivos para explicar la mayor esperanza de vida.

Podríamos contestar de otro modo a esta pregunta, alegando que las personas vivimos más a pesar del esfuerzo que hacen los médicos por impedirlo. Si quiere llegar a longevo, búsquese un médico que no utilice medicamentos. O mejor, conviértase usted en su propio médico.

¿Viven más años los que siguen los dictados de la medicina natural?

Tienen más probabilidades de alcanzar altas edades, pero es solamente eso, probabilidades. Las estadísticas demuestran que tanto los vegetarianos, como los que no toman drogas de ningún tipo, ni mucho menos medicamentos, y los que tratan de llevar una vida más saludable, padecen menos enfermedades, pero no son eternos; eso sólo corresponde a Dios.

¿Merece la pena entonces privarse de muchas cosas, si a fin de cuentas vamos a enfermar y morir igual?

Es que las personas que siguen los dictados de la naturaleza no se están privando de nada, sino prescindiendo de lo que no les gusta.

La gente que no fuma lo hace, esencialmente, porque no les gusta el tabaco y por tanto no consideran que se estén privando de nada. Además, no parece razonable pagar por algo que perjudica la salud y es preferible destinar el dinero a cosas más agradables.

¿Cuál es la edad que lógicamente deberíamos alcanzar?

En el año 2000 nuestra esperanza de vida es ya de casi 80 años y las previsiones son que en el año 2025 ya se alcanzarán los 90 años de promedio. De seguir así, los 120 años que nuestros científicos –y yo mismo- establecen como límite para el ser humano, se alcanzarán antes de final del siglo XXI.

Por desgracia, con los sistemas económicos y laborales actuales, ningún país podría mantener a millones de hombres tan longevos. A lo mejor por ello los políticos no insisten en su atención a la vejez, salvo recluir a los ancianos en residencias.
Sin embargo, y esto es algo que un sencillo economista puede asegurar, la entrada de los longevos en el mercado universal del consumo contribuirá decisivamente a que el dinero se mueva, en lugar de depositarse en los bancos. De este modo, habrá más dinero disponible, sin olvidar que los hijos tendrán más tiempo para estudiar y perfeccionarse y los nietos estarán mejor atendidos que nunca. Y todo ello, gracias a los longevos.

¿Seremos una humanidad de viejos?

Lo que ocurrirá es que el término viejo se desplazará a edades mucho más altas y ya no existirá el culto a la juventud. La edad de jubilación se retrasará obligatoriamente para que los trabajadores sigan cotizando en lugar de cobrar pensiones y los hombres se mantendrán así activos más años, lo que contribuirá también a prolongar su vida.

CAPÍTULO 3

TEORÍAS DEL ENVEJECIMIENTO

¿Existe un final? La muerte parece serlo, pero algunas creencias nos dicen que no, aunque no existe manera de convencer a quien no cree en ello.

El temor a envejecer acelera el envejecimiento y este diálogo interno de temor es el resultado de la experiencia de otros ancianos que nos transmitieron su pesar por ser viejos. Lo opuesto al temor es la seguridad, no como un mero sentimiento, sino como una experiencia de pertenencia, de unidad, de ser parte de todo el proceso biológico cósmico. Del mismo modo que un niño se siente inseguro cuando no tiene a sus padres cerca, los mayores tendremos esa sensación si dejamos de percibir que pertenecemos a la gran comunidad universal. El sentido de la vida es equivalente a la razón de nuestra existencia, el motivo por el cual algo en el universo decidió que teníamos que estar aquí. No está relacionado con la satisfacción laboral o el encuentro con la felicidad, esto sería exactamente lo mismo, aunque sabemos que la satisfacción en el trabajo es una de las determinantes más importantes.

El concepto básico, es que el Universo no tiene piezas sobrantes y por lo tanto no estaría completo, si no fuera por nosotros. Podría parecer que nosotros, insignificantes seres en un universo plagado de millones de otros seres, no tuviéramos ninguna misión trascendente para el orden general, pero hasta la más pequeña partícula de aire flotante es necesaria para el crecimiento de una semilla. Cada uno tiene una misión en la vida y una vez que conoces tu misión, vivir para ello es tu obligación. No hemos sido puestos aquí gratuitamente. Es muy importante saber desde temprana edad porqué estamos aquí, aunque a muchas personas les cuesta casi toda una vida averiguarlo. Una vez que sabemos esto, la vida cobra sentido, porque el Universo es como un rompecabezas del cual todos formamos parte y que estaría incompleto, si tú no estuvieras.

Es importante que disfrutemos de lo que hacemos. Como dijo Mark Twain: "tu vacación y tu vocación deben ser la misma cosa", consejo que parece no calar en quien decide a los 18 años ser funcionario. También se observa que la gente con diálogos internos muy egocéntricos, siempre hablando de sus necesidades, siempre en busca de quien les comprenda, ame, premie, aplauda, otorgue, no viven tanto como aquella gente cuyo diálogo interior es ¿cómo puedo ayudar? ¿Cómo puedo ser útil? Es una biología totalmente diferente.

En los hogares de ancianos hay que introducir actividades mentales, espirituales y filosóficas, aunque de momento solamente se les pide que hagan crucigramas, jueguen a las cartas o realicen manualidades. Quizá pronto puedan decidir sobre el menú para la semana siguiente, o la película que quieren que les proyecten. Si lo complementamos con la meditación trascendental, la respiración energética y la actividad dinámica que permita conservar las cualidades físicas, nadie volvería a considerar un asilo de ancianos como un lugar de muerte y soledad. Estas actividades contribuyen a una mejor salud y longevidad, pero debe quedar claro que no estamos a favor de las residencias de ancianos. Suelen ser centros donde hijos aparentemente bien nacidos se desembarazan de sus padres.

El cuerpo es, en realidad, un río de energía inteligente que se renueva constantemente, pero esta renovación es poco entendible cuando nos damos cuenta que nuestros vasos sanguíneos envejecen continuamente. Nuestras articulaciones están sumidas en el mismo problema, al igual que el hígado, supuestamente que cambia sus células al completo cada seis semanas, pero la cirrosis del enfermo sigue ahí. La razón de eso, es que en la mayoría de los casos fabricamos el mismo patrón energético anterior y creamos esa misma experiencia física, el mismo flujo de inteligencia que nos dará esa misma experiencia.

¿Es entonces el envejecimiento un problema puramente mental? Los neurólogos dicen que tenemos unos 60.000 pensamientos por día (¿cómo los midieron?), y si nos detenemos a meditar sobre esto no entenderemos porqué siguen siendo tan similares a los de ayer. Se siguen fabricando literalmente por hábito o por comodidad. Dentro de todas las cosas que hemos realizado hace un año, seguramente la mayoría las hemos repetido. No hay muchas novedades. Así que tampoco podemos esperar que nuestras células deseen cambiar. Pero algo nos demuestra que no es tan sencillo. Si observamos un cáncer de pulmón en una radiografía y lo comparamos con el mismo cáncer de pulmón de hace seis meses, ¿estamos observando el mismo cáncer, físicamente hablando? No, porque los carbonos, nitrógenos, hidrógenos, etc. que conforman ese cáncer son nuevos con respecto a seis meses atrás. Así que, si dejamos a un lado la terapia de atacar duramente a ese cáncer mediante radiaciones y medicamentos, lo mejor sería pedirle simplemente que se vaya o que deje de crecer, lo cual significa que tengo que reestructurar el patrón energético, los patrones de inteligencia, las memorias celulares, que producen el cáncer. Eso es lo que, en última instancia, produce una verdadera curación, lo que hoy llamamos una remisión espontánea. No hay nada intrigante al respecto. En verdad, hacemos eso todos los días de nuestras vidas, sino estaríamos muertos a los pocos años de nacer.

¿La solución para el cáncer está en el pensamiento positivo? ¿Está entonces en el pensamiento la clave de la longevidad? El cuerpo humano renueva unos 500 billones de células por día. Alrededor de un 1% de éstas son mutaciones y por lo tanto, son células cancerígenas. Todos tenemos células cancerígenas en el cuerpo por un tiempo, pero no enfermamos de cáncer, porque el cuerpo sabe como deshacerse de ellas mediante brillantes impulsos de inteligencia que se transforman en interluking, interferón, factores de necrosis humanos, o en todas esas fabulosas medicinas que se producen dentro de nuestra propia farmacia corporal. Y si no se producen las podemos ingerir.

Nuestro cuerpo tiene los receptores para estas sustancias, y cuando se trata de productos orgánicos externos los reconoce como propios y sabe utilizarlos. La mayoría de ellos no van a suplir a los propios, sino a estimular la producción en cada órgano. Si la receta es sabia, llegarán rápidamente al órgano que las necesita y así comenzará el proceso de autocuración, un proceso que no requiere ningún esfuerzo adicional. Si lo pudiéramos hacer un poco más conscientemente, entonces lo amplificaríamos; y luego tendríamos la llamada curación milagrosa. No hay nada de milagroso. Es pura consecuencia.

Así que aunar la mente con los productos naturales dará un resultado óptimo.

Recordamos que nuestro cuerpo está compuesto de átomos, fluctuaciones de energía vibratoria (quantum), apareciendo, desapareciendo, chocando, similarmente al espacio intergaláctico. Realmente, no es un vacío de nada, sino que es una plenitud de inteligencia no material que interactúa consigo misma y crea la apariencia física de la materia. El modo en que percibimos algo, es lo que hace que se convierta en realidad para nosotros y por eso debemos dejar de percibir y hablar de nuestro cuerpo como una escultura congelada, como materia. Porque en un nivel de percepción, es efectivamente materia, pero también es un campo de infinita transformación. Es información. Si nuestra percepción del cuerpo es sólo material, nuestra experiencia del mismo también será la de una escultura congelada. Mediante una adecuada visión interna podremos cambiar nuestro metabolismo, pues el conocimiento es el mejor purificador.

Teniendo en cuenta que en el universo no existe desgaste, solamente existen ciclos rítmicos de descanso y actividad y una transformación interminable, por qué no pensar simplemente en transformarnos de nuevo en lugar de hablar de envejecimiento. ¿El planeta Tierra está mejor o peor por el simple hecho de llevar milenios rotando sobre su eje o de girar alrededor del sol? Siendo mi cuerpo parte del Universo, no hay desgaste, sino solo ciclos rítmicos de descanso y actividad. Estos, son partes de un reloj biológico interno. Sin embargo, influimos sobre ese reloj, según cómo experimentemos el tiempo, el cual también es experiencia de interacción con uno mismo.

Precisamente, estos fenómenos hacen que la vida física sea proyectada desde la conciencia, que exista un enorme potencial creativo en el dominio cuántico y que el cuerpo tenga una inmensa capacidad de transformación, lo que permite revertir el envejecimiento humano. ¿Es esto verdaderamente posible o sólo se trata de ciencia-ficción? Sabemos que el promedio de vida está aumentando, lo mismo que el número de centenarios, siendo posible dentro de poco alcanzar los 120 años de vida, y con buena salud. En sociedades muy longevas, como en Georgia, Rusia, la vejez es concebida a partir de personas que van haciéndose más sabias y más responsables. Allí, la conciencia colectiva tiene una noción distinta de envejecimiento, lo que es muy importante, ya que, para quebrar la prisión del envejecimiento, es necesario abandonar la visión social que concibe el avance de la edad básicamente como un paulatino deterioro físico y psicológico. Por eso, debemos admitir que solamente llegan a centenarios aquellos que desean llegar. Quienes asocian vejez con enfermedad, demencia y dolor, nunca llegarán a ser viejos saludables. Se programan desde jóvenes para no llegar a viejos. Así que la Ley de la Atracción les dice: ¿No te gusta ser viejo? Pues de acuerdo.

Ciertamente, no es posible retroceder la edad cronológica, aquella que figura en nuestro documento de identidad, pero sí es posible revertir el proceso de envejecimiento. Esto significa actuar sobre la edad psicológica (cómo nos sentimos y cómo ejercemos la edad cronológica) y sobre los 15 marcadores biológicos de ésta: presión sanguínea, metabolismo, densidad ósea, regulación de la temperatura, contenido de grasa, capacidad aeróbica, nivel de colesterol, masa muscular, fuerza muscular, niveles de hormonas sexuales, tolerancia al azúcar, sistema auditivo, visión, inmunidad y estado de la piel. El aspecto cognitivo se valora aparte.

Investigaciones científicas que se han venido realizando desde hace ya más de 30 años, a partir de la década del 70, han descubierto que cada uno de esos marcadores puede revertirse hasta 15 años. Al igual que en el universo, todo es reciclable en el ser humano: las moléculas y células del cuerpo, las emociones y los pensamientos. El cambio de uno de los marcadores biológicos de la edad produce el cambio de todo el resto de ellos, pero cuando todos éstos cambian a la vez... ¡el cambio ya es exponencial!

Existen diversas técnicas para modificar los marcadores biológicos. Para esto, hay que actuar a nivel del cuerpo físico (energía o materia, o prana o ki en otras tradiciones); del cuerpo sutil (mente, intelecto, ego, ideas, emociones, conceptos, personalidad, autoimagen, etc.) y del cuerpo causal (referente al alma y el espíritu como generadores de causas que hacen que creen los otros cuerpos). Así, desde el cuerpo físico hasta el causal, vamos del tiempo a la eternidad, en un viaje por las carreteras cósmicas del universo.

Uno de los mejores métodos para conservarse joven y vital es la práctica regular de la meditación, que permite que los niveles hormonales se mantengan altos y no decaigan. Así que no olvide meditar un poco todos los días. Si dice no disponer de tiempo, hágalo antes de dormirse. También puede probar la saludable costumbre de no pensar en nada, de dejar deliberadamente su mente en blanco. Así dará descanso a su cerebro. La meditación permite conectarse con la fuente primordial de energía del universo a la cual pertenecemos. La mayoría de las enfermedades están relacionadas con comportamientos adictivos, que no son sólo el consumo de drogas y de alcohol, sino también la adicción a actitudes como necesidad de control, búsqueda de resultados, éxito, autoimposición y manipulación. No buscamos hacer felices a las personas, sino que nos hagan felices, e incluso cuando decimos que nos sacrificamos por los demás, en realidad estamos esperando su consideración, su amor. Un trueque emocional.

Estas son las fuentes de todos nuestros problemas. Y la raíz de la adicción está en la búsqueda equivocada de la felicidad. Si se trata de una sensación ¿por qué la buscamos mediante bienes materiales? Por lo tanto, la única cura para estos males es la espiritualidad, donde la persona realmente encuentra con responsabilidad la experiencia del éxtasis.

Envejecer no es enfermar, si bien la vejez va acompañada de ciertas patologías inherentes, pero no siempre está clara la frontera entre los cambios fisiológicos que aparecen por el proceso de envejecer, y aquellos ocasionados por la exposición al sol a lo largo de los años, a la contaminación, el humo, las dietas inadecuadas, el alcohol, el estrés, la falta de actividad física, etc., y lo que son enfermedades propiamente dichas.

Numerosas teorías han sido propuestas para explicar los mecanismos del envejecimiento, pero todas ellas presentan dificultades relacionadas con los fenómenos que proponen, ya que cada una estudia unos aspectos concretos. La mayoría de las teorías no se excluyen mutuamente y, hasta el presente, no hay evidencia de un único mecanismo responsable de la senectud. Por otro lado, el envejecimiento tiene posiblemente múltiples causas que se interrelacionan entre sí y que son probablemente diferentes en órganos cuyas células apenas tienen capacidad de regeneración (como las células musculares cardíacas,) en comparación con aquellos órganos cuyos tejidos son renovables (como la médula ósea, piel y mucosa gastrointestinal).

Hoy en día hay probablemente tantas teorías sobre las causas del envejecimiento como biogerontólogos, sin embargo, teorías modernas sobre las causas del envejecimiento tienen sus raíces en ideas antiguas, que es útil tener en cuenta porque han influido en la manera actual de pensar a este respecto. Por ejemplo, Francis Bacon, en el siglo XVI, argumentaba que el envejecimiento podía ser superado si los procesos de reparación que se producen en el hombre y en otros animales, pudieran hacerse perfectos y eternos. Son ejemplo de procesos de reparación, la curación de las heridas, la regeneración de tejidos, y la capacidad que tiene el cuerpo de recuperarse de una enfermedad.

TEORÍAS GENERALES

Las teorías del envejecimiento se clasifican de la siguiente manera:

1.- Teorías tradicionales:
    Teoría del desgaste de órganos y tejidos.
    Teoría de la acumulación de productos de desecho.
    Teoría hormonal y neural.

2.- Teorías orgánicas:
    Teoría inmunológica.
    Teoría del colágeno.
    Teoría de las alteraciones en las enzimas y DNA.

Teoría de los radicales libres o de la oxidación.
Teoría del reloj o batería celular.

3.- Teorías genéticas:
Teoría del envejecimiento programado.
Teoría de la mutación somática.
Teoría del error catastrófico.

4.- Teorías psicosociales:
Teoría del desarraigo.
Teoría del cese de actividad.
Teoría del cambio de poder o rol.

Teoría del desgaste de órganos y tejidos

Esta teoría propone que cada organismo estaría compuesto de partes irremplazables y que la acumulación de daño en sus partes vitales llevaría a la muerte de las células, tejidos, órganos y finalmente del organismo. El cuerpo humano, al igual que una máquina, envejece debido al uso continuo y como resultado de "agravios" acumulados en el cuerpo (estrés interno y externo), incluyendo la acumulación de materiales dañinos como subproductos químicos del metabolismo. Las irreemplazables células del corazón y del cerebro, cuando se lesionan, mueren, aunque sea a una edad temprana. Los trasplantes no han podido evitar el envejecimiento y la muerte a corto plazo es inevitable.

Teoría hormonal y neural

La teoría hormonal de envejecimiento sugiere que el sistema nervioso central es un marcapaso del envejecimiento corporal. Los cambios en el hipotálamo y en el sistema endocrino dan como resultado una disminución de la secreción de hormonas como la tiroidea y los corticoides esteroideos.

El sistema nervioso puede manejar información de modo tal que el organismo se adapte al medio ambiente. Aunque no efectúa acciones moduladoras, logra que el resto de los sistemas se pueda comunicar entre sí.

El sistema endocrino es un sistema de integración con acciones constantes que detallamos en capítulo aparte, dada su gran importancia.

Teoría inmunológica
Es muy probable que, con el paso de los años, el sistema inmunológico de los individuos sufra un continuo deterioro de manera que los ancianos presentan una menor capacidad de defenderse frente a agentes infecciosos, por lo que tienen un mayor riesgo de sufrir infecciones que los individuos más jóvenes, así como una mayor incidencia de neoplasias o enfermedades autoinmunes. Este proceso de deterioro del sistema inmunológico va mermando la vitalidad del organismo.

Teoría del colágeno o de las alteraciones en las enzimas y DNA
Cuando se generan cambios en la producción de proteínas se ve afectada la fabricación del tejido de sostén, ya que se elaboran micro-fibrillas de elastina y colágeno, orientadas de una manera diferente a la de los tejidos normales. Esto conlleva a cambios en el aspecto físico como:

Pérdida de la elasticidad de algunos tejidos (apareciendo arrugas).
Rigidez de la musculatura lisa (vasos sanguíneos, corazón, etc.).
Cambios degenerativos en tendones, músculos, cápsulas articulares y cartílagos.

Y cambios internos:

Opacidad del cristalino (cataratas) y presbicia.
Fallos en la filtración renal y hepática (auto-intoxicación).
Alteraciones en el Sistema Nervioso Central (disminución del volumen cerebral).
Disminución auditiva para los tonos agudos y baja tolerancia al ruido.

Teoría de los radicales libres o de la oxidación
Esta teoría se basa en que los radicales libres producidos por la oxidación ocasionarían el envejecimiento de los cuerpos ricos en metales. La alimentación errónea sería una de las causas, pudiendo hacer el fenómeno reversible por el mismo procedimiento, salvo que se actúe muy tarde. Las dietas hipocalóricas con poca producción de radicales libres disminuyen la aparición de determinadas enfermedades y aumentan la longevidad en muchas especies.
Los radicales libres son moléculas inestables que tienen un electrón libre altamente reactivo, capaz de adherirse a las membranas celulares y de combinarse con algunos metabolitos químicos, interfiriendo por ello con los procesos de intercambio celular, lo que hace que los tejidos se vuelvan menos resistentes, y que se acorten los ciclos vitales de los mismos.

No obstante, hay que tener en cuenta la labor saludable que hacen los propios radicales libres, controlando a las bacterias y absorbiendo multitud de toxinas que el propio organismo no puede eliminar. Es por eso que la terapia con antioxidantes pueda, quizá, no ser beneficiosa.

Teoría del reloj celular

Nuestras células responden a un programa vital, cuya información se origina en los códigos genéticos. Algunos factores químicos (tóxicos ambientales, tratamientos agresivos, tabaco, alcohol, etc.), físicos (radiaciones, calor, frío, etc.), biológicos (bacterias, virus, parásitos, etc.) y/o emocionales (estrés, traumas psíquicos,) pueden favorecer la producción de sustancias que acorten la supervivencia celular, ocasionando un deterioro prematuro y un envejecimiento patológico.

Teoría del envejecimiento programado

Posiblemente, y al igual que una batería, cuando nacemos nuestras células ya están programadas para morir a una cierta edad. Que lleguemos o no dependerá de los factores anteriormente definidos. Es digno de observar que:

Las especies animales más grandes (y más lentas) tienden a vivir más tiempo que las más pequeñas (y rápidas,) lo cual no tiene relación con sus tasas metabólicas.

Las estadísticas tienden a mostrar que hay algunas familias tradicionalmente longevas, lo cual sugiere que puede existir un gen de la longevidad.

Paradójicamente, se ha descubierto el gen para una enfermedad caracterizada por el envejecimiento prematuro (síndrome de Werner).

La teoría del envejecimiento programado establece que el cuerpo tiene un "reloj genético" que determina el inicio del envejecimiento. Este reloj genético se puede manifestar como un número predeterminado de divisiones celulares, a partir del cual no hay nuevas células. Estudios con células en cultivo han mostrado que ciertas células con el tiempo pierden la capacidad de dividirse.

Investigaciones en genética molecular indican que las alteraciones fisiológicas encontradas en el envejecimiento podrían tener sus bases en alteraciones estructurales del genoma (conjunto de los cromosomas de una célula) y las variaciones en un único gen podrían modular la velocidad de todo el proceso de envejecimiento. Es decir, el proceso de envejecimiento estaría bajo el control de uno o varios genes. Faltaría por definir cuál es la edad biológica de supervivencia del ser humano, aunque se habla de 125 años.

Teoría de la mutación somática

La teoría de mutación somática establece que ocurren mutaciones cromosómicas espontáneas debido a modificaciones químicas (hidrólisis, irradiaciones) y a errores en la replicación del DNA, que se acumulan en los tejidos de animales viejos. Esta teoría propone que la acumulación de errores en el DNA se transcribe a errores en el RNA y a las proteínas, lo que resulta finalmente en la pérdida progresiva del equilibrio celular y corporal.

Esta teoría podría explicar la mayor frecuencia de cáncer, o la pérdida de respuesta inmunológica que se manifiesta en la vejez.

Teoría del error catastrófico

La teoría del error catastrófico, similar a la teoría de mutación somática, sugiere que con el tiempo se acumulan errores en las proteínas y enzimas responsables de la fidelidad de los procesos de información génica, replicación del DNA, trascripción y traducción, hasta que alguno de estos procesos se hace inviable. Estudios con mellizos revelan que estos varían grandemente en la edad de muerte, una indicación que los factores ambientales pueden ser más importantes que los factores genéticos en determinar la longevidad.

Teoría del desarraigo social

Plantean que cuando una persona envejece sufre un proceso de desarraigo. La persona pierde una serie de cosas y se produce un despego entre él y la sociedad, como consecuencia del cambio de rol social. Las relaciones sociales van disminuyendo tanto en número como en intensidad y eso le condiciona psíquicamente, dándole a entender que está de sobra, que debe dejar su puesto a los más jóvenes. Esto, que parece cruel, es alentado reiteradamente por el Estado, ofreciendo ayudas laborales y sociales a los jóvenes, hipotecas más ventajosas, y permitiendo las jubilaciones anticipadas. El resto de las empresas, además, ensalzan la juventud, tanto en sus productos como en sus promociones publicitarias.

Teoría del cese de actividad

Sostiene que como consecuencia del envejecimiento va disminuyendo la actividad. Plantean que las personas que mantienen una actividad envejecen más tarde. En este sentido, hay que destacar la mayor longevidad de los artistas sobre los técnicos, pues es fácil que un escritor siga ejerciendo hasta el fin de sus días, lo mismo que un pintor o

63

músico. Para ellos la jubilación no existe y hasta la sociedad admite y promociona el arte a cualquier edad. Es más, un escritor puede que alcance más reconocimiento en la vejez que en la juventud.

Teoría del cambio de poder o rol

Afirma que el envejecimiento aparece por una pérdida de poder: Se pierde salud, se pierde autoridad, disminuye el poder económico, pierden amigos, etc. Los ancestrales ancianos de las tribus, por el contrario, eran sumamente longevos y apreciados por su sabiduría.

TEORÍAS BASADAS EN FENÓMENOS FINALISTAS

Ya que nuestros antepasados no comprendían el fenómeno del envejecimiento, sus primeras ideas sobre su control eran pura especulación. No obstante, varias teorías modernas sobre las causas del envejecimiento, tienen sus raíces en ideas antiguas.

Teoría de la sustancia vital

Una idea antigua es que los animales comienzan su vida con una cantidad limitada de cierta sustancia vital. A medida que se va consumiendo esta hipotética sustancia, se producen con la edad cambios que llevan a una pérdida del vigor y cuando esa sustancia vital se agota, el animal se muere.

Teoría de la mutación genética

Las teorías genéticas son de especial interés, pues relacionan al envejecimiento con la evolución. El enfoque genético afirma que el envejecimiento está determinado por la expresión de los genes en su interacción con el entorno. En la década de los cincuenta del Siglo XX, la genética comenzó a prevalecer en la manera de entender la causa del envejecimiento y la determinación de la longevidad. Entonces se habló de las mutaciones o cambios que ocurren en los genes, los cuales pueden o no ser benéficos y de que son el motor que impulsa la evolución y la selección natural. Por ello se consideró a las mutaciones como un factor importante en los fenómenos del envejecimiento y la longevidad.

Un concepto aceptado relativo al envejecimiento, es que se encuentra regulado por genes específicos y que el DNA sufre cambios continuos en respuesta a agentes exógenos y a procesos intrínsecos, pero se conserva la estabilidad gracias a la duplicidad de la cadena del DNA y a las enzimas reparadoras específicas. El mayor interés en este momento, está puesto en uno de los ácidos nucleicos: el ácido desoxirribonucleico o ADN, ya que en esta molécula se encuentra la información genética en forma codificada. Una de las principales virtudes del planteamiento del error es su universalidad y la expectativa es que sigan modificándose sus versiones para que sea capaz de explicar buena parte de los cambios relacionados con la edad, como el porqué el ritmo con que se envejece difiere según las especies.

Telómeros y telomerasa

Un tema relacionado con el envejecimiento celular in vitro es el hecho de que los telómeros o secuencias repetidas de ADN y proteínas asociadas, presentes en los dos extremos de los cromosomas, se acortan cada vez que una célula se divide y este acortamiento "cuenta" el número de divisiones que ha experimentado una población celular. Los telómeros protegen a los cromosomas, apoyan la trascripción exacta del ADN, y

65

se acortan durante la división celular. Eventualmente, el telómero es demasiado corto para permitir una nueva mitosis, lo que podría causar el fin de la capacidad mitótica o límite de Hayflick. Por el contrario, hay células inmortales que previenen el acortamiento de los telómeros gracias a la actividad de una enzima, la telomerasa. Se trata de las células cancerosas que son inmortales. Esta telomerasa se encuentra en casi toda célula cancerosa humana, pero no en las células humanas normales mortales. La capacidad finita para dividirse en cultivo es una característica de todas las células normales. Se las cultive in vitro o in vivo son mortales mientras que las células cancerosas, son inmortales en ambas circunstancias.

Parece que las células anormales inmortales han hallado una forma de impedir el acortamiento de sus telómeros en cada división, confiriéndoles de esta manera inmortalidad. Las células inmortales como ya se ha dicho, producen la enzima llamada telomerasa, que fabrica más telómero. Los autores de esta teoría han sido galardonados con el premio Nóbel.

Muerte celular apoptótica

Desde hace décadas se acepta que el envejecimiento se acompaña de la muerte de un número significativo de células en los tejidos animales y en sujetos humanos, y recientemente se propone que la apoptosis o muerte celular programada con fragmentación celular, a menudo inducido por glucocorticoides, radicales libre y déficit bioenergético, desempeña un papel fundamental en el envejecimiento.

La teoría de envejecer por diseño o programación.

La teoría de envejecer por diseño expresa la idea de que hay un programa genético finalista. La teoría de envejecimiento programado establece que el cuerpo tiene un "reloj genético" que determina el inicio del envejecimiento. Este reloj genético se puede manifestar con un número predeterminado de divisiones celulares, por lo que el proceso de envejecimiento estaría bajo el comando de uno de los genes.

La teoría endocrina y autoinmune

Las glándulas endocrinas envían a la sangre unos mensajeros químicos, llamados hormonas, que luego actúan sobre las células receptoras en el cuerpo. Estas hormonas regulan muchas de las actividades relacionadas con el metabolismo, reproducción, síntesis de proteínas, función inmunitaria, desarrollo y conducta y en grandes cantidades son capaces de acelerar procesos de envejecimiento y también de lentificar otros. Hay una gran cantidad de cambios relacionados con la edad asociados a las alteraciones de factores hormonales, siendo la menopausia un buen ejemplo. Algunos niveles de hormonas bajan también en los varones cuando envejecen, aunque los hombres continúan siendo fértiles mientras envejecen.

El sistema inmune por otra parte, está encargado de la defensa del organismo, pero también posee un sistema de comunicación intercelular. Las respuestas del sistema inmune al organismo envejecido resultan por otro lado desequilibradas, se presentan en ocasiones inmunodeficiencias y en otras hiperinmunidad, aunque en ello tiene mucho que ver el propio sistema endocrino. Los estudios realizados con diversas técnicas demuestran que la desaparición o deterioro de células hipotalámicas que liberan factores que promueven la secreción de hormonas hipofisiarias, están implicadas en el mecanismo de estas alteraciones. De lo planteado anteriormente se desprende que hay que proteger a toda costa ese grupo de células minúsculas concentradas en la pequeña región que conocemos como hipotálamo. En segundo lugar, si la protección no fuera a resultar sería necesario el empleo de otras técnicas para tratar de suplantar las funciones perdidas.

Corresponde ahora analizar el mecanismo posible que culmina con la disminución celular a nivel hipotalámico y con la consiguiente presentación de alteraciones propias del envejecimiento. Una de las alternativas más probables es que como consecuencia del estrés crónico mantenido, de origen físico o mental, se presentan alteraciones que finalizan con el deterioro de las células hipotalámicas. El estrés es una reacción compleja coordinada por el sistema neuroendocrino inmune, en la que el organismo puede adaptarse y responder a un estímulo muy intenso, pero el precio que se paga es muy caro ya que la energía que se utiliza en la respuesta al estímulo se repone sólo parcialmente. En términos energéticos si el estrés se mantiene de forma crónica, la pérdida resulta en un deterioro lógico que debilita al organismo, haciéndolo proclive a padecer enfermedades y acercar por tanto el instante de la muerte. Este efecto podría limitarse en gran medida, empleando técnicas adecuadas de relajación más que empleando productos farmacológicos, consiguiendo así un ahorro de energía sustancial ante las situaciones de sobrecarga.

Un estrés mantenido con una dieta perjudicial provoca un envejecimiento acelerado del organismo, efecto que sería más importante si se le añade la base genética y los tóxicos individuales o ambientales. La personalidad pro-longeva actúa de modo mucho más favorable ante las situaciones de estrés, haciendo al organismo más resistente y por consiguiente el método más lógico de ataque parece ser el de reforzar los hábitos pro-longevos y eliminar los anti-longevos.

La cuestión estriba en cómo realizar un proceso que culmine en el establecimiento de nuevos hábitos pro-longevos. Esto resulta harto complejo, ya que estos se han establecido en la historia individual de cada sujeto, en las manos de una sociedad dada, por lo tanto, es una tarea difícil, más no imposible.

Es razonable pensar entonces que el envejecimiento del sistema endocrino determine en el organismo o al menos influya en el proceso de envejecimiento en estos sistemas integradores, por lo que resulta crucial en la actividad del cuerpo visto de conjunto.

Teoría de pérdida de células cerebrales y envejecimiento o teoría cibernética.

La teoría cibernética de envejecimiento sugiere que el sistema nervioso central es un marcapaso del envejecimiento corporal. La teoría establece que cambios en el hipotálamo y en el sistema endocrino resultan en una disminución de la secreción de hormonas, como la hormona tiroidea y corticoides esteroidales. Además, de que una alteración de los niveles de dopamina en el cerebro, podrían potenciar el desarrollo de enfermedades como el Parkinson.

TEORÍAS BASADAS EN FENÓMENOS ALEATORIOS

Las teorías modernas del envejecimiento, están basadas en fenómenos aleatorios que pueden ser resultados de accidentes provocados a nivel molecular y pueden afectar a importantes moléculas. Se basan en el concepto de que el envejecimiento no se desarrolla de acuerdo a un plan maestro sino como resultado de acontecimientos casuales. Entre estas teorías, se hace mención de algunas: Teoría del desgaste natural, Teoría del ritmo de vida, Teoría de acumulación de productos de desecho, Teoría del entrecruzamiento, Teoría de los Radicales libres, Teoría del Sistema inmunitario, Teoría de errores y reparaciones, Teoría del orden que se desordena.

De estas teorías, se hablará someramente de algunas de ellas, las más interesantes y vigentes:

Teoría del desgaste natural

Establece que los animales envejecen porque sus sistemas vitales acumulan daños por el desgaste o estrés de la vida de cada día, y erosionan las actividades bioquímicas normales que acontecen células, tejidos y órganos. Puesto que el desgaste natural molecular, afecta directamente a las mitocondrias o centrales eléctricas que aportan la energía para todas las actividades celulares.

Teoría de la acumulación de productos de desecho

Se observa que con el paso del tiempo se van acumulando diversos cuerpos pigmentados, como la lipofucsina (residuo de la descomposición y absorción de los glóbulos sanguíneos dañados que se encuentra en el músculo cardiaco y los músculos lisos,) la cual sería la responsable del envejecimiento celular, especialmente de las neuronas o las fibras musculares estriadas.

Hay pruebas de que numerosos productos de deshecho se va nacumulando en muchos tipos de células a medida de que un animal o un hombre envejecen. Los metales pesados y otros metales o metaloides, pueden ser un factor muy negativo en la salud.

Teoría del entrecruzamiento

La teoría sugiere que el entrecruzamiento químico que ocurre en proteínas, lípidos y DNA, como resultado a la exposición a factores ambientales y de la dieta, producen cambios en las características físicas de sustancias como el colágeno y la elastina. Con el tiempo los enlaces cruzados aumentan y los tejidos se vuelven menos plegables y en realidad, se encogen. Esto se manifiesta en la conducta de nuestros órganos, por ejemplo en la piel que se va haciendo blanda y plegable.

Teoría de los radicales libres

Se refiere a una reacción química compleja que se produce cuando ciertas moléculas sensibles de las células, se encuentran con el oxígeno y se separan para formar elementos sumamente reactivos. Estos fragmentos moleculares se llaman radicales libres, los cuales son inestables e intentan unirse con cualquier otra molécula que casualmente esté cerca, la cual podría quedar desactivada u obligada a actuar defectuosamente. La teoría descansa en que los radicales libres están involucrados tanto en la formación de los pigmentos de la edad, como en la formación de entrecruzamientos en ciertas moléculas y dañan el ADN. Se han visto también implicados en la formación de las placas neuríticas características de la demencia del tipo Alzheimer. La teoría de los radicales libres puede vincularse también a la teoría del ritmo de vida, a la teoría de la mutación y a la del desgaste natural. Sobre esta teoría, hay evidencias experimentales que confirman que los radicales libres dañan la función celular y que están relacionados con las enfermedades asociadas con la edad como la aterosclerosis, artritis, distrofia muscular, cataratas, disfunción pulmonar desórdenes neurológicos, declinación del sistema inmune e incluso el cáncer. Hoy en día, la teoría de los radicales libres ha sido ampliamente aceptada y sirve como fundamento de numerosas hipótesis que sirven para explicar la participación de ciertas substancias en la mutagénesis, cancerogénesis y en el envejecimiento.

La administración de antioxidantes a animales parece retrasar claramente la aparición del cáncer, las enfermedades cardiovasculares, las enfermedades degenerativas del sistema nervioso central y la depresión del sistema inmunitario. Es por ello que uno de los aspectos más interesantes del estudio de los radicales libres, es lo que nos dicen no sólo sobre el envejecimiento sino sobre la prevención de las enfermedades, ya que en nosotros reside un enemigo interno que conspira para nuestra muerte y que se hace más patente con la edad.

Teoría inmunológica

El sistema inmunitario es la línea de defensa más importante contra toda sustancia proveniente del exterior que pueda entrar en nuestro cuerpo. Sus armas son variadas, y las células blancas de la sangre pueden desactivar y digerir invasores como las bacterias y los virus. Otras células blancas producen anticuerpos que circulan por la sangre y desactivan las sustancias extrañas y las preparan para ser digeridas por otras células.

La teoría inmunitaria del envejecimiento descansa sobre la premisa de que con la edad, disminuye la capacidad del sistema inmunitario a reproducir anticuerpos en cantidades adecuadas y de la clase indicada. Y no sólo, sino que el sistema inmunitario envejecido se puede equivocar produciendo anticuerpos contra proteínas normales del cuerpo, pudiendo destruirlas, de ahí vienen las llamadas enfermedades autoinmunes. Algunas las padecen no solamente las personas mayores, pero otras sí, como lo son la rigidez articular, trastornos reumáticos y ciertas formas de artritis. La función del sistema inmunitario es la de conservar la integridad química del cuerpo e identificar en los tejidos vivos la presencia de cualquier elemento extraño como células cancerosas, células irreparablemente lesionadas, microorganismos o moléculas extrañas que no sean genéticamente adecuada para el cuerpo, e iniciar su inactivación y eliminación. Todos estos descubrimientos nos indican que aún hay mucho que aprender al respecto de las relaciones entre el envejecimiento y la inmunidad.

Teoría del orden que se desordena

Los defensores de esta idea sostienen que el desorden molecular creciente es producto de errores moleculares que a su vez causan la cascada de cambios en células, tejidos y órganos que llamamos envejecimiento. Las variaciones en la velocidad del desorden creciente en las moléculas que componen nuestros tejidos puede ser la razón de que unos envejezcan más rápidamente que otros y que la velocidad del envejecimiento varíe de individuo a individuo.

TEORÍAS EVOLUCIONISTAS

En 1882 Weissmann propuso formalmente que el envejecimiento era un rasgo evolutivo, una adaptación, que tenía un propósito evolutivo. Darwin había sugerido previamente que el envejecimiento era una característica que había surgido por la evolución. Los parámetros esenciales del envejecimiento como la supervivencia media o la longevidad son, según esto, un rasgo intrínseco de cada una de las especies. Las teorías evolucionistas se fijan en estos rasgos sin excluir cualquier otro, en tanto que las leyes básicas de la evolución se cumplen para todos ellos. Se trata de explicar el mecanismo exacto por el cual surge en el transcurso de la evolución el envejecimiento, y porqué se selecciona una determinada longevidad. La mayor parte de los teóricos actuales han descartado las teorías adaptativas del envejecimiento utilizando uno o varios de los siguientes argumentos:

1. Se considera imposible que el envejecimiento pueda ser una adaptación porque la teoría adaptativa está en conflicto con la teoría de la selección natural.
2. El envejecimiento tiene un efecto aparentemente pequeño o despreciable en la adaptabilidad del individuo.
3. No se ha demostrado la existencia de un mecanismo que explique la aparición de un rasgo antiadaptativo como el envejecimiento.
4. Se duda que el envejecimiento tenga una utilidad evolutiva.

Aunque estos argumentos son discutibles, no anulan en modo alguno el hecho de que los seres vivos tengan capacidad de modular su longevidad.

En general, estas teorías coinciden de hecho en considerar el envejecimiento como un proceso natural programado. Sin embargo, llegados a un punto, se aprecia que el envejecimiento puede ser un precio "que hay que pagar" por otros rasgos que permiten una mayor adaptabilidad a los individuos, probablemente porque es producido por mecanismos que mejoran la eficiencia de otros sistemas del organismo. En toda adaptación indudablemente hay un progreso, pero también un desgaste que no siempre se puede corregir.

Teoría de la muerte programada

El biólogo alemán August Weissman publicó en 1882 un artículo sugiriendo que la muerte programada era un rasgo genético desarrollado por la evolución (una adaptación) que había surgido gracias a la selección natural, porque producía un beneficio a la especie, aunque perjudicara a los individuos. Weissman pensaba que eliminando los individuos más antiguos de la población, la muerte programada proporcionaba más recursos (como comida y hábitat) para los miembros más jóvenes. De esa forma se destinaba recursos a los animales más jóvenes, mejorando así la capacidad de evolución de las especies. La teoría de Weissmann pasa por alto un requisito implícito de la teoría de la selección natural: el que para que un rasgo pueda tener un valor selectivo, debe expresarse en forma tal que afecte a la capacidad reproductiva del individuo.

Teoría de la pleiotropía antagónica

Se debe tener en cuenta que el éxito evolutivo no se valora en términos de supervivencia, sino de éxito reproductivo. Así pues, un organismo muy longevo, pero con muy baja fertilidad, tiene un valor selectivo menor. Este dato no es adecuado para el ser humano, especialmente para el varón, pues su capacidad reproductiva le acompaña toda su vida y con determinados intervalos puede engendrar nuevos descendientes varias veces al mes. Dado que en el medio natural la probabilidad de llegar a viejo es muy variable, el valor selectivo del envejecimiento, como se argumentaba antes, es muy pequeño. En ausencia de presiones naturales, como por ejemplo en cautividad, la longevidad adquiriría rápidamente un beneficio en términos reproductivos. Pero en un escenario de elevada mortalidad, supuestamente, según esta teoría, la presión selectiva sobre algunos genes caería con el tiempo.

Este argumento fue expuesto por primera vez en la década de los 50 y 60 y desarrollado posteriormente por George C. Williams, quien lo sistematizó bajo el nombre de teoría de la pleiotropía. En ella da cuenta de los cambios correlativos que tienen lugar a lo largo de la evolución. Si la selección natural selecciona un rasgo controlado por un gen que a su vez determina otros rasgos, esos otros rasgos se verán también afectados por el proceso selectivo. Un ejemplo de variación correlativa es la alometría, antagónica del envejecimiento (muchos cambios, también a veces llamada polifanía). Un gen pleiotrópico sería aquel que afecta a varios rasgos a la vez.

La propuesta de Williams es que el envejecimiento está provocado por el efecto combinado de muchos genes pleiotrópicos, cada uno de los cuales tendría un efecto beneficioso al principio de la vida del organismo, siendo más tarde adverso. Su inspiración surge de combinar y extrapolar los presupuestos de Haldane con la teoría de la acumulación de daño de Medawar (ver más adelante), en cuanto a la afirmación de que los efectos adversos tendrían un efecto progresivamente menor en la adaptabilidad de un animal a medida que envejece.

Teoría del soma desechable
La idea de un cuerpo de quita y pon es central para evolución del envejecimiento -la razón del envejecimiento- aunque es esencialmente una explicación evolutivista. Esta idea se

conoce como la teoría del soma desechable, y fue formulada por Thomas Kirkwood a finales de los años 70 y posteriormente desarrollada por él mismo y el eminente genético Robin Hollyday. Hoy, la teoría es vista como un buen marco teórico para comprender el envejecimiento. En su formulación actual, sería como sigue:

(1) El envejecimiento se debe a limitaciones que han surgido en el mantenimiento somático y la reparación, debido a que compite con ellas de forma prioritaria la reproducción.
(2) El envejecimiento, por tanto, es resultado de la acumulación durante la vida de daño en las células y tejidos.
(3) Contribuyen al envejecimiento múltiples mecanismos (puesto que son formas múltiples de mantenimiento somático), todas las cuales están sujetas al mismo proceso de optimización.
(4) Los principales genes que determinan la longevidad y la tasa de senescencia son genes que especifican los niveles de funciones de mantenimiento (Genes de reparación de AD, enzimas antioxidantes, proteínas de estrés, etc.).
(5) El proceso de envejecimiento es intrínsecamente estocástico (azar), pero la longevidad está programada, en general, a través de los genes que acabamos de mencionar.
(6) La longevidad máxima no está controlada por ningún tipo de reloj, pero si modulable, por ejemplo, modificando la exposición al daño o mejorando las funciones del mantenimiento corporal.

Pero pronto se descubre una dicotomía entre la supervivencia y la reproducción. En esencia, para ser de alguna utilidad, el cuerpo debe sobrevivir al menos hasta la edad reproductiva. De ahí se derivan costes para el mantenimiento de la vida, que consume la mayor parte del alimento tanto a nivel de organismo como a nivel celular. En este último caso, la elevada tasa de daño en el ADN y mutaciones tienen que ser corregidos mediante la síntesis e incorporación de nuevos principios inmediatos.

Verificación de la teoría del soma desechable

Poniendo a prueba las predicciones antedichas, se debería establecer un equilibrio óptimo dentro de este compromiso en el que el mantenimiento del cuerpo se opone al éxito reproductivo. Varios hechos apoyan esta idea: Con excepciones existe una fuerte correlación inversa entre la fecundidad y la longevidad máxima (los ratones serían un ejemplo) y por el contrario, cuando existen factores que aumentan la longevidad, también parece disminuir la fecundidad. En el caso de las mujeres, cuya época fecunda acaba antes que la del varón, la teoría se cumple.

TEORÍAS DE LOS FACTORES EXTERNOS

Condiciones de baja iluminación.
Cambios bruscos de la temperatura.
Introducción de nuevos y complejos elementos.
Cambios bruscos en la colocación de los objetos.
El umbral auditivo.

Estos componentes sensoriales, tanto en el lugar de trabajo como en el hogar, pueden ocasionar serios desequilibrios en la salud del anciano, recomendándose especialmente que su entorno esté sometido a los menores cambios posibles. Lo mismo podríamos decir de aquellos utensilios que impliquen fuerza muscular, trabajo intensivo, una ejecución continuada, la fatiga y el estrés, o una precisión en el objetivo. Serán asumidos si la persona lleva años manejándolos, pero conflictivos si se introducen continuamente en la vida normal.

Se ha observado que, siempre que tienen que llevar a cabo dos o más tareas simultáneamente, las personas de edad se ven en inferioridad de condiciones. Este problema es aún mayor si tienen que entrar en competencia con personas más jóvenes, pues el estrés para poder efectuar el trabajo con eficacia le ocasiona no pocos bloqueos mentales.

Por ello, y teniendo en cuenta que el anciano debe tener una vida activa, con tareas programadas, estas deberán ser familiares y reconocibles, mejor si dispone de bastante experiencia previa en ellas.

Factores externos que afectan positivamente el proceso de envejecimiento

Incremento de la luminosidad medioambiental.
Incremento del tamaño de las letras.
Disposición del mobiliario (por ejemplo: sillones no demasiado bajos).
Evitar la presión ambiental, ni demasiado frío, ni demasiado calor.
Evitar sentirse observado.
Sentirse útil.
Aumentar poco a poco el nivel de motivación para nuevas tareas.

El exceso de sol produce vejez prematura

El exceso de sol es la causa principal de envejecimiento prematuro, responsable de que aumenten las manchas, las arrugas, el adelgazamiento cutáneo y la flacidez, además de otras consecuencias más graves, como son los cánceres de piel. Los especialistas en dermatología insisten en los peligros de las exposiciones solares y en las graves consecuencias que pueden tener a largo plazo.

Para tomar el sol hay que utilizar siempre gafas oscuras para evitar daños en los ojos, una gorra con la visera hacia atrás (la nuca es la zona más sensible), además de cremas con un gran índice de protección solar. De todos modos, los lugares a la sombra serían siempre los más adecuados para los ancianos.

La moda de estar bronceado que surgió en el siglo pasado con la liberación femenina y los nuevos usos sociales que permitían a mujeres y hombres disfrutar del aire libre y el deporte, lo que unido a que el sol dejó de asociarse al mundo del trabajo, influyó de manera decisiva. En poco tiempo la piel bronceada fue sinónimo de libertad, de tiempo libre para dedicar al ocio y de más salud y vitalidad. Sin embargo, con el tiempo aparecieron patologías e inconvenientes que no se habían previsto, entre ellos el envejecimiento precoz.

Los daños de las radiaciones solares son acumulativos, la cantidad de sol que admite una persona es limitada y llega un momento en que comienzan a notarse las alteraciones propias del envejecimiento solar. Aunque el tipo de piel, más o menos clara, contribuye a que el efecto dañino sobre ésta sea mayor, su abuso en todos los casos siempre pasa factura, y al final la exposición a los rayos ultravioleta del Sol son el factor externo más importante y que más influye en el fotoenvejecimiento cutáneo.

ENVEJECIMIENTO DE OTROS ORGANISMOS

Envejecimiento de los seres inanimados

Se entiende por seres inanimados a todos aquellos en los cuales no tenemos capacidad de captar reacciones físico-químicas propias o comportamientos independientes de factores externos: comer, moverse, reproducirse, excretar, secretar, etcétera.

Verificar el envejecimiento en los seres inanimados o cosas, es una labor generalmente más compleja que para los seres vivos ya que en aquellos suele ser un proceso mucho más lento. De hecho, puede tardar miles, o millones, de años en poderse detectar. Así como en algunas mariposas el tiempo de vida adulta se mide en horas, un diamante puede tardar millones de años en presentar alguna variación por envejecimiento.

En la mayor parte de los objetos el envejecimiento hace referencia a desgaste. ¿Se podría revertir el proceso de desgaste? ¿Deberíamos observar más a los seres inanimados para entender las claves de la longevidad?

El tamaño

La vejez que pueden presentar los diferentes objetos se puede relacionar, y de hecho así se interpreta en muchas ocasiones, con el tamaño de lo que se está analizando. Solemos decir que la cadena montañosa de Los Andes es joven mientras que la del Himalaya es vieja. En el primer caso, joven hace referencia a millones de años, mientras que en el segundo se cuadruplica la edad del primero. Sin embargo, si se mira una de las piedras que se encuentran superficialmente sobre cualquiera de estas cadenas montañosas, se aprecia que es mucho más vieja, comparativamente hablando, que la montaña misma. Esta última ha sufrido un desgaste pequeño en comparación con su tamaño mientras que la piedra puede estar tan desgastada que su tamaño sea menos de la décima parte del original.

Si asociamos desgaste con vejez en el caso de los objetos, la piedra es mucho más vieja que la montaña. En algunos animales no se aprecian signos aparentes de envejecimiento, esto es, senescencia celular con acumulación de pigmentos tales como la lipofucsina, lipooxidación o acumulación de fallos en proteínas. Esto sucede en ciertas clases de tortugas y en teleosteos (peces óseos) del género Sebastes. En este tipo de vertebrados la muerte suele sobrevenir por depredadores, enfermedades o inadecuación de su estructura física a un crecimiento continuo.

Envejecimiento en las plantas

En las plantas, el proceso de envejecimiento se aprecia directamente mediante observaciones físicas o procedimientos químicos. Dentro de los mecanismos usados se encuentra la observación, que permite comparar las diferencias entre los especimenes jóvenes y los mayores, como pueden ser el grosor de la corteza, el aspecto deslustrado de hojas y flores, la ausencia de estas últimas etc.

Quizá dentro de estas apreciaciones estemos valorando de nuevo a las especies por su utilidad y apariencia física.

Envejecimiento en animales

Adicionalmente a las observaciones físicas y químicas, debemos considerar el proceso de envejecimiento mental en los animales, incluido el hombre. Normalmente todas las especies animales vivas sufren cambios mentales, en mayor o menor grado. Naturalmente este deterioro mental va acompañado del mismo deterioro físico.

Es mucho más complicado evaluar el nivel de envejecimiento mental, ya que se da el caso de personas que, teniendo un estado físico muy deteriorado, mantienen una aparente lucidez. También se da el caso contrario en el que se deteriora rápidamente la parte intelectual mientras el organismo se conserva fuerte y sano. Este último caso se presenta, por ejemplo, con la enfermedad de Alzheimer que se presenta en los seres humanos.

Para evaluar el deterioro mental de un animal, incluidos los seres humanos, es necesario haber conocido su comportamiento durante sus estadios anteriores, a fin de trazar una curva objetiva basada en los cambios observados en el tiempo.

CAPÍTULO 4

Si la mayoría de las especies animales alcanzan su promedio de vida ¿cuáles son las razones por las cuales el ser humano no lo consigue y solamente unos pocos llegan a centenarios?

FACTORES DE LONGEVIDAD

Hace medio siglo, cuando se encontraron en un yacimiento maya los huesos atribuidos al rey Hanab Paka I, los antropólogos dijeron que correspondían a una persona de 40 años. Treinta años más tarde, tras lograr traducir la inscripción de la tumba, los expertos determinaron que ésta hablaba de una persona de 80 años. Desfases como éste, frecuentes en el ámbito de la antropología, podrían deberse a que las técnicas utilizadas hasta ahora para determinar la edad de los huesos humanos no son todo lo precisas que deberían. Al menos así lo ha puesto de relieve un equipo de arqueólogos de la Universidad de Bradford, al norte de Inglaterra, según los cuales los ancianos que vivieron hace siglos podrían haber llegado a una edad mucho más avanzada de lo que se suponía hasta ahora.

Según estos expertos, las características óseas sobre las que se basan las estimaciones de edad -el desarrollo del esqueleto o el desgaste de huesos y dientes- pueden llevar a conclusiones erróneas. Si así fuera, resultaría muy posible que hayamos estado suponiendo erróneamente que nuestros más antiguos antepasados vivieron, por término medio, 30

85

años menos de la edad que alcanzaron en realidad. Además, ¿por qué se determina el promedio de vida analizando unos pocos restos humanos? Es como si ahora dijéramos que el ser humano vive apenas 50 años porque hemos analizado los restos de una tribu de África. Allí, probablemente, ese es el promedio de vida, pero seguramente 1.000 kilómetros más allá, en Madagascar o Argelia, la esperanza de vida sea mayor.

Hay un factor que llama la atención y es que en las comunidades más longevas los ancianos son venerados y constituye un hecho loable alcanzar la calidad de nonagenario o centenario. Comparen esto con los guetos (perdón, residencias) de ancianos, las jubilaciones en plenitud de la sabiduría, y la glorificación del término "juventud" en las sociedades del primer mundo. En aquellos pueblos indudablemente hay una alimentación natural exenta de productos químicos, así como una actividad física moderada pero mantenida a lo largo de la vida, todo unido a la sensación de sentirse útil a la comunidad. Cuando vemos a los ancianos de nuestra época acudiendo a gimnasios donde se agotan físicamente y pagan por ello, y a otros miles acudiendo casi a diario a los servicios sanitarios en busca de la píldora que les mantendrá con vida, nos damos cuenta que de no cambiar estas rutinas no habrá manera de llegar a cumplir los 120 años que les aseguro se pueden cumplir.

Los estudios realizados en las comunidades más longevas del mundo y algunos de ellos corroborados en animales de experimentación, permiten de forma general proponer 9 factores que influyen decisivamente, a la luz de los conocimientos actuales, en el porcentaje de la longevidad máxima que el individuo alcanzará. Estos son:

1) La alimentación.

Indudablemente biológica y exclusivamente procedente de la tierra, no de los animales, aunque el pescado podría constituir una excepción. El agua viva, nunca hervida, ni embotellada en envases de plástico.

2) La actividad física.

Siempre moderada y haciendo énfasis en los movimientos de estiramiento. Los deportes competitivos serían una mala opción, lo mismo que las agotadoras horas de gimnasio.

3) Los tóxicos individuales.

En ellos incluimos los medicamentos y de modo especial las vacunas. Por supuesto también el tabaco, las drogas y el alcohol en todas sus presentaciones.

4) El ambiente natural.

La contaminación acústica, atmosférica, solar y las radiaciones, son causa determinante para una corta longevidad.

5) El ambiente socio-cultural.

La felicidad no se lleva bien con el resentimiento o la agresividad. El estrés, paradójicamente, nos puede hacer más fuertes siempre que no sobrepase nuestra capacidad orgánica. Adaptarnos a las circunstancias adversas es necesario, al menos mejor que huir de ellas o acomodarnos.

6) Sueño y descanso.

Ambos vitales para reponer energías y reparar los tejidos gastados. Si el sueño no es suficiente ni reparador, la intoxicación del sistema nervioso impedirá un buen estado de salud.

7) Herencia.
Heredamos lo malo y lo bueno de nuestros antepasados, pero podemos modificar lo malo y potenciar lo bueno.

8) El tipo de personalidad.
Aquí está claro que los buenos sentimientos, el deseo de ayudar, la empatía, son mejores consejeros que el rencor, la soberbia y la maldad.

9) Las creencias místicas.
Lo he dejado en último lugar no por ser el menos importante (realmente es el más decisivo de todos), sino para provocar en el lector la adecuada reflexión. Si no alcanzamos la felicidad a través del alma y no de las sensaciones físicas, nuestra lucha contra la muerte estará perdida a edades muy tempranas. El conocimiento se logra con el estudio y la experimentación, pero la sabiduría solamente mediante la reflexión, y ese es un trabajo individual, ningún maestro nos lo puede proporcionar. En la medida en que somos más sabios así seremos más felices, tal y como la vida de los grandes místicos nos lo ha demostrado.

Veamos con más detalles todos ellos:

1) Alimentación

Un investigador del MIT informa en la revista Nature que la restricción calórica prolonga la vida porque incrementa la respiración, no porque se reduzca la cantidad de radicales libres de oxígeno, como se creía hasta ahora. Los trabajos de Leonard Guarente se han hecho con células de levadura y contradicen la teoría actual de que un menor consumo de calorías actúa haciendo más lento el metabolismo y, por tanto, generando menos radicales libres. Guarente descubrió en 2000 que la restricción calórica activa un gen regulador de información silenciado, llamado SIR2, que tiene la aparente habilidad de hacer más lento el envejecimiento. Este gen produce una proteína que Guarente ha demostrado está unida de manera integral a la extensión de la esperanza de vida de la levadura y del gusano redondo. Los humanos tenemos un gen similar. En vez de conseguir un metabolismo más lento que lleve a un ritmo de respiración también más lento, la restricción del aporte calórico en las células de levadura supone una respiración más rápida. Guarente opina que el incremento de enzimas antioxidantes que aparece durante la restricción calórica en animales podría ser el resultado de un aumento en la respiración, y no la causa de la longevidad observada. Así, en la levadura, un ritmo de respiración alto activa la coenzima llamada NAD, que a su vez activa el SIR2. Cuando esta última aumenta su influencia, la longevidad se prolonga.

Con este descubrimiento, la píldora milagrosa parece más cerca: una pastilla o fármaco que no sólo nos permita perder peso sino, al mismo tiempo, prolongar nuestra vida. Bien, más guapos y más longevos. Demasiado sencillo. De nuevo la píldora de la eterna juventud.

Lo que parece cierto es que la restricción calórica extiende la vida de un amplio espectro de organismos. De hecho, es el único régimen que se sabe alarga la vida de mamíferos como ratones y ratas. La teoría convencional dice que conservar energía y vivir dentro de los medios proporcionados por un aporte alimenticio limitado hace que el metabolismo corporal se reduzca. Fíjense que hemos incluido un dato que posiblemente no han tenido en cuenta: conservar la energía. Bien, luego veremos lo importante de ello, especialmente en una época en la cual el ejercicio físico parece ser una alternativa saludable para llegar a ser longevo, aunque mucho nos tememos que ahora se hace solamente por cuestiones estéticas.

Una reducción de un 30 por ciento en las calorías consumidas es difícil de mantener en la mayoría de personas, pero esta es la cifra que hay que perseguir. Cuando una célula de levadura metaboliza la comida, el proceso puede llevar a la respiración o a la fermentación. Ambos aportan energía a la célula. Cuando la comida es abundante, las células de levadura prefieren utilizar la fermentación. Cuando es escasa, optan por la respiración. Esta inclinación hacia la respiración incrementa la actividad del gen SIR2 y con ello crece la esperanza de vida. En los mamíferos, el carbono sobrante se emplea para hacer ácidos grasos y almacenar carbohidratos. Si hubiera alguna forma de cambiar el metabolismo humano, de forma que se utilice más comida para la respiración y menos para el almacenamiento de grasas, viviríamos más tiempo y estaríamos más delgados. Quizá deberíamos tener en cuenta a ese alimento concentrado que denominamos como levadura de cerveza, y que ahora ha sido arrinconado a favor de otros nutrientes más de moda.

Los datos experimentales coinciden en que la reducción de calorías en la dieta entre un 30-40 % de las requeridas por el individuo, es un factor que influye decisivamente en el tiempo de vida máximo que alcanzará. Probablemente este sea el asunto más estudiado y donde las observaciones realizadas en las comunidades longevas, coinciden mucho más con los resultados de la experiencia animal. No quiere decir esto que sea el factor más importante ni el único, indica que es el mejor conocido por todos, no sólo dentro de la alimentación sino también en los restantes. Por esta razón abundan en el mundo contemporáneo las dietas de restricción calórica e incluso el día de ayuno y a veces dos, que vienen realizando algunos sujetos en la actualidad. De todas formas, si para reducir sus calorías diarias introduce más filetes de vaca a la plancha, estaría cometiendo un grave error. Deje a los animales mamíferos que vivan en paz y que sean alimento de los carnívoros depredadores. Nosotros ni somos carnívoros, y ni siquiera deberíamos ser depredadores.

La alimentación por otro lado, debe contener los nutrientes necesarios: carbohidratos, grasas, proteínas, vitaminas, minerales, enzimas, ácidos grasos, antioxidantes y oligoelementos. Las proporciones que se requieren deben ser equilibradas según la edad y existen tablas de nutrientes esenciales en la dieta y del contenido de nutrientes que poseen los alimentos que ingerimos. No se fíe mucho de ellas pues la mayoría de los datos corresponden a alimentos examinados años atrás, y en ocasiones están manipulados para inducir al consumidor a que coma lo que existe en su país.

El conocimiento de este aspecto no es tan profundo como el anterior; pero en lo que existe más coincidencia es en reconocer que la forma más natural de ingestión de los alimentos está correlacionada con la salud del individuo y con la longevidad máxima que se alcance. En nuestra especie, independientemente de las individualidades (aunque existe una gran controversia en torno a ello), las condiciones de nuestro aparato digestivo recuerdan más al de los herbívoros que al de los carnívoros. Por lo tanto, podemos considerarnos que somos aproximadamente el 80 % vegetarianos con un 20 % de no vegetarianos; pero no somos carnívoros, aunque para sobrevivir hemos tenido que comer mamíferos.

Una cuestión importante en este aspecto de la alimentación está relacionada con la no ingestión excesiva de algunos alimentos (lácteos y carnes, en general) y la no adquisición de otros en los cuales se han empleado conservantes perjudiciales.

A partir de los 60 años de edad, las necesidades más imperiosas se centran en los aminoácidos, oligoelementos, ácidos grasos y antioxidantes. Las grasas no deben superar una proporción del 20% de la dieta total y exclusivamente de características insaturadas. Las proteínas, y puesto que la capacidad a estas edades de poder reconstruir tejido nuevo es muy pequeña, también deberían disminuirse. Además, la menor eficacia del sistema renal para depurar el ácido úrico, obliga a una disminución drástica de las proteínas de origen animal e incluso de aquellas procedente del pescado. Sin embargo, las que se encuentran en los cereales integrales y a pesar de tener una calidad biológica inferior a la carne, son mejor aprovechadas por su buena disponibilidad neta. Una suplementación en aminoácidos esenciales podría ser recomendable, ya que a partir de ellos el organismo fabricaría las proteínas necesarias.

A esas edades vuelven a tomar protagonismo los hidratos de carbono complejos presentes en los cereales, tal y como ocurre en la niñez. Las papillas, los cereales en el desayuno e incluso los azúcares naturales como la miel, la melaza e incluso el azúcar moreno integral, serían altamente recomendables en la vejez. Por supuesto, la exclusión de lácteos debe ser severa, incluso en forma de yogur.

Sobre la importancia de las frutas destacamos en primer lugar la reina de todas ellas, la manzana, seguida de las uvas, las peras, los dátiles, los higos y la piña, tesoros de la naturaleza. Por supuesto bien maduras.

Finalmente, los frutos secos constituyen siempre un recurso para las personas inapetentes, pues en cada uno de ellos está todo lo necesario para la vida. El problema es que al tratarse de alimentos concentrados requieren una larga masticación que no siempre es posible. Triturarlos previamente sería una buena solución.

Un problema con el cual se encuentra el ciudadano no instruido en alimentación, es que la idea de lo que es un alimento saludable está sumamente desvirtuada por la industria alimentaria, hasta el punto de considerar un alimento saludable al jamón serrano o a la leche de vaca. Ambos son solamente alimentos perjudiciales que diversas y hábiles maniobras comerciales (promocionadas por médicos sin escrúpulos quienes, a cambio de dinero, han manipulado al consumidor), han conseguido convencer incluso a los políticos y a los organismos sanitarios. O eso es así, o realmente los médicos desconocen totalmente lo que significa una alimentación saludable.

La creencia de que el ser humano es omnívoro es solamente un error que un simple análisis aclararía. Que podamos comer carne no quiere decir que la debamos comer, al menos si tenemos en cuenta las características de nuestro aparato digestivo y dentadura, sensiblemente diferentes al de los auténticos carnívoros. De un modo resumido, estas son las diferencias: los carnívoros no tienen enzimas digestivas en su saliva, al contrario que los humanos que tenemos amilasa, la cual ayuda a romper los carbohidratos complejos. Los perros tienen un tracto digestivo cuya longitud está entre un tercio y un medio de la longitud del de los omnívoros. Esta cortedad está diseñada para la adaptación a una rápida digestión de la carne cruda y huesos. Los carnívoros, además, tienen una concentración mucho más elevada de ácido clorhídrico en el estómago para romper las proteínas y matar bacterias peligrosas. Su acidez en el estómago es inferior o igual a un pH 1, mientras que el estómago de los humanos tiene un pH entre 4 y 5. Si usted intenta comer crudo un conejo recién cazado, sabrá inmediatamente en qué consiste la gran diferencia entre un carnívoro y nosotros.

Lo que ha ocurrido es que los seres humanos han tenido que sobrevivir reiteradamente a períodos de hambruna, viéndose obligados a comer cualquier alimento que estuviera a su alcance, al menos hasta que la agricultura se hizo eficaz. Una vez que dispuso de los suficientes alimentos vegetales, el consumo de carne era ya una costumbre y un comercio rentable que se consolidó. Si repasamos la vida de los pueblos menos longevos, encontraremos siempre a grandes comedores de carne, quienes, además, morían también de las múltiples enfermedades causadas por la carne. Pero, aunque un simple estudio hubiera bastado para alertar a las generaciones futuras, la mayoría de los países no tuvieron ningún interés es realizarlo. Un ejemplo de ello lo tenemos en los Estados Unidos de América, quienes habían logrado una pujante agricultura que permitía alimentar a sus ciudadanos perfectamente y a poco coste, pero que fue desplazada por la ganadería, tanto de vacuno como de ovino, aunque los agricultores opusieron feroz resistencia. Con el paso del tiempo las mejores tierras se convirtieron en pastizales y las cosechas de la mayoría de los cereales se destinaron solamente a la alimentación animal. Con esto se consiguió que para conseguir un kilo de carne de vaca se necesitaran casi 20 kilos de cereal, una insensatez que todavía perdura. Y eso sin tener en cuenta el superior consumo de agua, las materias fecales de los animales y los muchos cuidados veterinarios que necesitan. Mientras que una plantación de maíz apenas si necesita cuidados durante su crecimiento anual, las vacas, por ejemplo, requieren cuidados extremos durante toda su vida. Si añadimos la gran cantidad de enfermedades que padecen, muchas de ellas transmisibles a los humanos, será difícil de encontrar una explicación a esto. Y si mencionamos el consumo desmesurado de los lácteos el problema es aún mayor, pues lo consumen incluso los recién nacidos, mientras que para la carne deben esperar a tener dientes, afortunadamente. Solamente suprimiendo estos dos alimentos, carne y leche, ya estaremos dando un paso decisivo en la consecución de la longevidad.

Lo cierto es que la ingestión de los alimentos está correlacionada con la salud del individuo y con la longevidad máxima que se alcance. Si tenemos en cuenta que para estar sanos deberíamos comer un 80% de vegetales y solamente un 20 % de otros alimentos, es fácil llegar a la conclusión de que ahora estamos haciendo las cosas mal. Es más, ese escaso 20% podría estar constituido por pescados o productos del mar, lo que dejaría a la carne en una anécdota. Pero ahora obviamente la alimentación no es así.

Otra cuestión importante está relacionada con la ingestión excesiva de alimentos previamente procesados y otros en conserva, lo que hace que incluso aunque sean de procedencia vegetal no estén exentos de peligro. El agua presente en los vegetales crudos está viva, lo mismo que sus enzimas, pero el calor de la cocción logra convertirlos en elementos muertos.

Aunque queda mucho por precisar en este asunto, se puede concluir que una alimentación que promueva longevidad deberá tener las siguientes características:

- Reducción en calorías. Entre 1.800 y 2.200 diarias.
- Poseer todos los nutrientes esenciales para cada edad. Entre ellos los oligoelementos, ácidos grasos esenciales, antioxidantes y vitaminas.
- Estar exenta de tóxicos naturales o artificiales.
- Proceder de la tierra de cultivo, aunque se admiten las algas.

2) La actividad física

La actividad física desarrollada por los músculos esqueléticos produce efectos en todo el organismo y en los órganos, como por ejemplo en el aparato respiratorio y cardiovascular, así como en los sistemas de control (sistema nervioso, endocrino e inmunológico). Además, se produce un conjunto de cambios en el metabolismo siempre que esta actividad sea mantenida a lo largo del tiempo. La intensidad y el tipo de ejercicio, serán los factores más importantes.

Todos estos cambios que se van produciendo hacen al organismo más resistente, aunque deberíamos pensar si también más longevo y fuerte. Durante los años de la plenitud muscular (no involucra también la plenitud orgánica), el cuerpo tiene menos enfermedades, pero posiblemente se deba más a la edad que a la fortaleza muscular. Es importante tener este dato en cuenta.

Probablemente la cuestión estriba en que no hay dato experimental concluyente en cuanto a la actividad física requerida para provocar los ajustes metabólicos que promuevan una vida larga y saludable. Los resultados son contradictorios en este sentido. No obstante, muy probablemente se trate de buscar un equilibrio entre el todo o el nada, vida sedentaria o maratones de gimnasia agotadora. Mucho ejercicio deteriora la salud y perjudica seriamente la longevidad, y nada ocasiona una mala adaptación y, como consecuencia, una peor salud en general.

La sobre-actividad física o sobre-entrenamiento entrenamiento (y esto puede ocurrir acudiendo a un gimnasio una hora en días alternos) provocan desgaste del organismo, este se debilita y resulta más proclive a padecer enfermedades. Se disminuye por tanto así la probabilidad de que alcance la longitud máxima de la vida. Cuando vemos a las personas corriendo largos minutos por un parque, incluso en días de alto calor, y otros cientos en las cintas de cardiovascular instaladas en serie en los gimnasios, nos damos cuenta hasta que punto la gente asocia esfuerzo físico agotador con salud y belleza. Cuanto más se trabaje y se sude, mayor beneficio se obtendrá. Pero esto no es cierto.

Hasta tal punto es así, que un jugador de fútbol profesional que tenga 30 años y lleve en activo 15, tiene una composición celular similar a una persona de 50 años. Y eso a pesar de que se le considere fuerte y hasta bien formado muscularmente; pero es que la salud no va paralela con la fortaleza muscular. Con el tiempo, el organismo exigido reiteradamente al máximo se deteriora incluso más que si no hiciera ninguna actividad física extra. Con una energía vital (Chi) incapaz de cubrir las necesidades generales a favor del sistema muscular, el organismo se debilita y resulta más proclive a padecer enfermedades degenerativas.

Las investigaciones, los estudios y las observaciones realizadas en las comunidades longevas sugieren la necesidad de una actividad física mantenida diaria, que no exceda las posibilidades del individuo ya que entonces provocaría un sobre-entrenamiento que sería dañino. Tomemos en cuenta que hemos hablado de actividad física en forma general, incluyendo en esta el deporte, el trabajo, o simplemente la marcha que realizamos cotidianamente. Como aclaración, hay que insistir en que el ejercicio físico y el deporte no aportan los mismos beneficios, aunque la mayoría de las personas confunden ambos términos. Por tanto, cara a la longevidad y la salud, ejercicio físico moderado sí, pero deporte competitivo, no.

Indudablemente el metabolismo quema calorías y ese calor interno desgasta más que la pasividad, lo que nos mueve a pensar si esas recomendaciones histéricas para que hagamos deporte no estarán equivocadas. El ser humano, tal y como le ocurre a todos los mamíferos, es sedentario por naturaleza y solamente le apetece moverse para comer y aparearse. Para los demás menesteres debe realizar un esfuerzo muscular y por eso le es difícil levantarse por la mañana, le entra sueño al mediodía y en las vacaciones prefiere la opción de tumbona y playa.

Solamente la recomendación insistente de los médicos para que no nos atrofiemos, es lo que nos motiva a realizar ejercicio físico, pues indudablemente con ello estamos más fuertes, ágiles y hasta guapos; pero que quede claro, eso no nos proporciona una mayor longevidad. El problema es que tenemos que elegir entre calidad de vida o vida prolongada, pues ambas opciones parece que son incompatibles. En verdad, no es así.

Podemos concluir que, aunque falta mucho por precisar, los estudios y las observaciones realizadas en las comunidades longevas sugieren la necesidad de una actividad física mantenida diaria, que no exceda las posibilidades del individuo ya que entonces provocaría un sobre-entrenamiento que sería dañino. Tomemos en cuenta que hemos hablado de actividad física en forma general, incluyendo en esta el deporte, el trabajo, o simplemente la marcha que realizamos cotidianamente.

La pregunta que nos suelen hacer es qué deporte es el más recomendable para aunar fortaleza, belleza física, salud y longevidad, pero la respuesta es clara: ninguno. Bien, aquí hay que aclarar algo que debimos hacerlo antes: hacer deporte no es lo mismo que acondicionar el cuerpo. El deporte implica ganar como fin primordial, mejorar las marcas y conseguir trofeos.

No obstante, hay algunas actividades deportivas que podrían considerarse benéficas, pues en ellas no hay el factor competencia, tales como las Artes Marciales Internas (Tai chi, Chi kung…), y algunas externas como Kung fu y el Ninjutsu, pues en ambas se ejercitan prácticamente todas las cualidades humanas sin necesidad de intentar ganar a nadie. Si desea practicarlas para aunar salud y longevidad, no permita que le sometan nunca a tablas de calentamiento agotadoras, ni acepte participar en competiciones deportivas. Simplemente efectúelas según le permita su cuerpo, sin compararse con los demás ni buscar el perfeccionamiento corporal o la fuerza física. Otros métodos gimnásticos muy recomendables son la gimnasia Pilates y el Streching o estiramiento.

3) Los tóxicos individuales

En primera instancia resulta útil aclarar que muchas sustancias pueden ser tóxicas para algunos individuos y que pocas sustancias resultan tóxicas para todos. Esto pone de relevancia la individualidad bioquímica que poseemos similar a las huellas dactilares. Entre los candidatos a tóxicos se encuentran, por ejemplo, el alcohol y el tabaco. Estos constituyen tóxicos a distintos niveles y a distintas dosis en individuos específicos. No atienda las recomendaciones de esos médicos que le aseguran que cinco cigarrillos durante el día o medio litro de vino al día con las comidas no son perjudiciales e, incluso, en el colmo de la ignorancia, nos aseguran que son beneficiosos para la salud. De los cigarrillos insisten en que es mejor fumar cinco que soportar la ansiedad que produce el síndrome de abstinencia de la nicotina; mientras que con el vino no se sonrojan cuando nos aseguran que es saludable, cardiotónico, que previene el Alzheimer y hasta que evita la impotencia sexual. Esos vendedores de vino, portando una bata blanca igual a los vitivinícolas (¿no le resulta curioso este detalle?) y mostrando claramente el fonendoscopio colgado de su cuello, son un claro ejemplo de perversión profesional, carente de la menor ética con tal de ganar dinero.

Que la uva es saludable es sabido, tanto su piel, pepitas, jugo o mosto. Pero una vez que el líquido es extraído y sometido a fermentación genera cantidades variables de alcohol,

100

convirtiéndose en un líquido dañino, aunque lo haya bebido el mismísimo Jesucristo. Además, le han provocado un desequilibrio orgánico al privarle de numerosos elementos que le mantenían vivo, degenerando en un nuevo líquido sin ningún parecido a como existía anteriormente en la naturaleza. De cualquier modo ¿qué podemos esperar de una sociedad que permite vender sin receta chicles y pastillas de nicotina, un tóxico letal reconocido en todo el mundo?

Existen otras sustancias que son elementos tóxicos en un número reducido de individuos o en determinadas situaciones en un mismo individuo, lo mismo que otros lo son por reiteración en su uso o contacto, tal y como ocurre con el aluminio. Se cumple entonces el axioma de que "No hay tóxico ni dosis letal, sino sensibilidad a ese veneno". Corresponde por tanto a cada persona investigar si aquellos candidatos a tóxicos lo son en una dosis determinada para ellos o si algunos elementos que son utilizados comúnmente (alimentación, ingestión) considerados como inocuos resultan tóxicos en su caso individual. Este sería el caso del café o el gluten.

4) El ambiente natural

La presencia de una atmósfera saludable con abundantes árboles como ocurre en las comunidades longevas, favorece el desarrollo de la vida individual y las personas son menos atacadas por los tóxicos o los microorganismos. No es posible en las condiciones actuales habitar en los bosques, pero sí adquirir hábitos que conlleven las visitas a estos lugares, siempre que sea posible. La acción colectiva de la comunidad puede contribuir a recuperar algunas

101

características naturales que han sido perdidas con la civilización, como, por ejemplo: sembrar árboles o instalar jardines.

La cercanía del mar algunas veces atribuida como dañina y que acelera el proceso de envejecimiento, resultará beneficiosa si evitemos la exposición excesiva a los rayos solares. Los rayos ultravioletas provenientes del sol en una exposición breve garantizan las síntesis de la vitamina D, pero en cantidades mayores incrementan la predisposición a padecer de cáncer de la piel, con lo que se reducen las posibilidades de vida larga y saludable. En este sentido, un país soleado como España no debería contribuir a una gran longevidad, pero simplemente evitando la exposición directa al sol y la permanencia prolongada en las playas, conseguiremos aprovecharnos de sus beneficios y no someternos a sus efectos dañinos.

Sabemos que una exposición directa y continuada de 12 horas diarias a los rayos solares del verano es capaz de comprometer la vida, pero también que la exposición alternativa puede ocasionar un aceleramiento de la vejez simplemente por acumulación de radiación solar.

Por tanto, las personas que en su afán por estar bronceadas se someten todos los veranos a largas horas de permanencia al sol e incluso aquellas que lo hacen en las cabinas de rayos UVAs, se provocarán una aceleración irreversible en el proceso de envejecimiento, no solamente cutáneo, sino interno. Después del verano, la piel de una persona que haya pasado largas horas en las playas, habrá ganado más arrugas que en todo el resto del año.

5) El ambiente sociocultural

La sociedad en que habitamos influye de forma decisiva. En las comunidades longevas no se considera la ancianidad como problema social, puesto que convertirse en anciano constituye un acto honorable. Nadie siente lástima por ellos, sino orgullo y admiración.

En Abkhasia (Rusia) se realizan fiestas al llegar a los 90 y 100 años, se otorgan condecoraciones, no con el propósito de que las lleven a la tumba, sino que las ostenten y sirvan de estímulo para el resto de la comunidad.

Estas peculiaridades se reproducen en las restantes comunidades longevas, a quienes corresponde definir qué aspectos deben reforzarse y cuáles deben ser eliminados con el objetivo de que el ambiente sociocultural favorezca el surgimiento de nuevos centenarios.

6) Sueño y descanso

Si bien es cierto que se requiere una actividad física mantenida para desarrollar la adaptación continua al medio ambiente cambiante, los cambios requieren de un período de reparación y de reajuste para evitar desgastes.

El sueño y el descanso proporcionan esta función necesaria y son a su vez un indicador de cómo marchan las cosas en un individuo. El sueño reparador tiene características rítmicas y no depende tanto de la duración en el tiempo como en su calidad. Los centenarios refieren tener un sueño reparador y no presentan en general trastornos del sueño.

7) Herencia

Las características individuales presentan una base hereditaria en la estructura y funcionalidad de los órganos y sistemas, así como en los procesos metabólicos a nivel celular, los cuales están expuestos a los efectos negativos del estrés. Existen por otro lado algunas enfermedades hereditarias que aceleran el proceso de envejecimiento, entre las más comunes la diabetes y entre las más raras la terrible Progerie en la que los individuos envejecen más rápidamente y a los 10 ó 20 años son completamente ancianos. Otras predisposiciones a enfermedades como el cáncer o las afecciones cardiovasculares producen un efecto similar y pueden acelerarse por el estrés crónico y mantenido.

En las comunidades longevas, aunque no se puede hablar con exactitud de la relación de la herencia con los centenarios, es frecuente encontrar longevos que provienen de familiares que también lo han sido. Los estudios deberían analizar si es realmente la genética el factor más determinante o el modo de vida. Examinando grupos familiares que se han separado prematuramente, encontramos el hecho significativo de que parece ser más importante el modo de vivir que la propia genética. No obstante, con frecuencia los buenos hábitos de un grupo familiar unido se mantienen durante varias generaciones, dando lugar a una familia de longevos que no hubiera tenido lugar de vivir separados.

Y puestos a hablar de genética ¿no sería mejor que las personas engendrasen hijos a edades más altas? Puesto que el aprendizaje adaptativo a la vida es menor a los 20 años que a los 40, quizá sería recomendable tener hijos a partir de esa edad, cuando todo el sistema orgánico es maduro, más inteligente y con mayor capacidad para adaptarse. Que ahora

104

se recomiende tener hijos cuanto antes quizá se deba a una cuestión puramente social, pues esos padres tempranos podrán verse libres de ataduras a una edad en la cual todavía querrán disfrutar y consumir.

Puesto que ya parece claro que la longevidad máxima de una especie es algo predeterminado biológicamente pero que aumenta con el paso de los siglos, de lo que se trataría es de mejorar las condiciones materiales de vida que retrasan la mortalidad prematura. Estas mejoras no deberían forzar los límites biológicos para la duración máxima de cualquier ser vivo, pero tampoco frenarlos inculcando normas dietéticas y físicas erróneas, como por ejemplo considerar que beber vino o practicar tenis son actividades saludables que contribuirán a que seamos más sanos y más longevos.

Hay estudiosos que recomiendan involucrar a otras disciplinas, particularmente la psicología, y aunque en principio parece recomendable, al tratarse de una materia ejercida por los mismos representantes de la medicina científica, nos hace desconfiar por su dogmatismo. Nos agrada más la filosofía, la metafísica, la espiritualidad e incluso los conceptos básicos de las religiones, todas ellas materias que consiguen apartar al ser humano de la línea puramente física.

8) El tipo de personalidad

De los estudios realizados en Abkhasia (Rusia) surge el concepto de personalidad pro-longeva y anti-longeva. En la personalidad pro-longeva las actitudes físicas y mentales conducen al establecimiento de hábitos no tóxicos. Este es el dato más importante cara a longevidad, y por ello le hemos dedica un capítulo aparte.

El conjunto de factores que están propuestos como determinantes en el proceso de envejecimiento normal y patológico son muy variados, existiendo una interacción entre todos ellos que pueden completarse y a veces oponerse unos a otros. No obstante, lo señalado, aunque no se puede plantear a nivel de conocimiento de la ciencia actual un nivel jerárquico entre los factores, es posible plantear que la personalidad pro-longeva puede ser el punto de unión, porque promueve acciones concretas en la búsqueda de una vida larga y saludable. De esta manera la eliminación de hábitos anti-longevos y el reforzamiento de los pro-longevos lograrán los objetivos propuestos. A continuación, nos planteamos las bases sobre la que descansan estas, el posible mecanismo a través del estrés y finalmente las características de la personalidad pro-longeva.

En sentido general el anciano debería realizar varios proyectos o planes, pero nunca competitivos entre sí, sino comparativos. En cada momento resolverán los problemas que puedan resolver y no martirizándose por lo que deberán afrontar mañana. Hay que medir la eficiencia del trabajo por la calidad y no por la cantidad de este. Este tipo de personalidad pro-longeva tiene su antítesis en la anti-longeva, en la que se producen situaciones completamente contrapuestas a la personalidad anterior. Es como si no tuvieran alicientes para seguir viviendo.

Como quiera que la mayoría de las personas presentan rasgos de personalidad que pueden ser incluidos en cualquiera de estas dos categorías, surge la interrogante de si son inamovibles. Este factor representa el puente de unión entre los requisitos arriba señalados y constituyen por tanto el elemento esencial, ya que puede movilizar los restantes y contribuye por consiguiente al logro de los objetivos trazados.

Existen antecedentes de estudios realizados en los cuales se demuestra que el estilo de vida es determinante para que se logre una existencia más larga. Nosotros matizaríamos que el estilo de vida debería ser, esencialmente, psicológico antes que físico.

9) Las creencias místicas

Devaluadas en una sociedad que pugna por lograr la felicidad a través del dinero y el poder, y desprestigiadas por los manipuladores de la mente (psicólogos y psiquiatras), las creencias que son indemostrables por medios naturales y que entran dentro de esa interesante materia denominada metafísica, constituyen el modo más importante para la plenitud física y mental, los dos requisitos para una larga y saludable longevidad.

Si con el paso de los años sigue empeñado en utilizar el dinero como un fin para conseguir la felicidad o cree que por el simple hecho de tenerlo será feliz (la bolsa y la especulación son un ejemplo), es porque no habrá aprendido nada de interés en la vida. El conocimiento depende de la memoria y de los libros que usted lea, pero eso no le hará nunca más sabio, aunque sí más culto. En la medida en que sea independiente para discernir, analizar y sacar conclusiones de las materias escritas por otras personas, así le llegará la sabiduría. Y es que nadie es sabio por el simple hecho de pasear con un sabio.

La sabiduría es un aprendizaje, no una facultad de la mente, así que no crea que por memorizar libros escritos con sabiduría usted ya la alcanzará. Deje su pensamiento y sus emociones en libertad, sin condicionamientos y observe cuanto esté a su alrededor, buscando comprender algo que antes nadie le había explicado. Poco a poco y si utiliza ese bien que es la soledad voluntaria, se encontrará con una nueva forma de pensar y sentir que le embriagará, que le hará diferente, y de la cual se sentirá orgulloso. Tendrá ese manido concepto que se denomina como buena autoestima, pero lo habrá logrado en solitario, sin necesidad de pagar por ello.

No se avergüence de creer firmemente en Dios, o Mahoma, ni de seguir los pasos de los budistas o entusiasmarse por la Otra Vida. Considérese afortunado de sentir así y no permita que nadie le ridiculice por ello. Si los psicólogos hablan solamente de la mente y usted de la mente y el alma, son ellos los equivocados y sus errores los inculcan a sus fieles creyentes. Si mira con entusiasmo y concentración una noche estrellada, sentirá muchas más emociones y comprenderá muchas más cosas que leyendo a Freud o tomando Prozac.

NUESTRO CEREBRO

Lo que no envejece del mismo modo es el cerebro y posiblemente su capacidad para mejorar aumenta con la edad, salvo que lo dejemos atrofiar por carencia de nuevos estímulos. Si usted quiere conservar una plenitud mental hasta el día de su muerte le recomendamos la sencilla opción de darle trabajo a su cerebro, bien sea mediante nuevos aprendizajes, nuevos estímulos visuales o con el interés por todo lo que le rodea. No se dedique exclusivamente a su profesión, ni siquiera, aunque sea médico o ingeniero, pues la atrofia cerebral y con ella el Alzheimer, le llegará si siempre hace lo mismo, tanto al carpintero, como al economista, al científico, como al obrero. Un dato que debe llevarle a reflexión es que los artistas, escritores, músicos o escultores, viven más años que los dedicados a las ciencias exactas, posiblemente porque la zona cerebral de su cerebro que les faculta para ello es más importante que la dedicada a la tecnología. Y lo mismo sirve para los filósofos, pensadores y clérigos, pues su mente está en plena ebullición durante toda la vida y su longevidad es notoria cuando comprobamos la larga vida de los patriarcas bíblicos. Aunque quizá el secreto está en el modo de buscar la felicidad de estos últimos, en ningún modo dependiente de los bienes económicos o el prestigio social.

Envejecimiento por deterioro a consecuencia del estrés

El conjunto de factores que están propuestos como determinantes en el proceso de envejecimiento normal y patológico, son muy variados, existiendo una interacción entre todos ellos que pueden completarse y a veces oponerse unos a otros. No obstante, lo señalado, aunque no se puede plantear a nivel de conocimiento de la ciencia actual un nivel jerárquico entre los factores, es posible plantear que la personalidad pro-longeva puede ser el punto de unión, porque promueve acciones concretas en la búsqueda de una vida larga y saludable. De esta manera la eliminación de hábitos anti-longevos y el reforzamiento de los pro-longevos lograrán los objetivos propuestos.

A continuación, nos planteamos las bases sobre la que descansan estas y la posible influencia del estrés.

1. El organismo es susceptible de ser dividido en muchas partes, y una de las maneras que más ajusta a este trabajo es la división en órganos y sistemas que realizan funciones específicas y sistemas que coordinan las funciones del organismo como un todo.

El primer sistema integrado por excelencia, es el sistema nervioso que puede manejar información de modo tal que el organismo se adapte al medio ambiente. El sistema endocrino es un sistema de integración con acciones que requieren más tiempo para ser efectivas.

El sistema inmune por otra parte, está encargado de la defensa del organismo, mientras que también disponemos de una comunicación intercelular. En la senectud se producen cambios en las síntesis proteicas, en la función reproductora, así como una tendencia a padecer tumores de mama e hipofisiarios.

Las respuestas del sistema inmune al organismo envejecido resultan por otro lado desequilibradas, presentando en ocasiones inmunodeficiencias y en otras hiperinmunidad. Los estudios realizados con diversas técnicas demuestran que la desaparición o deterioro de células hipotalámicas que liberan factores que promueven la secreción de hormonas hipofisiarias, están implicadas en el mecanismo de estas alteraciones.

De lo planteado anteriormente se desprende que hay que proteger a toda costa ese grupo de células minúsculas concentradas en la pequeña región que conocemos como hipotálamo. En segundo lugar, si la protección no fuera posible, sería necesario el empleo de otras técnicas para tratar de suplantar las funciones perdidas.

Corresponde ahora analizar el mecanismo posible que culmina con la disminución celular a nivel hipotalámico y con la consiguiente presentación de alteraciones propias del envejecimiento. Una de las alternativas más probables es que como consecuencia del estrés crónico mantenido, de origen físico o mental, se presentan alteraciones que finalizan con el deterioro de las células hipotalámicas. El estrés es una reacción compleja coordinada por el sistema neuroendocrino inmune, en la que el organismo puede adaptarse y responder a un estímulo muy intenso, pero con frecuencia el precio que paga es muy caro ya que la energía que se utiliza en la respuesta al estímulo se repone sólo parcialmente. En términos energéticos si el estrés se mantiene de forma crónica, la pérdida resulta en un deterioro lógico que debilita al organismo, haciéndolo proclive a padecer enfermedades y acercar por tanto el instante de la muerte.

De acuerdo a la idea de Selye, un estrés mantenido con una dieta antilongeva provoca un envejecimiento acelerado del organismo. En oposición y como dato a tener en cuenta, veremos que a lo largo de la historia miles de personas longevas han pasado años de penurias y sufrimiento, tal y como sabemos ocurrió con los sobrevivientes al Holocausto y guerras cruentas. La explicación a esto es que es más importante la adaptación a las circunstancias adversas que gozar de una vida y ambiente óptimos.

La personalidad pro-longeva es resistente ante los estímulos de estrés y por consiguiente el método más lógico de ataque parece ser el de reforzar los hábitos pro-longevos y eliminar los anti-longevos. La cuestión estriba en cómo realizar un proceso que culmine en el establecimiento de nuevos hábitos pro-longevos. Esto resulta complejo, ya que estos se han establecido en la historia individual de cada sujeto, en las manos de una sociedad dada, siendo difícil establecerlos como una norma general.

2. De todos estos factores el más estudiado es la alimentación, pero lo único completamente demostrado es que la restricción calórica en la dieta parece prolongarle la vida a los animales y a los humanos. No obstante, aunque el factor alimentación es el más conocido, no quiere decir que sea el más importante y determinante. Sabemos con certeza que hay alimentos claramente perjudiciales, pero no es probable que una alimentación exclusivamente a base de alimentos biológicos sea tan decisiva para la longevidad como se pretende. Para la salud con seguridad, pero tenemos dudas en cuanto a su influencia en la longevidad.

3. La personalidad pro-longeva con sus características de alta resistencia ante el estrés y con hábitos saludables puede ser el factor de unión entre los restantes. Los hábitos de tal personalidad representan la suma de los factores que determinan una alta longevidad. La personalidad anti-longeva por otro lado representa su antítesis y en ella están presentes muchos hábitos tóxicos. En realidad, resulta difícil encontrar una personalidad pro-longeva al 100 % así como una completamente anti-longeva.

Sobre la base de lo anterior una línea de acción lógica sería la del reforzamiento de hábitos y características pro-longevas y la eliminación de los anti-longevos. No obstante, el elemento individual resulta determinante con independencia de que en toda la personalidad existan factores hereditarios y adquiridos.

El modo de operar de la personalidad longeva es lograr un estilo de vida saludable que nos conduzca al camino que han recorrido otros centenarios, probablemente logrando un ajuste neuroendocrino e inmunológico. Es razonable pensar entonces que el envejecimiento del Sistema Endocrino determine en el organismo o al menos influya en el proceso de envejecimiento en estos sistemas integradores, por lo que resulta crucial en la actividad del cuerpo visto de conjunto.

CONSIDERACIONES FINALES

Los factores que influyen decisivamente y que se observan en forma coincidente en la mayoría de los centenarios de las comunidades longevas son:

a) Tipo de personalidad.
b) La alimentación.
c) La actividad física.
d) Los tóxicos individuales.
e) El ambiente natural.
f) El ambiente socio-cultural.
g) Sueño y descanso.
h) Herencia.

CAPÍTULO 5

LA LONGEVIDAD EN LA HISTORIA

Si la mayoría de las especies animales alcanzan su promedio de vida ¿cuáles son las razones por las cuales el ser humano no lo consigue y solamente unos pocos llegan a centenarios?

Vivir largo y bien

Este capítulo tiene el propósito de mostrar los rasgos más generales de las personas más longevas en la historia, valorándonos mediante nuestros conocimientos y observación actuales. Pero examinar a las personas más longevas tiene un riesgo, pues primero había que estar seguro de que realmente fueron longevas. Curiosamente, tenemos más datos fiables sobre la longevidad de algunas especies animales que del ser humano, quizá porque nosotros tendemos a mentir y exagerar. Sabemos que la tortuga de Galápagos vive unos 150 años, el elefante 60 años, el chimpancé 50 años y el delfín 25 años, al menos las especies que ahora controlamos, no disponiendo de datos fidedignos sobre las anteriores, mucho menos de aquellas que poblaron el planeta hace miles de años. Así que nos encontramos con la misma duda que con respecto a los humanos, en cuanto a longevidad variable se refiere. No sabemos si se ha mantenido a lo largo de los siglos o ha disminuido. En el supuesto de que nada hubiera variado, este dato descalificaría la idea de que, en siglos

115

anteriores, cuando el aire era más puro y la vegetación más abundante, las especies –incluido el hombre-, vivían más años. Pero de ser al contrario y si los animales de la antigüedad también eran más longevos, ya tendríamos una buena base de partida para mejorar nuestra actual longevidad.

Si seguimos por otro lado el análisis de la supervivencia global, el promedio de hombres que ha alcanzado una esperanza de vida mayor se ha ido modificando desde la antigüedad hasta nuestros días. La curva de Strehler demuestra que desde la Roma antigua hasta el siglo pasado, la esperanza de vida promedio de la población se movió muy poco. La población no alcanzaba un por ciento de supervivencia de más de 45 años en ninguna parte del mundo. Sin embargo, ya en 1960 este promedio llegó a los 65 años y en la actualidad en algunos países incluyendo a Cuba sobrepasa los 70 años. A pesar de lo anterior, la edad máxima que puede alcanzar un hombre no ha variado desde la Roma antigua hasta nuestros días.

Muy probablemente la longevidad máxima depende de condiciones de especie y no de características del ambiente que se puedan modificar. Una forma de reafirmar esto es la observación de la diferencia que existe en la longevidad máxima del antropoide (55 años), homo erectus (65 años), homo sapiens (90 años) y hombre actual (120 años).

Bueno, en el capítulo dedicado a la estadística, ya exponemos nuestras dudas sobre la poca fiabilidad que tienen los datos matemáticos proporcionados. De todas maneras, pocas estadísticas se han realizado sobre hombres centenarios y demasiadas sobre el promedio de vida. A nosotros, para este libro, solamente nos interesan los datos de longevidad.

Las comunidades del mundo en la que existen más longevos, Hounza (India), Abrkasia (Rusia), Vilcabamba (Ecuador) y los Tarahumaras (Méjico) presentan una característica común en todas ellas y es el aislamiento relativo del resto de la civilización. En estas comunidades los ancianos son venerados y constituye un hecho loable alcanzar la calidad de nonagenario o centenario. Probablemente el dato más significativo no es el lugar, sino el papel del anciano. Vivimos mientras somos útiles; en caso contrario el orden universal debe reemplazarnos.

En todos esos lugares existen además algunas características similares en cuanto al tipo de alimentación, donde abundan los productos naturales no elaborados. La actividad física es moderada pero mantenida a lo largo de la vida y el estilo de sociedad contribuye a lograr una estabilidad psíquica y mental. Hay cierto grado de estrés continuado, pero enfocado a la supervivencia y no a la competencia o el enfrentamiento. En estas zonas existen personas que mueren (lógicamente) en edades tempranas por enfermedades genéticas o adquiridas, incluidos los accidentes, pero aquellas que alcanzan o sobrepasan la edad de 60 años y que nunca llegan a convertirse en centenarios, presentan diferencias con estos en cuanto a los factores anteriormente mencionados.

Recomendaciones legendarias

Ancestralmente la humanidad ha intentado detener o evitar el envejecimiento y la muerte desde que tuvo conciencia de ello y en una de las epopeyas más antiguas, el Gilgamesh, nos dicen la siguiente frase: "El hombre se hace joven en la senectud".

Hipócrates ligaba el envejecimiento al desarrollo, dictaminando que el periodo de una vida es siete veces superior al de su desarrollo como adulto, utilizando el número mágico 7. Quizá le gustaba ese número por aquello de que Dios creó el mundo en seis días y descansó el siguiente, estableciéndose así la semana de siete días. Matizando un poco más, nos encontramos con Aristóteles, el primero que aborda ampliamente una teoría del envejecimiento por causas en diferentes tratados, desde donde entresacamos las siguientes frases que también comentaremos:

"… Por esto, necesariamente, la vida debe coincidir con el mantenimiento del calor y lo que llamamos muerte es su destrucción".
Asociar vida con calor siempre ha sido una constante por aquello de que los cadáveres se enfrían poco a poco. Hay cierta razón, pero los organismos más fríos son más longevos que aquellos que disponen de más calorías.

"…no obstante, se debe advertir que hay dos modos en los que el fuego deja de existir: puede apagarse por agotamiento o por extinción. El primero es debido al envejecimiento y el segundo por violencia".
Nuestra opulenta civilización encontró otro medio más rápido para envejecer y morir: el exceso de calorías.

"El calor se acumula en exceso debido a la carencia de respiración y refrigeración (…) pronto usa todo su alimento y lo consume…".
Nos estaba llevando a la necesidad imperiosa de hidratar el cuerpo para controlar el calor interno y a respirar como

medio indispensable para captar el oxígeno que nos mantiene con vida.

Francis Bacon en su *Historia de la vida y la muerte*, advierte que si se quiere prolongar la vida se debe evitar que "la humedad se escape por la piel", de modo que indica todo tipo de aceites y pomadas para evitarlo. Obviamente no conocía el intercambio sodio-potasio en las células, ni el propio vapor de agua que exhalamos en cada respiración. En esta misma obra, siguiendo su doctrina empirista, diseña un programa de investigación con una metodología asombrosamente actual, en la que examina factores que afectan a personas que viven en distintos lugares y bajo condiciones distintas. La idea aristotélica de que el exceso de alimento puede hacer que el fuego arda demasiado deprisa inspiró a eremitas, anacoretas y todo tipo de ascetas, muchos de ellos de longevidad legendaria, adoptando con frecuencia la llamada "dieta pitagórica", es decir, frugal, sin carne, ni vino. Las virtudes de una dieta escueta en calorías han sido confirmadas por los estudios sobre la restricción calórica.

Cuando Luigi Cornaro, nacido hacia 1467, a sus 35 años estaba débil, enfermo y agonizante, comenzó una dieta de restricción calórica, consiguió llegar hasta los 104 años. Esta relación entre dieta hipocalórica y longevidad, se mantendrá a lo largo de todo este libro.

Joseph Priestley, nos advertía en 1775 que:
"aunque el aire puro rico en oxígeno pudiera ser muy útil como remedio, también podría ser no tan adecuado para nosotros en el habitual estado sano del cuerpo; pues del mismo modo que una tea (vela) se consume más presurosa en

el aire oxigenado que el aire común, así podríamos, como pudiera decirse, vivir demasiado aprisa y las energías animales se agotarían demasiado pronto en esta clase de aire puro. " Este investigador indudablemente había descubierto la relación entre el oxígeno y la oxidación celular. Cuanto más oxígeno, mayor oxidación.

Charles Darwin con sus conocimientos genéticos y teoría celular, transformaron profundamente nuestros conocimientos sobre los organismos vivientes y los procesos que tienen lugar en ellos. Pero, puesto que la longevidad es un valor que incrementa el tiempo de supervivencia y las oportunidades de tener descendencia de cualquier organismo, ¿no acabaría la selección natural, si fuera cierta, incrementando progresivamente la longevidad? ¿No sería el envejecimiento eliminado por el proceso de selección natural? En otras palabras, la teoría de Darwin predice que los seres vivos más aptos no deberían envejecer. Creía que la longevidad era una característica determinada por la selección natural. También que al menos en el caso de algunas especies, un periodo vital limitado podría beneficiar de algún modo a esa especie en particular incluso cuando fuera una desventaja desde el punto de vista del individuo. Un ejemplo de ello eran las teorías que vinculaban el envejecimiento en varones con el descenso en las secreciones testiculares. En este sentido hubo precursores de la llamada suplementación o reemplazo hormonal que en un capítulo aparte detallaremos abundantemente.

En 1889, Charles Edouard Brown-Sequard, un fisiólogo francés, anunció a la Sociedad de Biología de París que había rejuvenecido su mente y cuerpo inyectándose un líquido extraído de testículos de perro y de cerdo de Guinea.

Aparentemente las inyecciones no solo incrementaron su fortaleza física y energía intelectual, sino también aliviaron su estreñimiento y le alargaron el chorro de la orina. Más tarde, algunos cirujanos intentaron implantar testículos completos o rebanados dentro del escroto de receptores. Leo L. Stanley, que era médico residente en la prisión de San Quintín, en California, comenzó trasplantando testículos (sacados de prisioneros recientemente ejecutados) en convictos en 1918. Algunos de los receptores refirieron una completa recuperación de la potencia sexual. Hacia 1920, la escasez de gónadas humanas indujo a Stanley a sustituirlos por testículos de carnero, cabra, venado y verraco, de los que él decía que funcionaban igual de bien. Continuó practicando cientos de operaciones, tratando pacientes con dolencias tan diversas como la senilidad, el asma, la epilepsia, la tuberculosis, la diabetes y la gangrena. La gran demanda de implantes de gónadas forjó la fortuna de al menos dos cirujanos durante los años 20 y 30.

En Francia, el emigrante ruso Sergei Voronoff trasplantaba glándulas de mono para extender la vida de sus ricos y famosos clientes. Como respetado biólogo, Voronoff experimentó con cunucos en la corte de Egipto e incluso intentó injertar ovarios de mono en mujeres, con desastrosas consecuencias. En América, el famoso buhonero "Doctor" John R. Brinkley, trasplantó cientos de testículos de cabra en los clientes de Milford, Kansas, cuando iban envejeciendo, lugar en el que se hizo tan popular que casi sale gobernador por votación en 1930. Cada paciente tenía el privilegio de seleccionar su propia cabra de entre el rebaño del doctor.

Por último, también a principios del siglo XX, la influencia de los descubrimientos de Louis Pasteur marcó una época en la que se achacaba a los gérmenes patógenos cualquier enfermedad, incluso se veía en la exposición a ellos la causa del envejecimiento. Esto es el caso de la teoría expuesta por Metchnikoff en 1904, en la que se habla de que son las toxinas diseminadas por los microbios las responsables del envejecimiento. Hablaba del intestino grueso como de un mal necesario, un reservorio de material de desecho que nos releva de la necesidad de pararnos constantemente a defecar mientras corremos delante de los depredadores (o tras ellos).

Quedó fascinado por las fábulas búlgaras de centenarios y adscribió su longevidad al yogur, que era desconocido en Europa occidental en aquel momento. Metchnikoff abanderó la idea de que todos viviríamos 200 años tan solo si comiéramos más yogur, lleno "de los más útiles microbios, que pueden aclimatarse en el tubo digestivo con el propósito de detener las putrefacciones y las fermentaciones perniciosas." Tenía un punto de razón: las bacterias intestinales influyen en la salud, si no en la longevidad humana máxima. Lo que no sabían era que al tratarse de un lácteo, con el tiempo las consecuencias son desastrosas. Además, las bacterias externas compiten por el espacio y los nutrientes con las internas, con un grave perjuicio de éstas.

Métodos de investigación

Lo primero que he realizado es una búsqueda de las personas más longevas, y para ello nada mejor que repasar biografías e historia universal. Los hombres más viejos del mundo han sido descritos incluso por el Antiguo Testamento, entre ellos Sara, quien tenía 127 años cuando murió; Abraham que vivió 175 años, Moisés 120 años, y el propio Matusalén, de quien se afirma que alcanzó la edad de 969 años. No menos importante fue Lamec, que fue capaz de engendrar a Noé cuando tenía 187 años (otros hablan de 369 años), y murió con 595 años. El propio Noé tenía ya 600 años cuando se declaró el Diluvio Universal. Bueno, quizá la medición del tiempo se realizaba de forma diferente en la antigüedad, no por el ciclo día y noche, pero lo que sí parece cierto es que esos personajes eran muy longevos.

Si seguimos el análisis de la supervivencia individual siempre encontraremos personas muy ancianas a lo largo de la historia, pero quizá en ellos no encontremos la clave y debamos buscar mejor en comunidades. La curva de Strehler, por ejemplo, demuestra que desde la Roma antigua hasta el siglo pasado, la esperanza de vida promedio de la población se movió muy poco. La población no alcanzaba una supervivencia de más de 45 años en ninguna parte del mundo. Sin embargo, ya en 1960 este promedio llegó a los 65 años y en la actualidad en algunos países incluyendo a Cuba sobrepasa los 70 años. Bien, estas cifras han servido para que los representantes de la medicina química se atribuyan el mérito, pero es solamente propaganda malintencionada. Olvidan dos datos: que durante dos siglos la Humanidad ha estado castigada por numerosas guerras que han diezmado a la población, evitando que nadie pudiera llegar a longevo porque una bala o una explosión le mataba pronto, cuando no la hambruna. En el momento en que las poblaciones dejaron de pelear, la longevidad aumentó. Utilizar mal la estadística no es correcto para ponerse medallas, mucho menos cuando los longevos actuales manifiestan reiteradamente no acudir al médico nunca. La longevidad máxima depende de condiciones no relacionadas con la medicina química, aunque probablemente sean decisivas la higiene, la pureza del aire o la alimentación biológica. Los medicamentos, categóricamente, no prolongan la vida. Otra de las formas que la medicina química (el lector encontrará a lo largo de este libro numerosos ataques a esta manera de curar) utiliza para confundir es cuando menciona la diferencia que existe en la longevidad máxima del antropoide (55 años), homo-erectus (65 años), homo sapiens (90 años) y hombre actual (113 años). Puesto que en la antigüedad no había medicamentos químicos y ahora sí, ellos son los salvadores. Así de sencillo y de falso. La idea de que la longevidad del ser humano es una adquisición reciente y que se debe a la ciencia médica repercute ampliamente, sin que sea contradicha ni experimente refutaciones.

De aquí podemos tomar pie para señalar que la falta de estadísticas que apoyen las tan difundidas afirmaciones sobre la longevidad humana no es casual, pero Alfred Sauvy se encarga de informarnos que "el primer tratado de demografía en todas las lenguas", data de 1741.

Por lo tanto, solamente a partir del siglo XIII se dispone de cifras de mortalidad lo suficientemente dignas de crédito. A lo largo del texto de este autor se consiguen similares objeciones relativas a la confiabilidad de las estadísticas, disponibles o empleadas para caracterizar las poblaciones antes del siglo XIII. Además, a las observaciones sobre la poca calidad del material estadístico a disposición, se acompañan comentarios acerca de las tendencias al dogmatismo y a los prejuicios por parte de los científicos dedicados a investigar estos temas.

Otras referencias históricas en cuanto a la longevidad

En medio de esta disparidad de criterios basada en las estadísticas se oyen, no obstante, voces disidentes que conciben la cuestión de la longevidad humana desde otro punto de vista. Así, por ejemplo, en la mayoría de los antiguos textos sagrados, se observa una imagen distinta de lo que habría sido la vida de los seres humanos dos o tres milenios atrás.

La literatura oriental antigua, por su parte, ofrece ejemplos como los siguientes: Chuang Tzu, aún cuando no menciona una edad de muerte, afirma que los seres humanos nunca llegaban a un "final prematuro ". Lieh Tse, quien vivió probablemente entre los siglos V y III antes de Cristo, escribió que la gente no moría "antes de llegar a los 100 años y las muertes prematuras no se conocían". Pao Ching-yen, dice que "los males contagiosos no se difundían y a una vida prolongada seguía una muerte natural".

Como decíamos antes, no tenemos registros estadísticos o pruebas de otro tipo suficientes como para establecer una conclusión, de modo que será necesario recurrir a otros argumentos para alcanzar alguna claridad en cuanto a la longitud de la vida humana. Las cifras presentadas apenas nos sirven para admitir la aparente unanimidad que habíamos encontrado, en torno a la corta longevidad humana hasta el siglo XVIII. Gracias a estas referencias, vimos que no solamente se mencionan longevidades bastantes mayores que las aceptadas actualmente, sino que se habla de una larga vida común a todos los individuos.

Manuel Lezaeta Acharán, en su conocido texto sobre medicina natural, asienta la siguiente argumentación: "Si el hombre viviese desnudo o semicubierto, comiera solamente alimentos crudos, como frutas semillas y ensaladas, y durmiera al aire libre y sobre la tierra desnuda, moriría de viejo alrededor de los 150 años". Esta afirmación está sustentada por una rica experiencia del autor en el campo de la salud, tanto en la práctica como en la teoría. Compartimos con este autor que la muerte prematura en el ser humano se debe más a causas externas, antes que a una condición biológica o natural que así lo determine.

A nuestro modo de ver y partiendo de los indicios examinados, el ser humano era longevo desde la antigüedad; pero hasta hace poco y por término medio, determinadas condiciones ambientales le impidieron alcanzar la vejez, y ahora está recuperando el terreno perdido. Todo esto referido a las poblaciones europeas urbanas, ya que los no europeos y los campesinos seguramente ofrecen una evolución diferente.

Bronislaw Malinoski, al exponer sus experiencias con comunidades del Pacífico, dice: "La salud es, para los Melanesios, un estado natural y, a menos que se altere, el cuerpo humano se conserva en perfectas condiciones. Pero los nativos saben perfectamente bien que existen medios naturales que pueden afectar la salud e incluso destruir el cuerpo. Venenos, heridas, quemaduras, caídas, etc., causan, como ellos saben, incapacitaciones o muertes por vía natural... También se reconoce que el calor, el frío, el exceso de ejercicio, de sol o comida, pueden causar desarreglos menores que se tratan con remedios naturales, como los masajes, el vapor, el calor del fuego y ciertas posiciones ".

Por otra parte, el historiador Alberto Armani, hablando de los guaraníes, habitantes originales de lo que hoy es Paraguay, explica: "Los guaraníes, como todos los indígenas de América, habían sido sanísimos en su vida aborigen y no conocían prácticamente enfermedades mortales, salvo las de la primera infancia y.... la vejez. No tenían, en cambio, defensa frente a enfermedades importadas por los europeos y sus costumbres".

Longevidad de los patriarcas bíblicos

La longevidad de los grandes patriarcas bíblicos ha sido siempre motivo de controversias. Se dice en los textos bíblicos que Adán vivió novecientos treinta años; Set novecientos doce; Enós, novecientos cinco; Cainán, novecientos diez; Mahalalel, ochocientos noventa y cinco; Jared, novecientos sesenta y dos años; Enoc, que no murió, sino que fue arrebatado vivo por Dios, trescientos sesenta y cinco años; Matusalén, novecientos sesenta y nueve; Lamec, setecientos setenta y siete; y Noé, novecientos cincuenta años. De todos ellos, indudablemente el más recordado es Matusalén, (en hebreo: "cuando muera, será enviado"), que alcanzó la edad de 969 años. Hijo de Enoc y padre de Lamec (a su vez, padre de Noé), a quien engendró con 187 años. Según el Antiguo Testamento debió morir en el año del Gran Diluvio, alrededor del año 6000 a. de C.
Estas edades se mantienen oscilando alrededor de una media constante según se muestra en la Figura 1. En cambio, en la Figura 2 ya se observa una disminución progresiva de las vidas. Sem, que nació antes del Diluvio, vivió no obstante la mayor parte de su vida en el mundo posterior al Diluvio. Se aprecian dos grandes caídas bruscas en longevidad: En Sem y en Peleg. Sem marca la divisoria del mundo antediluviano al postdiluviano.

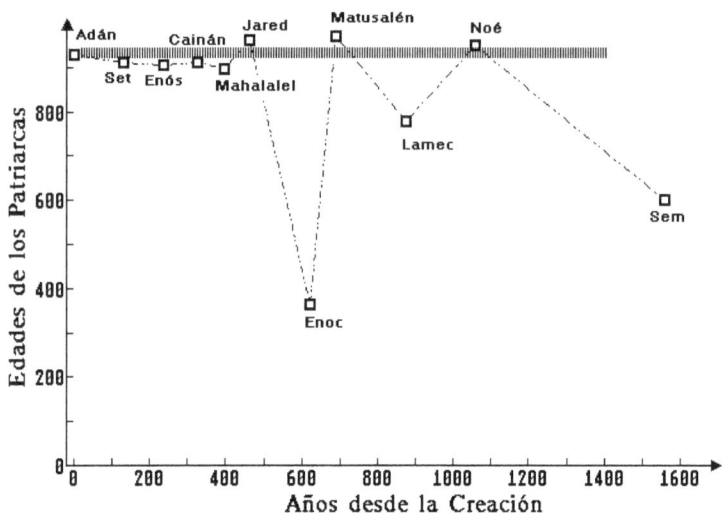

La brusca disminución de la longevidad

Sem vivió «solamente» 600 años, iniciando una marcada tendencia a la disminución del período de vida. ¿A qué causas se puede deber? Primero, se debe tener en cuenta que el hábitat del hombre antes del Diluvio era mucho más idóneo para el hombre que el actual. Fue durante el Diluvio que se precipitaron las aguas «sobre la expansión», que evidentemente formaban una cubierta, muy posiblemente en forma de vapor transparente, provocando un efecto de invernadero. El registro fósil da testimonio de las grandes masas de vegetación del pasado, que nuestro mundo no conoce ni en las más espesas selvas tropicales. Éste sería, entre otros, un factor que favorecería la longevidad del hombre en aquel albor de la humanidad. Antes de entrar en adicionales consideraciones, sería conveniente recordar que

128

los humanos actuales somos los descendientes biológicamente *degenerados* de la primera pareja humana creada. Aunque nos apartáramos de la idea de Adán y Eva, indudablemente la especie humana tuvo que tener algún comienzo.

En principio, no hay ninguna razón por la que el hombre no pudiera vivir mil años. La causa de la muerte, descontando accidentes y patologías, es el *envejecimiento* de los tejidos del cuerpo. Y esto está provocado por la manera en que las células del cuerpo dejan de multiplicarse a una velocidad mayor o igual a la que las células viejas mueren. Así los tejidos van adquiriendo una carga de células muertas y envejecen. Pero este proceso de envejecimiento ha ido evidentemente acelerándose desde el Diluvio, hasta llegar a una estabilización media de la edad de muerte entre los setenta y ochenta años (véase el Salmo 90).

Para los científicos el relato bíblico, el Génesis, quizá ni siquiera existió, pero se le atribuye a Moisés quien, inspirado por Jehová Dios, lo escribió en el desierto desde el principio hasta 1657. En el relato se habla de la gran longevidad de los patriarcas, muy posiblemente desde un lenguaje simbólico que manifiesta que la longevidad es un don de Dios hacia aquellos que escuchan y siguen su mensaje, y que el número no es ni literal ni más significativo que una referencia general.

También puede analizarse el texto como un lenguaje real, pero en clave numérica distinta, lo que pondría de manifiesto que los años a los que hace referencia tendrían que ser diferentes de los nuestros, pero el problema es que, aunque fueran años lunares siguen siendo vidas con una duración poco aceptable en general: o viven demasiado, o demasiado poco, o procrean demasiado pronto.

Lo que más desconcierta es que con posterioridad ya no hubo grandes longevos, pero este dato tampoco es fiable. El mundo era entonces un lugar poblado, pero sin conexión entre los distintos lugares, lo que nunca permitió establecer los promedios de vida en los diferentes países. No había datos fiables hasta la dominación romana, y eso solamente en los lugares regidos por ellos. Puestos a desconfiar, habrá que ser justos y no creer ni a los detractores ni a los creyentes religiosos.

De ser cierta la longevidad de esas personas (y de otras que nunca quedaron reflejadas en ningún escrito, ni siquiera en la transmisión verbal), podríamos considerar que el hábitat del hombre antes del Diluvio era mucho más idóneo para el hombre que el actual.

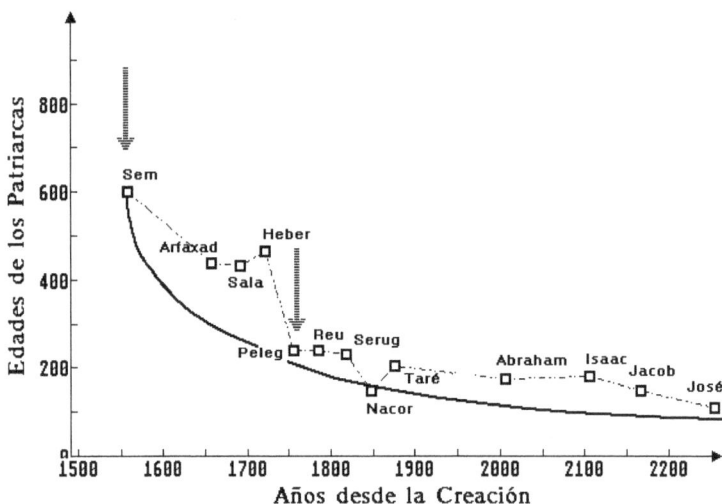

¿Qué factores llevaron a la disminución de la longevidad tras el diluvio?

El primero de ellos podría ser ambiental, cuando el colapsamiento de la cubierta de agua, seguramente vaporizada, que rodeaba la tierra a modo de filtro y de cubierta «invernadero», daría al mundo antediluviano un clima sub-tropical de polo a polo.

Antes del diluvio la orografía era mucho menos pronunciada que en el actual. La configuración orográfica actual es posterior al cataclismo diluvial. De ello da testimonio el Salmo 104:5-9, pasaje que evidentemente trata de los fenómenos que dieron fin al Diluvio de Noé, un cataclismo que conmovió toda la corteza terrestre; no como una mera lluvia torrencial, sino una conmoción singular y global de toda la estructura de la corteza, lo que llevó aparejado «la rotura de las fuentes del gran abismo», esto es, una intensa conmoción de los fondos oceánicos, con la apertura de innumerables bocas volcánicas arrojando lava, agua caliente, gases, etc., provocando una terrible actividad tectónica, transgresioncs marinas, y finalmente el cubrimiento de toda la tierra con el agua diluvial.

La configuración orográfica suave anterior al diluvio impediría el establecimiento de singularidades climáticas y la misma lluvia. De hecho, en Génesis 2:5 se afirma que Dios no había hecho llover sobre la tierra, sino que subía de la tierra un vapor. El ciclo hidrológico de la tierra parece haber sido muy diferente durante el período antediluviano, brotando el agua del magma de la tierra por medio de «las fuentes del gran abismo», que fueron rotas durante el diluvio.

Otro factor sería el propio campo magnético de la tierra, en progresiva disminución, que habría también coadyuvado a evitar daños genéticos en los hombres antes del Diluvio. El campo magnético actúa como escudo deflector de los rayos cósmicos que inciden en la tierra, y al ir perdiendo progresivamente su eficacia, estos rayos inciden con mayor fuerza sobre la población de la tierra. Por otra parte, experimentos con campos magnéticos fuertes sobre ratones muestran un retraso en el envejecimiento los tejidos. Los estudios indican que se precisa de un umbral de intensidad, por debajo del cual los efectos cesan bruscamente.

No menos importante sería la mayor concentración de dióxido de carbono en la atmósfera. La atmósfera actual contiene unas 300 partes por millón (ppm) de dióxido de carbono. ¿Qué efecto tendría sobre los humanos una concentración varias veces mayor, como la que tuvo que existir en los tiempos antediluvianos? ¿No es acaso el oxígeno el más potente de los oxidantes?

Experimentos hechos de hipercapnea (atmósferas enriquecidas en anhídrido carbónico por encima de los 330 ppm) indican que en ella se aumenta la acidez de la sangre. Un resultado de ello es una superior retención de calcio y zinc y otros elementos traza, excepto el cobre, que es eliminado por el zinc.

Un efecto más importante del aumento en CO_2 es la dilatación de los vasos sanguíneos del cerebro y de la piel, aunque no en otros tejidos. Ello llevaría a un mejor aprovechamiento del oxígeno en el cerebro, incluyendo el hipotálamo, la base de la propia vida. En el hipotálamo, una pequeña glándula en el cerebro medio que dirige el envejecimiento mediante el sistema neuro-endocrino, la pérdida de electrosensibilidad de sus células ocasiona un desmoronamiento del sistema supresor del hipotálamo. Cuando ello sucede, el hipotálamo se hace progresivamente más activo, y esto tiene como resultado las enfermedades del envejecimiento. Esto sucede prematuramente con hipocapnea (bajas concentraciones de CO2) y bajos niveles de anhídrido carbónico atmosférico. El mantenimiento del sistema supresor del hipotálamo en concentraciones más elevadas de anhídrido carbónico y con una mayor acidez de la sangre, llevaría a un retraso en la maduración sexual (comparemos las edades a que los antediluvianos llegaban a ser padres) y en el esqueleto (recuérdese el fenómeno del gigantismo en Génesis 6:4). Comparando las edades de paternidad de Génesis 11 con las de Génesis 5, se advierte una maduración sexual mucho más precoz, aunque la disminución de la longevidad es más lenta.

Hoy en día nos alegramos que nuestros hijos sean precoces, que parezcan más altos de lo que por edad les corresponde, y que logren calificaciones escolares superiores a la media. Se dice que los niños nacen sabiendo y que los jóvenes maduran antes. Pero todo lo que madura con premura, envejece antes. Cuando se busca un crecimiento acelerado, quizá para que dé fruto cuanto antes, también le provocamos una muerte prematura.

Un factor adicional en el rápido declive de la longevidad humana aparece en la sabida división de los continentes, la cual fue descrita en Génesis 10:25; 1 Cr 1:19. Esto parece referirse con claridad a la división continental como acontecimiento cataclísmico, al cual hace referencia Job (38:25) cuando dice "porque en sus días fue dividida la tierra". Es muy probable que hubiera un gran desgarro continental después del diluvio de Noé y que los acontecimientos de Babel tuvieran lugar tres generaciones antes de la división continental física.

Por ésta y otras razones se sugiere que la división continental fue un acontecimiento post-diluviano, cuyos efectos fueron enormes, tanto geológicamente a nivel regional continental como a nivel de los efectos sobre la longevidad humana.

La conclusión a estos hechos es que la disminución de longevidad entre los humanos podría deberse a una variedad de factores estrechamente relacionados principalmente con dos grandes cataclismos en la historia humana: el Diluvio del Génesis y la división continental de la época de Peleg, de quien se dice vivió 339 años y relató los cambios continentales. Los datos bíblicos de catastrofismo concuerdan armónicamente con disminuciones bruscas de longevidad. Todo ello constituye una información que nos obliga a no considerar los hechos bíblicos como meras metáforas y simbolismos, tal y como los no creyentes insisten en manifestar.

Relación de las personas más longevas del mundo moderno

Ahora nos encontramos con que el acontecimiento demográfico más importante desde finales del siglo XX son los ancianos. Según cifras de la ONU, en 1950 había en el mundo alrededor de 200 millones de personas de 60 años en adelante, la cifra aumentó a 350 millones en 1975. Se previó para el año 2000 alrededor de 590 millones y en el 2025 ascenderá a 1.100 millones, lo que equivaldrá al 20 % de la población total que se calcula para el mundo en esa época. Y esas cifras se quedarán cortas en cuanto la población anciana se rebele y comience a exigir tanto como los jóvenes; no solamente a dejarse conducir. Para ello, nada mejor que tener las fuerzas suficientes para ser autónomos, vitales, más sabios cada día y, si es posible, más felices. Este libro va ayudarles, sin duda.

La longevidad ha sido tratada de múltiples maneras, siendo la actual la peor de todas, pues consiste en medicar al anciano y recluirle cuanto antes en centros a los cuales ningún joven acudiría por voluntad propia. Una de las alternativas consiste en lograr que vivan más años con plenitud, pues al menos así conseguiremos que cumplir 65 años ya no sea algo negativo, sino una fortuna. A fin de cuentas, otros muchos se habrán muerto antes.

Los pueblos más longevos han sido objeto de estudio y entre ellos siempre encontramos a Hounza (India), Abkasia (Rusia), Vilcabamba (Ecuador) y los Tarahumara (Méjico). Se ha buscado un nexo de unión entre ellos, especialmente el hecho de estar apartados de las grandes urbes, el aire puro, el agua de manantial, los alimentos biológicos y la tranquilidad. Siempre datos muy importantes a lo hora de conservar la salud, pero quizá no vitales para la longevidad.

Por ejemplo, entre los supervivientes del holocausto judío hay ya varios centenarios, lo mismo que entre las personas que sobrevivieron a la 1ª y 2ª guerra mundial. Eso indica que debe haber otro factor aún más importante que la alimentación, el agua o la vida en plena naturaleza. A mi modo de ver, hay uno: la capacidad de adaptación. Eso al menos es lo que ha permitido a numerosas especies sobrevivir, mientras que otras, aparentemente más poderosas, han sucumbido. No se trataría, pues, de tener todo a nuestro favor, sino de adaptarnos sin problemas una y otra vez a las circunstancias adversas, e incluso con una sonrisa. A fin de cuentas, el ser humano destaca entre todas las especies por su facultad para reír, y eso debe ser por algo. Eso y su habilidad para cambiar el entorno, es otro detalle que debemos tener muy en cuenta.

No menos importante es el psiquismo, ya que si crees que morirás joven o que serás presa de múltiples enfermedades al llegar a la vejez, con seguridad así ocurrirá, tal y como la Ley de la Atracción nos recuerda. Quien escribe este libro ha dejado bien claro a su Destino que llegará a centenario con óptima salud, y esto no es cuestionable.

Esta es una lista de las 100 personas más longevas verificadas en la historia del mundo. Con el fin de ser incluidos en esta lista, se ha intentado verificar su edad por un comité internacional. Hasta el 26 de marzo del 2009, esta lista contiene siete supercentenarios vivos, que incluye a Gertrude Baines de 115 años, 2 meses y 21 días *(42.085 días en total)*, la mujer más longeva. El título de la persona verificada más longeva de la historia lo tiene la mujer francesa Jeanne Calment (1875–1997), de 122 años y 164 días. De las personas en la lista 10 son hombres y 90 son mujeres.

La lista, en orden descendiente, está basada en cada edad individual de años y días. Un "año" se refiere a un año del calendario, el tiempo entre dos fechas con el mismo nombre. Sin embargo, los años pueden ser de diferentes longitudes debido a la presencia o ausencia de años bisiestos, o a la conversión de datos de un calendario a otro. Un supercentenario es considerado "verificado" si su reclamación ha sido aceptada por el comité internacional que específicamente se encarga en investigar la longevidad, como el Gerontology Research Group (GRG) o el libro Guinness de récords mundiales.

Hay también otros nombres que figuran en esta lista de personas longevas, pero que no han sido admitidos como tales por dificultades en su localización y comprobación de datos. Se trata de:

Khfaf Lausuria, que con una edad comprendida entre 131 a 141 años era una de las centenarias de mayor edad del Cáucaso.

Shirali Mislimof, que vive en Azerbaidzhan, con edad estimada de 167 años, es considerado el hombre más viejo del mundo.

En 1484 nació en Inglaterra Thomas Parr que fue un vegetariano que murió en 1635, por lo tanto, vivió 152 años.

En 1980 las revistas Los Ángeles Times y Weekly World News publicaron artículos sobre Wu Yunqing, que vive en China y que aparecía fotografiado a los 142 años y montado en bicicleta

La revista Cúrate de agosto de 1975 expuso el caso del turco vegetariano Zora Agha que vivió 164 años.

Grupos tribales longevos son los karaites (comunidad judía), de quien Bertoni dice que: "La edad ordinaria de los karaites es de 150 años y a veces más."

Además, F. de Castelnan encontró guaranís (en el noroeste de Argentina) que tenían de 200 a 203 años, lo cual pudo averiguar porque recordaban episodios de la guerra entre brasileños y holandeses.

DETALLE DE ALGUNAS PERSONAS LONGEVAS

Jeanne Calment (122 años)

Nacida el 21 de febrero de 1875 y fallecida el 4 de agosto de 1997, es indudablemente una de las personas más longevas del siglo XX. Natural de Arles (Francia), de padre carpintero y madre sin profesión, estuvo casada con su primo Fernand, un rico comerciante que la permitió vivir sin apuros económicos y dedicarse a cultivar sus aficiones: tenis, ciclismo, natación, patinaje, piano y ópera, quedándose viuda en 1942 después de que él comiera unas cerezas envenenadas. Tuvieron una hija nacida en 1898 y un hijo en 1926, cuando Jeanne contaba ya 51 años. Su hija murió a los 36 años de neumonía y su hijo, quien se convirtió en médico, a los 37 años a causa de un aneurisma debido a un accidente de moto. Estos traumas psicológicos, no mermaron su longevidad.

En 1965, cuando tenía 90 años y sin un heredero, vendió su casa, aunque le permitieron seguir viviendo en ella hasta que en 1985 se trasladó a una residencia, donde permaneció hasta cumplir los 110 años. Sin embargo, atrajo la atención de los periodistas en 1988, cuando se reunió con ocasión de la celebración del centenario de la visita de Vincent Van Gogh en Arles. En esta fecha afirmó que estuvo reunida con el pintor cien años antes, en 1888, cuando tenía 13 años y el pintor fue a comprar pinturas a la tienda de su padre. Jeanne le describió como sucio, mal vestido y desagradable, muy feo, poco agraciado, y poco refinado.

A los 114 años, apareció brevemente en la película de Vincent Van Gogh interpretando su propio papel, convirtiéndose en la actriz más antigua del mundo. El documental sobre la longevidad de Jeanne Calment fue publicado en 1995, y un año más tarde, para celebrar sus 121 años, se editó un CD titulado "Maestra del tiempo", en el cual habló sobre el rap y el hip-hop. Después de su 122 cumpleaños, con su salud deteriorada, ya no efectuó ninguna aparición pública y murió cinco meses después.

Todos los miembros de su familia vivieron relativamente a una edad avanzada: su hermano mayor murió a los 97 años, su padre 93 años y su madre con 86. La salud de Jeanne Calment anunció su récord de longevidad cuando a la edad de 85 años comenzó esgrima, y paseaba en bicicleta a los 100 años. Vivía sola hasta su 110 cumpleaños, antes de incorporarse a una casa de retiro. Allí siguió siendo saludable y capaz de subir escaleras hasta los 114 años y 11 meses, cuando sufrió una caída que requería una operación.

Jeanne Calment atribuyó su longevidad y relativamente joven apariencia al aceite de oliva que utilizaba para la alimentación, así como al chocolate de cada semana. Jeanne Calment comía ahumados hasta la edad de 117 años y un día decidió que no tenía motivos para fumar.

JUANA BAUTISTA DE LA CANDELARIA RODRÍGUEZ (124 años)

Esta cubana deseó en 2009 "Felicidad y mucha salud para toda la humanidad y en especial para los cubanos". Nacida el 27 de febrero de 1885, en la provincia de Granma, confesó en una entrevista reciente que le gusta estar informada y prefiere los noticiarios de televisión.

Fue la segunda de 13 hermanos; la madre, Cecilia Rodríguez, murió centenaria, y el padre a los 96 años; los dos primeros hijos fallecieron pequeños y el otro, Eleduvildo Cabrera, vive aún.

La atienden un geriatra, un médico general integral y una enfermera, y explicó su larga existencia por el aire puro del campo, alimentación variada, y "el corazón desde siempre repleto de amor" para los semejantes.

-Me siento realizada, feliz con lo que me ha regalado la vida, con esta familia linda y mi Patria...

Increíblemente lúcida aún para sus 124 años cumplidos, se precia de respirar el aire puro del campo, una de las razones de su larga existencia, a la que suma alimentación rica en viandas.

Sus ojos están opacos y las rodillas ya no sostienen sin apoyo el cuerpo menudo, desprovisto de excesivo tejido adiposo, pero aún elástico, y como ella asegura: "de huesos duros como los de un chivo".

-Pasé una niñez normal, éramos 13 hermanos, yo la segunda, aunque tuvimos que trabajar bastante para ayudar a los viejos; nos alimentábamos bien y recibíamos buena enseñanza de nuestros padres. Mamá murió de 100 años y papá de 96.

"Me enamoré del que fue mi esposo hasta su ida, el 3 de abril de 1986. Se llamaba Santo Cabrera Suárez, mantuvimos un matrimonio feliz, de amor, respeto y dura lucha.

"Lo que más me gusta es caminar, tomar café, comer dulce, la música de órgano, cobrar mi pensión, estar en casa y tener cerquita a Yalenis, mi tataranieta de tres años.

KAMATO HONGO (116 años, 45 días)

Kamato Hongo, nació en Tukonoshima, Japón, el 16 de septiembre de 1887, y falleció el 31 de octubre de 2003. Fue la persona más longeva de Japón y del mundo desde marzo de 2002. Vivió en Kagoshima (Kyushu) durante la mayor parte de su vida. Esta anciana supercentenaria celebró su 116 cumpleaños en septiembre de 2003, apenas poco más de un mes antes de su muerte.

Se le concedió el título de la persona más vieja después de la muerte de Denzo Ishisaki en 1999, logrando gran celebridad gracias a la comercialización de merchandising (llaveros, tarjetas telefónicas, etc.) que resaltaba su longevidad.

Kamato Hongo que apareció en la televisión japonesa durante varios periodos, antes de morir llevaba varios meses postrada en su cama. Tuvo siete hijos y por lo menos 27 nietos. Además, era conocida en todo Japón por su hábito de dormir dos días consecutivos para luego permanecer despierta los dos siguientes. Durante sus últimos años, vivió con su nieto Tsuyoski Karauchi, quien aseguró recientemente a la BBC que dormir era uno de sus pasatiempos favoritos, incluso la alimentaban mientras dormía. Al consultarle sobre el secreto de la longevidad de su abuela, Karauchi dijo que ella creció en un buen ambiente y se alimentaba con productos locales saludables. Agregó que nunca fumó, pero sí comenzó a beber hace casi dos décadas cuando cumplió los noventa años. Se cree que su dieta, basada en el consumo de pescado y vegetales, contribuyó a su longevidad.

En la isla de Kyushu han nacido ya varias personas muy longevas, lo que le permite ser recomendada como lugar de larga vida.

YONE MINAGAWA (114 años, 221 días)

Yone Minagawa nació en Fukuoka el 4 de enero de 1893. Vivía en una clínica para ancianos en su ciudad y cuando su marido falleció, Yone puso a sus hijos a trabajar como vendedores de flores y verduras en una mina de carbón.

Era una persona alegre y de buen sentido del humor. También le encantaban las fiestas de cumpleaños y otros acontecimientos recreacionales en la clínica de ancianos. Leía el periódico todos los días, y también las cartas que le llegaban de sus familiares.

Falleció el 13 de agosto de 2007.

EMILIANO MERCADO DEL TORO (115 años y 154 días)

Emiliano Mercado del Toro nacido en Puerto Rico en 1891, ha sido considerado como el hombre vivo con más años del planeta, y el tercero que ha vivido más años de cuantos han figurado en el Libro Guinnes, después de superar a Ramona Trinidad Iglesias fallecida en 2004 a la edad de 114 años y 272 días.

En 1993 recibió una medalla honorífica de manos del entonces presidente de los Estados Unidos, Bill Clinton, durante las conmemoraciones del 75º Aniversario del fin de la I Guerra Mundial.

Emiliano Mercado del Toro fue el mayor de dos hermanos, permaneció soltero y nunca ha tenido hijos, por lo que fue atendido por sus sobrinos y los descendientes de éstos. Según su testimonio, su prolongada longevidad se debe al consumo de maíz, bacalao y leche, que tomaba cada día.

Falleció a los 115 años y 5 meses de edad, el 24 de enero de 2007 a las 8:30 de la mañana en Isabela, Puerto Rico.

SHIGECHIYO IZUMI (120 años, 237 días)

Shigechiyo Izumi nació en Tukonoshima en 1865 y murió el 22 de febrero de 1986. Con 120 años es el varón más longevo (a excepción del francés Aníbal Camoux), y la segunda persona, a lo largo de la vida que más años ha sobrevivido, sólo por debajo de la francesa Jeanne Calment. También tiene el récord de la carrera en activo más larga de una persona, trabajando en distintos lugares hasta la edad de 98 años. Su esposa falleció a los 90 años.

Este anciano japonés bebía el shochu (una bebida destilada de la cebada), y permaneció fumando hasta los 70 años. Empezó su trabajo en 1872, criando animales, controlando un molino de azúcar, y jubilado como granjero de la caña de azúcar en 1970 a los 105 años. Shigechiyo Izumi atribuía su larga vida a "Dios, Buda y el Sol." En los últimos años de su vida tenía una estatura de 1.62 metros y pesaba 42.6 kilogramos.

Sigechiyo Izumi falleció a causa de neumonía después de una hospitalización breve el 21 de febrero de 1986, precisamente el mismo día que Jeanne Calment cumplía su 111º aniversario. Fue la última persona superviviente reconocida que haya nacido durante la década de 1860, el único varón que vivió más de 116 años y el poseedor durante más tiempo del título de "la persona viviente más vieja". Hay una estatua en su honor en su pueblo natal en Japón.

143

FRED H. HALE (113 años y 353 días)

Fred H. Hale nació el 1 de diciembre de 1890 en Jamesville, Nueva York. Obrero de la postal ferrocarrilera, jubilado y apicultor, Fred Hale se casó en Mooers en 1910, el mismo año en que nació su primer hijo. Reconocido por el Libro Guinness como el chofer en activo más viejo hasta que cumplió 108 años (se dice que particularmente le irritaban los chóferes lentos), permaneció viviendo en solitario hasta su 103º aniversario. A los 109 años se trasladó desde Liverpool a Nueva York sin ningún acompañante, aunque el propósito del viaje era para estar cerca de su hijo más joven. Unos años después, se mudó de nuevo a Baldwinsville, en Estados Unidos.

Su pasatiempo favorito fue el jugar a las cartas, hábito que mantuvo hasta el día de su muerte, y a pesar de las secuelas de las cataratas, que había contraído hacía ya varios años, todavía tenía la visión extraordinariamente buena para un centenario. Él y su hijo menor viajaron extensivamente después de su 95º aniversario, algo que muchas personas hacen durante todo el transcurso de su vida. Después de esto visitó a su nieto en Japón, realizando varias paradas por Hawai en el viaje de regreso, donde se aventuró a practicar surf. Después de llegar a centenario a finales de 1990, visitó Europa con su hijo mayor Hale y visitó los sitios donde sirvió su hijo en el ejército durante la Segunda Guerra Mundial.

Fred Hale tenía una familia extensa. También sobrevivió a su esposa y a tres de sus cinco hijos. El hombre más longevo en jubilarse, fue empleado gubernamental durante la mayor parte de su vida, así como también el apicultor más viejo registrado, entre otros honores y records. Él relataba a menudo la verdadera historia de sus cacerías de ciervos a la edad de cien años, en Missouri. Fred Hale achacaba su longevidad al polen de abeja y miel que consumía cada día, junto con el ligero trago ocasional de whisky.

Falleció a causa de una neumonía, el 19 de noviembre de 2004, en Jamesville, Nueva York, apenas 12 días antes de su 114º cumpleaños.

El hábitat de los longevos

Jfaf Lasuria, natural de **Rusia** y que llegó a vivir más de ciento cuarenta años, dijo que la fuente de la juventud se encontraba en cada uno de nosotros, pero que casi nadie sabe utilizar su propio cuerpo. Los científicos y expertos en alimentación, por su parte, en su intento de dar una dieta perfecta pero estándar, no tienen una idea tan filosófica de la salud y por ello caen en tremendos errores que les llevan a fracasos desastrosos. Un intento de modificar la dieta de los habitantes de Puerto Rico, introduciéndoles carne de buey procedente de Argentina, trajo como consecuencia una disminución inmediata de la fertilidad de sus gentes. Sin embargo, cuando se hizo lo contrario con los esquimales y se les disminuyó la ración tradicional de carne de foca y grasas saturadas, siendo sustituidas por legumbres y cereales, su índice de natalidad se triplicó. Esto nos lleva a una conclusión muy interesante, pues indica que en la naturaleza predomina por encima de toda la supervivencia de las especies, factor que está ligado fuertemente a la salud de los individuos.

Los habitantes del **Cáucaso** siempre han tenido fama de fornidos, buenos jinetes y buenos amantes de las mujeres, y llegan a sobrepasar con frecuencia los cien años de edad. Cuando llegan a los noventa años aún tienen ganas de volver a casarse, trabajan cuatro horas diarias e incluso se atreven todavía a ir de cacería. Un factor importante es que no necesitan trabajar para sobrevivir, ya que el gobierno les asegura una pensión digna y esto hace que se dediquen solamente a realizar aquellas labores que más les gusta.

En estas regiones la obesidad no se conoce y su régimen calórico apenas pasa de las dos mil calorías, incluso en épocas de frío o gran actividad. Comen verduras y frutas todo el año, carne una sola vez por semana, no toman sopas o caldos y nunca les faltan tomates, pepinos, cebolletas y ajos. Utilizan con generosidad las hierbas, tanto para condimentar sus comidas como para curarse, y su ración diaria de frutas está compuesta básicamente de manzanas, caquis, granadas y uvas. Los productos lácteos fermentados -yogur, leche cuajada- sin ningún tipo de conservantes o condimentos, son habituales.

Siguiendo con la búsqueda de cuál es su alimento clave (aunque ya hemos encontrado algunos, como son las frutas y verduras y la utilización de hierbas), sabemos que su ración de grasas la sacan de las nueces (70 por 100 de grasa), lo que les asegura una gran cantidad considerable de grasas poliinsaturadas. El azúcar blanco no lo prueban, el cual sustituyen por la miel, mucho más nutritiva y saludable. No les gusta beber té ni café y sin embargo beben un vino elaborado por ellos mismos de muy bajo contenido alcohólico, aunque en los días fríos utilizan con frecuencia el vodka. El papel de las bebidas alcohólicas en la longevidad, aún sigue sin aclarar.

Otro pueblo altamente saludable es el estado de **Hunza**, situado en el Himalaya, cuyos habitantes fueron inmortalizados en la novela *Horizontes Perdidos,* historia que posteriormente fue llevada al cine por Frank Capra. Según el príncipe Mohammed Khan, hermano del emir, el secreto de su larga vida reside en la ingestión diaria de albaricoques secos, en los cuales se encuentra la preciada vitamina B15 o ácido pangámico, increíblemente prohibida en España.

Situado a más de dos mil cuatrocientos metros de altitud, los habitantes de Hunza viven en casas de barro y piedra y tienen un régimen político cercano al comunismo moderno. La edad media sobrepasa los noventa años y es frecuente encontrarse con ancianos de hasta ciento veinte años, por más que el Gobierno se empeñe en alterar las partidas de nacimiento de estas gentes, con el fin de que el resto del mundo deje de interesarse por ellos. Cuestiones políticas, aseguran.

Como antes decía, los albaricoques forman la base de su dieta e incluso llegan a tomar la almendra triturada, siendo un sacrilegio para ellos tirarla, ya que en su interior está todo el secreto de su larga vida. La carne solamente la comen en los meses fríos del invierno, toman abundantes frutas y verduras, beben agua purísima de los glaciares y realizan largas caminatas diarias. El café y el té son sustituidos por zumo de albaricoque y los niños chupan la almendra del albaricoque en sustitución de caramelos. Lo curioso de este alimento es que los expertos occidentales han prohibido desde siempre el consumo de la almendra del albaricoque, alegando que contiene una cantidad apreciable de cianuro, precisamente lo que le confiere su sabor amargo. Pero lo que no han explicado es que la presencia en nuestro organismo de la beta-glucosidasa inactiva la toxicidad de ese cianuro orgánico y que la parte carnosa de la fruta contiene una enzima llamada rodonasa, la cual compensa los excesos de cianuro de la almendra.

Siguiendo con nuestro recorrido mundial llegamos al valle de **Vilcabamba**, situado a quinientos kilómetros de Quito

(Ecuador), en el cual las mujeres alcanzan con frecuencia los ciento veinte años de edad y siguen dando a luz incluso a los cincuenta años. Su ritmo de vida es similar a los otros dos pueblos y consiste en una alimentación de no más de dos mil calorías diarias, trabajo suave pero continuo, aire y agua limpios, así como una dieta preferentemente vegetariana. Es curioso que ninguno de los pueblos más saludables centre su alimentación en la carne.

En este pueblo viven unas dos mil personas y otras tres mil más en las laderas. Su temperatura apenas varía de los 20°, salvo por las noches que enfría algo. Al igual que en los otros dos pueblos, sus casas están construidas con material sencillo, barro y piedras, y todos sus utensilios de cocina están elaborados con barro y ninguno contiene metales perniciosos. Estos datos posteriormente los tendremos en cuenta.

Su consumo de hierbas es alto y no faltan la menta y las hojas de naranjo, con las que se hacen infusiones que sustituyen al café. La alimentación está compuesta esencialmente de queso, frutas y verduras, principalmente papaya, maíz, plátano, cebada, uva, tomate y avena. El azúcar lo toman natural, sin refinar, procedente de la caña de azúcar.

Este pueblo no conoce la obesidad ni la calvicie, y los hombres son capaces de realizar el amor hasta pasados los noventa años, algo que les llena de orgullo. Para muchos, el secreto de tan larga vida y fecundidad está en una raíz llamada yuca, similar a la patata, la cual la toman diariamente hervida.

Estos tres pueblos que hemos comentado tienen entre sí unos puntos en común altamente clarificadores:

- Realizan ejercicio diario sin prisas; no compiten, solamente se mueven y trabajan
- Apenas comen carne animal
- Consumen frutas y verduras recién cogidas
- Su ingesta calórica nunca es superior a las dos mil calorías
- Apenas beben alcohol ni café, aunque algunos elaboran sus propios aguardientes
- Hacen uso abundante de las plantas medicinales
- No toman azúcar refinado ni harinas blancas
- Viven en lugares donde la polución no se conoce
- No tienen que competir con otros pueblos

CAPÍTULO 6

FACTORES QUE HAN CONDUCIDO A LA PÉRDIDA DE LONGEVIDAD

Un día antes de la jubilación ya ha comenzado el deterioro del envejecimiento acelerado. El día después, ya nada es igual. Parece que son ancianos inútiles a quien el Estado debe mantener.

Promedio de vida actual

Aunque ya hemos indicado que la fiabilidad de los datos estadísticos sobre el promedio de vida es muy pequeña, no queda más remedio que analizarlos. En Estados Unidos, la media de vida está situada ahora en los 76 años de edad, frente a los 47 años de 1900, aunque deberíamos recordar la Guerra de secesión entre 1861 y 1865, durante la cual murieron 1.030.000 personas (un 3% de la población), entre ellos 620.000 soldados. Ello nos lleva a reconsiderar poco fiable la esperanza de vida en el siglo XIX.

En nuestro siglo XXI, los mayores de 85 años es el sector de población que más crece en Estados Unidos, donde ya hay 120.000 personas que tienen más de 100 años, lo que indica una longevidad extrema en un país al que se critica por su "comida basura".

En Canadá, el porcentaje de la población mayor de 65 años es hoy del 13%, pero pasará al 21% en 2026. En Japón, la esperanza de vida era de 76-78 años de edad en 1950 (no olvidar las dos guerras mundiales) y hoy es de 85 años para las mujeres, lo que se cree será la media de los países industrializados en 2050. Tampoco es mucho y lo que más nos interesa en la cifra de centenarios, ya que la mayoría de las personas del mundo que hoy tiene más de 110 años son japoneses.

China tendrá 470.000 centenarios antes del año 2050, contra los 7.000 que tiene en la actualidad. De aquí a 2036, más del 20% de su población superará los 65 años de edad. India será el país más poblado en 2050, antes incluso que China, momento en que la media de vida en este país se situará en los 74 años de edad, no demasiados para un país con una rica filosofía de vida.

En Pakistán (165 millones de habitantes), y si las guerras no lo impiden, se alcanzará también esa expectativa de vida en el mismo año, siendo los mayores de 60 años 4,7 veces más numerosos en 2050, pasando de los 9,3 millones actuales a los 44,1 millones.

Otros países aún no desarrollados económicamente también aumentarán sus cifras de longevidad, lo que confirma la hipótesis de un aprendizaje genético para llegar a longevo. Las guerras, por tanto, disminuirían el promedio de vida de la población, pero no afectarían al aumento de vida en los más longevos.

Thailandia, con un sólo 7% de la población con más de 60 años, tendrá en veinte años más del 14% de su población sexagenaria, cifra que algunos países desarrollados han tardado más de un siglo en alcanzar, lo que siembra la duda sobre el factor clave de la longevidad.

En África austral la esperanza de vida ha caído espectacularmente debido al sida, mientras que la mortalidad infantil está estancada en el África subsahariana. En Mozambique la esperanza de vida no llega a los 34 años. No tenemos datos sobre las personas centenarias de esos países.

Ya sabemos que las enfermedades acortan el promedio de vida, pero ¿sabemos qué promedio tienen aquellas personas que nunca han padecido enfermedades graves? O ¿qué enfermedades son las que más acortan la vida? La verdad es que no lo sabemos con certeza, pero lo podemos deducir. Aunque los demógrafos calculan constantemente esta esperanza de vida, sus previsiones son desmentidas por la realidad cada cierto tiempo, y un ejemplo lo tenemos en que en 1951 se creía que la esperanza biológica de la vida humana era de 76 años para los hombres y de 78 años para las mujeres. En 1986, sin embargo, los norteamericanos estimaron que la esperanza de vida natural de una persona no sobrepasaría los 85 años, un límite que los japoneses superaron al poco tiempo.

En dos siglos y medio, la esperanza de vida al nacer ha pasado de menos de 30 años a los 80 años en los países desarrollados. En gran parte esta evolución se debe a la ausencia de conflictos bélicos o accidentes naturales (sequía, inundaciones, terremotos…), constituyendo también como factor positivo la purificación del ambiente y sus aguas, así como la mejor higiene en los alimentos. No obstante, nuevamente insistimos es que lo más determinante es la capacidad de adaptación que trasmitiremos genéticamente a nuestros hijos y que ellos, a su vez, perfeccionarán.

Lo que sabemos al respecto es que la longevidad de cada especie viva está contenida en su patrimonio genético actual: una mosca vive tres días, un ratón, tres años, una ballena azul, 80 años, una secuoya, 4.000 años, una tortuga marina, 200 años, una persona al menos hasta 122 años.

Pero ¿cuál será la longevidad genética dentro de 50 años? ¿Es la suma de los factores vividos, lo que se denomina como calidad de vida, más importante que la genética? Posiblemente lo sea. Hay indicios de que esto pueda ser así y esto es lo que ha llevado a plantear la necesidad de profundizar en la experiencia de las personas mayores para determinar las causas que frenan el envejecimiento de otras épocas.

Control del envejecimiento

La realidad es que asistimos a un fenómeno que ha sido descrito así: de una época en que la muerte se produce en torno a un grupo de edades que ha variado poco a lo largo de los años, estamos pasando a otra en la que la edad media de vida se prolonga gracias a un control progresivo del envejecimiento biológico.

En los países desarrollados, la emergencia de grupos de personas con más de 110 años de vida comenzó en los años ochenta. Una vez que se alcanzan los 110 ó 112 años de edad, las probabilidades de morir no crecen: son las mismas para el año siguiente. Se habla incluso de que la esperanza de vida puede duplicarse en este siglo.

Ciencia, medicina moderna y expectativas de vida

Con lo expuesto creo dejar claro, que la idea de la longevidad recientemente adquirida se está presentando como atributo de la ciencia y el sistema económico imperante, con un montaje enmarcado dentro de una idea de progreso, cuyas raíces son netamente occidentales. Pero cuando las afirmaciones de quienes defienden esa creencia se analizan con cierto detenimiento y sin prejuicios, queda en evidencia su falta de rigor. Como se ha visto, la cuestión consiste en asociar una corta duración promedio de la vida humana, desde la Edad Media hasta ahora. Si se establece que antes se vivían menos años, los años que alcanzamos ahora nos parecerán un progreso. Buen truco científico y estadístico, pero engañoso.

Se ha pintando un cuadro dramático de las condiciones de vida primitivas, haciendo aparecer a nuestros antepasados como inmersos en una constante y despiadada lucha. Por esta razón se extraen las mismas conclusiones para aquellas poblaciones que actualmente conservan modos de vida primitivos, como es el caso de los campesinos e indígenas.

Respecto al verdadero papel de la ciencia, en especial, la médica, en los cambios producidos en la expectativa de vida promedio, algunos de los autores consultados y referidos a lo largo de nuestra exposición, se encargan de desvirtuar las afirmaciones que tan gratuitamente circulan por doquier. Así, por ejemplo, dice René Dubos: "Pero si bien la ciencia moderna puede jactarse de incontables y sorprendentes logros en el campo de la salud, su desempeño no ha sido tan formidable ni su eficacia tan grande como comúnmente se afirma. En realidad, el monstruoso espectro de las infecciones era ya una sombra difusa en el momento en que se descubrieron los sueros, vacunas y drogas para combatir a los microbios. De hecho, muchas de las enfermedades microbianas más terribles -la lepra, la peste, el tifus y el paludismo, por ejemplo-, estaban poco menos que erradicadas de Europa mucho antes de que se formulara la teoría de los gérmenes".

Las citas acerca de una concepción crítica de la medicina moderna podrían multiplicarse, puesto que de un tiempo a esta parte ha proliferado la literatura enjuiciadora y hasta decepcionada. Navarro, Ilich, McKeown, Foucault y otros han sometido a la imagen pública de la ciencia médica a pruebas a veces implacables. Por lo demás, un balance hecho desde la posición de la gente común y corriente debería dar un saldo negativo, si se ponen en la balanza las enfermedades sin resolver (la totalidad de las crónicas), los problemas creados por la ingestión de medicamentos (iatrogénica) y aquellas enfermedades que supuestamente estaban resueltas, pero que un tiempo después demostraron que nos encontrábamos ante un "espejismo" (es el caso de la tuberculosis), para usar a la misma palabra que emplea Dubos.

En definitiva, una longevidad elevada en relación con lo que estamos acostumbrados a ver no debería constituir motivo de asombro, sino que debería ser vista como el desenlace natural de la vida humana, tal y como lo ilustran los textos orientales. El hecho de que la longevidad es un corolario natural de la vida de los seres humanos, se demuestra mediante las poblaciones longevas de varias partes del mundo: el Cáucaso, Paquistán, Ecuador, Japón. De estas poblaciones no se ha dicho que posean características biológicas o genéticas diferentes al resto de la especie. Y por añadidura estas poblaciones no se encuentran precisamente en ambientes penetrados por la medicina científica o por el desarrollo económico.

El deterioro de la vida ante un entorno hostil es diferente según se trate de las comunidades indígenas y rurales contemporáneas, donde se les asignan un papel primordial a los ancianos, como es el caso de los consejos de ancianos,

156

mientras que en occidente se les aparta. Estos hechos carecerían de sentido si la ancianidad fuese un evento extraño en la vida de esas comunidades y si además estuviese acompañada de enfermedades. Si así fuese cabría preguntarse, ¿cómo es que tales comunidades ponen a depender su destino en personas tan precarias? Pero según los argumentos expuestos, lo correcto sería averiguar las causas que le impiden a la mayoría de los seres humanos la longevidad, en lugar de atribuírselo falsamente a la ciencia o al desarrollo.

Para darle un matiz concreto a la discusión, hay que señalar que la esperanza de vida en Venezuela, según una fuente oficial, está alrededor de los 67 años, lo cual, comparado con el promedio de 72 años de la población de los Estados Unidos, da una diferencia de apenas cinco años. Es decir, que un país que es la primera potencia mundial, apenas aventaja en un lustro de esperanza de vida a la subdesarrollada Venezuela, que, a pesar del alto ingreso por habitante debido al petróleo, presenta cuadros de pobreza e insalubridad graves, especialmente en las zonas marginales de las grandes ciudades. Este contraste termina de poner en entredicho todas las afirmaciones de la medicina científica, ya que un gigantesco equipamiento científico y tecnológico, respaldado por un enorme gasto para la salud, apenas se traduce en una "ganancia" de cinco años de vida media para los estadounidenses.

Necesariamente tenemos que concluir que la campaña de difusión de la idea de la longevidad recientemente adquirida, persigue hacer creer que se trata de una conquista de la ciencia médica y la bonanza económica, a la vez que se hace más marcada la imagen de miseria y dificultades que prevalece acerca de la vida de los pueblos durante la edad media, y en las comunidades primitivas, menoscabando la crueldad y los crímenes que allí hubo.

Al final nos encontramos con la sensación de que el promedio de vida de que el ser humano es potencialmente capaz, es mucho mayor del que disfruta o dispone en el presente, en las condiciones de vida occidentales. Dicho más crudamente, todavía son muchos los años de vida que no alcanzamos a vivir, debido a que nos rodea un medio contaminado que nos intoxica y nos enferma, unido a un modo de vida insano, en el que la mayoría de las personas viven para trabajar y se ensalza exageradamente el hecho de ser joven, todo lo cual hace dolorosa y llena de incertidumbre la vida recortada que vivimos, y nos condena a una muerte angustiosa y cruel.

La propia ciencia médica a veces proporciona estadísticas que nos indican dentro de lo que este sistema considera normal, los años de vida que se pierden por fumar, por alimentarse mal, por respirar aire viciado, por trabajar en ambientes y condiciones nocivas, por carecer de actividades recreativas, por falta de tranquilidad espiritual y de recompensas afectivas y emocionales, etc. Pero inmediatamente, nos presionan para que acudamos a ellos periódicamente y paguemos los altos honorarios que nos piden. En ellos está la salvación, parecen decirnos. Al final y si fuéramos objetivos, lo que resulta normal en este modo de vida es un estado de disminución y deterioro con respecto a lo que sería un estado de vida natural, pues la degradación ambiental, de tierras, aguas, atmósfera y seres vivos, es prácticamente global, planetaria, y nos envuelve a la manera de un cobijo que debiendo ser maternal se ha hecho hostil.

La duración de la vida no depende de los avances médicos, sino del aprendizaje genético que posee toda especie

La ciencia insiste en que puede controlarlo todo… y luego vendernos las soluciones. Desde siempre nos han dicho de que existe un límite biológico de la vida, pero que puede ser ampliado mediante la mejora de las condiciones de vida y los progresos de la medicina. Por ello, numerosas personas con recursos económicos importantes han recurrido a los científicos en su intento para prolongar la vida, aunque los resultados nunca se han correspondido con la cantidad de dinero empleado en ello. Es más, parece ser que la longevidad está reñida con la opulencia económica. Repasen la edad en que murieron las personas más ricas del planeta en los últimos años y verán los pobres resultados. Y eso que tenían a su disposición los mejores médicos.

Aunque nos han insistido en que la esperanza de vida no ha dejado de crecer desde 1840, estos datos estadísticos están mal interpretados y en ocasiones falseados deliberadamente, tal y como ya hemos señalado. De centenarios está la historia de la Humanidad llena, y si el índice de supervivencia media ha aumentado se debe exclusivamente a la ausencia de guerras generalizadas. Si en un país determinado se han desatado una o más guerras durante un siglo, obviamente el índice de supervivencia disminuye drásticamente, lo mismo que de centenarios. Y si en estos casos la ciencia no es la culpable, tampoco debería asumirse el mérito cuando en un país no asolado por la guerra la supervivencia aumenta.

Lo que parece ser más cierto es que las condiciones de vida favorables están modificando los condicionantes genéticos, como si de un aprendizaje evolutivo se tratase. La longevidad, nuevamente, no tendría nada que ver con la ciencia, sino con la línea de la evolución de las especies. Si la esperanza de vida aumenta en una especie, se debe a su capacidad de adaptación a las circunstancias adversas; capacidad que se transmite de generación en generación en un proceso acumulativo de datos que posiblemente no tenga límite. De ser cierto, los 120 años de vida que proponemos en este libro serían una realidad dentro de muy poco y, además, seguramente nos quedaríamos cortos en el próximo siglo.

CAPÍTULO 7

ESTADÍSTICAS

No escuches a quienes te dicen que al llegar a viejos lo mejor es morir; su intención es clara: cuanto antes te mueras, mejor vivirán ellos. Llegado el caso se quedarán con tus bienes y tirarán tus recuerdos.

El incierto límite de la longevidad

La longevidad máxima parece estar determinada en cada especie y podría estar al margen de las razas, el lugar y las condiciones personales de vida. Sin embargo, el ser humano no consigue alcanzar habitualmente esa edad máxima que le corresponde y que parece estar situada en los 120 años, salvo excepciones bíblicas difíciles ahora de confirmar.

Por eso, las mejoras introducidas en nuestras vidas –la calidad de vida- no deberían alterar en principio los límites biológicos para la duración máxima, aunque lo que se sugiere es que las condiciones de vida pueden estar modificando los condicionantes genéticos y propiciando una duración de la vida más allá de los límites establecidos hasta ahora por la naturaleza. Si las especies evolucionan y logran transmitir esa información a sus descendientes, posiblemente nuestros descendientes muy lejanos podrían superar la barrera de los 120 años.

A medida en que mejora la duración media de la vida y la pirámide de población se va agrandando en la cúspide, los casos comprobados de longevidad extraordinaria son cada vez más numerosos. Un papel importante en esto es que ahora se contempla a la psicología, la metafísica y la espiritualidad entre las disciplinas que pueden influir en la longevidad, al considerar que las perspectivas biológicas, evolutivas y demográficas, ya no son suficientes para describirla y explicarla adecuadamente. Es más, me atrevería a pensar que pudiera ser que influya mucho el convencimiento de que alcanzaremos cotas muy altas de longevidad, más que la propia genética. Si tenemos en cuenta que en Estados Unidos hay ahora más de 120.000 personas mayores de 100 años, y que aparentemente es un país donde se come mal, pero como contrapartida las filosofías de toda índole han captado la atención de millones de ciudadanos, podríamos deducir que realmente el psiquismo y la espiritualidad tienen mucho que ver en la longevidad. China, sin embargo, un país con un arraigo fuertísimo con el comunismo y la ausencia de creencias místicas (el budismo estuvo casi prohibido), solamente tenía 7.000 centenarios a principios del siglo XXI.

Aunque se asocia vida rural con longevidad el dato no es cierto, ya que ahora sabemos que en los países desarrollados occidentales es donde están la mayor cantidad de personas centenarias. ¿La calidad de vida es entonces tan determinante, o se trata de otra cuestión?

El desconcierto por esta evolución es enorme y muchos de los patrones de salud se están viniendo abajo. ¿Son más longevos quienes siguen los dictados de la medicina química o quienes se decantan por los productos naturales? Una persona libre de enfermedades y en condiciones de vida normal y natural, ¿cuánto podría vivir? La verdad es que no lo sabemos con certeza y los demógrafos calculan constantemente esta esperanza de vida, y en los años 50s se creía que la esperanza de la vida humana era de 76 años para los hombres y de 78 años para las mujeres. Treinta años más tarde se decía que la esperanza de vida natural de una persona no sobrepasaría los 85 años, un límite que los japoneses superaron al poco tiempo.

Las estadísticas sobre longevidad se elaboran en base a las personas que se han muerto, pero no hay manera simple de incluir en el cálculo a aquellos que aún están vivos. Y como el promedio de vida crece continuamente, es de esperar que cuando los actualmente vivos, cambien de "status", generen un promedio mayor que el actual. En resumen, excepto catástrofes no consideradas (especialmente guerras y epidemias), las personas vivas deben tener un promedio de vida superior al calculado en base a las que se murieron. El indicador más corriente para medir la duración de la vida humana es la media observada en un momento determinado de una población, que señala la esperanza de vida de un niño en el momento de nacer.

En dos siglos y medio, la esperanza de vida al nacer ha pasado de menos de 30 años a los 80 años en los países desarrollados. Pero hay un "truco", y es que se considera como nacido aquel niño que sobrevive al menos 24 horas. Los que se murieron en el parto no figuran, como tampoco figuran los emigrantes o turistas que murieron en otros lugares distintos a su país de nacimiento. Otro dato más significativo es cuando no se establecen diferencias entre un país sumido en alguna o varias guerras, y aquel que ha gozado de paz. En el primero la estadística baja sensiblemente, especialmente para los varones, soldados habitualmente en el frente, lo que nos puede hacer creer erróneamente que en los países desarrollados se vive más años, y que el varón tiene menos longevidad que la mujer por causas de resistencia biológica. Ninguna de estas opciones estadísticas es cierta. Refiriéndonos a la segunda, diremos que históricamente las mujeres no han tenido que acudir a pelear en los miles de batallas en las que ha estado sumido el ser humano, y nuestro siglo XX es un ejemplo cuando nos dicen los millones de varones que han muerto en el frente bélico. Las mujeres habitualmente se quedaron en la retaguardia o en las ciudades, en condiciones penosas con frecuencia, pero sin el riesgo diario de ser acribilladas a bañazos. En esas épocas, la supervivencia del varón era necesariamente mucho más baja y millones de jóvenes no alcanzaron ni siquiera los 30 años.

Estos datos nos llevan de nuevo a la conclusión de que la longevidad de cada especie viva está contenida en su patrimonio genético, pero que este tiende a perfeccionarse con la evolución. Como ejemplos sabemos que una mosca vive tres días, un ratón, tres años, una ballena azul, 80 años, una secuoya, 4.000 años y una tortuga marina 200 años, pero no tenemos demasiados datos que confirmen que esas especies también están aumentando su promedio de vida. Aunque en el ser humano se ha detectado ahora a una mujer de 122 años, Jeanne Calment, no podemos estar seguros de que sea un caso único. Quizá no existan registros de nacimiento de miles de personas longevas, ni en muchos pueblos sus habitantes tengan mucho interés en divulgar la longevidad de sus habitantes, quizá porque no le den importancia, ni sepan de datos estadísticos. Cuando analizamos el tipo de vida de esa mujer, no encontramos ningún dato que nos indique las causas de su longevidad, aunque podemos sacar conclusiones, la mayoría de ellas reflejadas en este libro, por ejemplo, el papel que cumple el estado anímico y espiritual.

La realidad es que asistimos a una época en que la muerte se produce en torno a un grupo de edades que ha variado poco a lo largo de los años, y estamos pasando a otra en la que la edad media de vida se prolonga gracias a un control progresivo del envejecimiento biológico. Y aún más extraño: en los países desarrollados, las personas que alcanzan los 110 años de vida tienen las mismas expectativas de vida, en cuanto a más años se refiere, que quienes han cumplido los 90. Hay que asegura que quizá el ser humano no debe morir necesariamente.

Estadísticas poco fiables

Al aplicar la estadística a un problema científico, industrial o social, se comienza con un proceso o población a ser estudiado. Esta puede ser la población de un país, de granos cristalizados en una roca o de bienes manufacturados por una fábrica en particular durante un periodo dado. También podría ser un proceso observado en varios instantes y los datos recogidos de esta manera constituyen una serie de tiempo. Por razones prácticas, en lugar de compilar datos de una población entera, usualmente se estudia un subconjunto seleccionado de la población, llamado muestra. Datos acerca de la muestra son recogidos de manera observacional o experimental. Los datos son entonces analizados estadísticamente lo cual sigue dos propósitos: descripción e inferencia.

El concepto de correlación es particularmente valioso. Análisis estadísticos de un conjunto de datos puede revelar que dos variables (esto es, dos propiedades de la población bajo estudio) tienden a variar conjuntamente, como si hubiera una conexión entre ellas. Por ejemplo, un estudio del ingreso anual y la edad de muerte entre personas podrían resultar en que personas pobres tienden a tener vidas más cortas que personas de mayor ingreso. Las dos variables se dicen están correlacionadas. Sin embargo, no se pude inferir inmediatamente la existencia de una relación de causalidad entre las dos variables. El fenómeno correlacionado podría ser la causa de un tercero, previamente no considerado, llamado variable confundida.

El mal uso de la estadística puede producir serios errores en la descripción e interpretación, afectando las políticas sociales, la práctica médica y la calidad de estructuras tales como puentes y plantas de reacción nuclear. Incluso cuando la estadística es correctamente aplicada, los resultados pueden ser difícilmente interpretados por un no experto.

Hay una percepción general de que el conocimiento estadístico es intencionado y demasiado frecuentemente mal usado, encontrando maneras de interpretar los datos que sean favorables al presentador. Un dicho famoso nos dice que: «Hay tres tipos de mentiras: mentiras pequeñas, mentiras grandes y estadísticas». El popular libro *How to lie with statistics* ('cómo mentir con las estadísticas') de Darrell Huff discute muchos casos de mal uso de la estadística, con énfasis en gráficas malintencionadas. Al escoger (o rechazar o modificar) una cierta muestra, los resultados pueden ser manipulados. Este puede ser el resultado de fraudes o sesgos intencionales por parte del investigador.

Algunos estudios contradicen resultados obtenidos previamente, y la población comienza a dudar en la veracidad de tales estudios. Se podría leer que un estudio dice (por ejemplo) que «hacer X reduce la presión sanguínea», seguido por un estudio que dice que «hacer X no afecta la presión sanguínea», seguido por otro que dice que «hacer X incrementa la presión sanguínea». A menudo los estudios se hacen siguiendo diferentes metodologías, o estudios en muestras pequeñas que prometen resultados maravillosos que no son obtenibles en estudios de mayor tamaño. Sin embargo, muchos lectores no notan tales diferencias, y los medios de comunicación simplifican la información alrededor del estudio y la desconfianza del público comienza a crecer. Claro que para ello el público debería leer más.

En los campos de la psicología y la medicina, especialmente con respecto a la aprobación de nuevas drogas por la Food and Drug Administration, las críticas se han incrementado en los años recientes. De nuevo, sin embargo, esto resume la evidencia para un efecto, pero no el tamaño del efecto. El fuerte deseo de ver buenas drogas aprobadas y el de ver drogas peligrosas o de poco uso siendo rechazadas, crea tensiones y conflictos,

Razones

Américo Vespucio, el primer europeo que se dio cuenta de que las tierras descubiertas por Colón era realmente un nuevo continente, y cuyo nombre dio lugar a lo que ahora conocemos como América, ya hablaba de personas que vivían 150 años y raramente se enfermaban, y si caían víctimas de alguna mala enfermedad, se sanan a sí mismas con ciertas raíces de hierbas. Sin embargo, cuando repasamos estadísticas más recientes, nos aseguran que, en los países occidentales, la esperanza de vida de un recién nacido del sexo femenino es hoy de poco más de setenta años, mientras que tiempos de Luís XIV esta esperanza no pasaba de los veinticinco años. Este índice en la India no alcanzaba entre 1921 a 1930 los veintisiete años. Ninguno de estos textos menciona el origen de sus estadísticas, pero todos parecen tener interés en que sean admitidas, posiblemente para que los representantes de la medicina basada en la química se atribuyan los méritos.

René Dubos es uno de los escritores empeñados en demostrar precisamente la manipulación de los datos científicos y estadísticos, afirmando que no disponen de un solo dato bien contrastado, pero que por razones maliciosas se siguen transcribiendo en los libros de texto universitarios. Si un aprendiz de médico memoriza estos datos, nunca los cuestionará, ni deberá hacerlo salvo que pretenda ser suspendido. Así se ha conseguido manipular a varias generaciones sobre los pretendidos beneficios de la medicina química en la longevidad. Expresa, por ejemplo, que es válido citar "el gran aumento registrado por el promedio general de duración de la vida en los últimos cien años en el mundo occidental, como prueba irrefutable del mejoramiento de la salud pública". Y más adelante dice: "Los hombres pueden no ser más felices ni fundamentalmente más saludables que sus antepasados, pero en el mundo occidental, por lo menos, el promedio de vida es mayor". Posiblemente el promedio sea mayor, pero hay que tener en cuenta varios factores para ello:

- Las guerras acaecidas durante el periodo estadístico.
- Las hambrunas de esos lugares
- La emigración de la gente joven
- Las muertes de los niños recién nacidos

Un país próspero y en paz, dará estadísticamente un promedio de vida superior que otro inmerso en cataclismos y guerras. Además, la estadística no habla de la cantidad de centenarios que hubo en esos países, sean ricos o pobres, cifra que a nosotros nos es de mucho mayor interés para este libro. Mucho nos tememos que la medicina química, para consolidar su poder económico, haya manipulado y siga haciéndolo, las estadísticas sobre promedio de vida y longevidad, atribuyéndose sin pudor las mejoras. Conclusión opuesta al autor de este libro, quien insiste en que si quiere conservarse sano y llegar a longevo, se debe apartar de esa medicina basada en la química y la cirugía.

Pero todas estas citas estadísticas se perpetúan y nadie parece tener interés o potestad para refutarlas. Con esta concepción de la longevidad asociada a un tipo de medicina (nunca a la calidad de vida), no resulta extraño que sigamos considerando que el promedio de vida actual deberá ser entre los 70 y los 80 años. Esa es la "muerte natural" según este criterio médico. Así que si la gente se muere después de esas edades es por "ley natural", no por el fracaso de su medicina.

Da pavor pensar en las estadísticas anteriores al siglo XX, en las cuales se aseguraba que, según Sauvy, "...cuando estimamos en 30 años, aproximadamente, la vida media del hombre en los miles de años que han precedido a los tiempos modernos, debemos añadir que la cifra es extremadamente aproximativa'. Otro estudioso de nombre John Grant, dijo en 1662 que la expectativa de vida era de 18 años, aunque decía

169

que "lo lógico" serían los 30 años. Con estos datos tan poco fiables se elaboraron las estadísticas de longevidad actuales, consiguiendo hacer creer que nosotros ahora somos más longevos que nuestros ancestros.

Aunque en los tiempos del Imperio romano que comenzó en el año 31 a.d.C y finalizó en el siglo IV d.d.C, ya se efectuaban datos sobre el nacimiento y defunción de los ciudadanos, la mayoría de los datos se perdieron en el transcurso de la historia. Pudiera ser que el primer tratado sobre longevidad no apareciera hasta el año 1741 y circunscrito a Europa, casi siempre envuelta en guerras. Además, a las observaciones sobre la poca calidad del material estadístico a disposición, se acompañan comentarios acerca de las tendencias al dogmatismo y a los prejuicios, por parte de los científicos dedicados a investigar estos temas.

Así que deberíamos abandonar para siempre los datos estadísticos que se utilizan ahora y mirar la longevidad humana desde otro punto de vista. Por ejemplo, en la mayoría de los antiguos textos sagrados, se observa una imagen distinta de lo que habría sido la vida de los seres humanos dos o tres milenios atrás.

La literatura oriental antigua, por su parte, ofrece ejemplos como el de Chuang Tzu, quien aún cuando no menciona una edad de muerte afirma, que los seres humanos nunca llegaban a un "final prematuro ". Lieh Tse, quien vivió probablemente entre los siglos V y III antes de Cristo, escribió que la gente no moría "antes de llegar a los 100 años y las muertes prematuras no se conocían". Pao Ching-yen, dice que "los males contagiosos no se difundían y a una vida prolongada seguía una muerte natural".

Como decíamos antes, no tenemos registros estadísticos o pruebas de otro tipo suficientes como para establecer una conclusión, de modo que será necesario recurrir a otros argumentos para alcanzar alguna claridad en cuanto a la longitud de la vida humana. Las cifras presentadas apenas nos sirven para vulnerar un poco la aparente unanimidad que habíamos encontrado, en torno a la corta longevidad humana hasta el siglo XVIII. Gracias a estas referencias, vimos que no solamente se mencionan longevidades bastantes mayores que las aceptadas actualmente, sino que se habla de una larga vida común a todos los individuos.

Manuel Lezaeta Acharán, en su conocido texto sobre medicina natural, asienta la siguiente argumentación: "Si el hombre viviese desnudo o semicubierto, comiera solamente alimentos crudos, como frutas semillas y ensaladas, y durmiera al aire libre y sobre la tierra desnuda, moriría de viejo alrededor de los 150 años". Esta afirmación está sustentada por una rica experiencia del autor en el campo de la salud, tanto en la práctica como en la teoría. Compartimos con éste autor, que la muerte prematura en el ser humano se debe más a causas externas, antes que a una condición biológica o natural que así lo determine.

A nuestro modo de ver y partiendo de los indicios examinados, el ser humano era longevo desde la antigüedad; hasta hace poco y por término medio, determinadas condiciones ambientales le impedían alcanzar la vejez, y ahora está recuperando el terreno perdido. Todo esto referido a las poblaciones europeas urbanas, ya que los no europeos y los campesinos seguramente ofrecen una evolución diferente.

Bronislaw Malinoski, al exponer sus experiencias con comunidades del Pacífico, dice: "La salud es, para los Melanesios, un estado de cosas natural y, a menos que se altere, el cuerpo humano se conserva en perfectas

171

condiciones. Pero los nativos saben perfectamente bien que existen medios naturales que pueden afectar la salud e incluso destruir el cuerpo. Venenos, heridas, quemaduras, caídas causan, como ellos saben, incapacitaciones o muertes por vía natural... También se reconoce que el calor, el frío, el exceso de ejercicio, de sol o comida, pueden causar desarreglos menores que se tratan con remedios naturales, como los masajes, el vapor, el calor del fuego y ciertas posiciones ". Por otra parte, el historiador Alberto Armani, hablando de los guaraníes, habitantes originales de lo que hoy es Paraguay, explica: "Los guaraníes, como todos los indígenas de América, habían sido sanísimos en su vida aborigen y no conocían prácticamente enfermedades mortales, salvo las de la primera infancia y... la vejez. No tenían, en cambio, defensa frente a enfermedades importadas por los europeos y sus costumbres".

CAPÍTULO 8

OPINIONES

Al cabo de un año, el 99% de nuestras células se han renovado sin envejecer. Sin embargo, el 1% no se adapta y nacen deterioradas.

" Cuando murieron mis padres, a los 75 y 85 años de edad, pensé que había sido bueno para mí haber podido disfrutar de ellos hasta esa edad, aunque el divorcio en el que se sumieron dificultó grandemente mi relación satisfactoria. Cuando murió mi madre, yo me sentía maduro y preparado –si es que esto significa algo concreto- para afrontar esa pérdida. Sin embargo, me hubiera gustado que ella y mis hijos –sus nietos- se hubieran disfrutado más. Hice cálculos y me puse a pensar que me gustaría que mis hijos tuvieran la misma oportunidad de tener a su padre vivo y sano, por los menos hasta que cumplieran la edad que yo tenía cuando murieron mis padres, o, si era posible, mucho más. Sin embargo, y en contra de la creencia de que los hijos deben sobrevivir a sus padres, yo quería romper moldes y tenía que intentar sobrevivir a ellos. ¿La razón? No pretendía que ellos estuvieran conmigo hasta mi final; quería estar junto a ellos hasta su final, para acompañarles siempre, no solamente en su juventud y madurez. Deseaba ayudarles y protegerles permanentemente, como era mi misión, y estaba seguro que

173

cuando más ayuda necesitan los hijos es en su vejez. Hay demasiado desamparo hacia los ancianos.

Eso empezó mi búsqueda de información y me llevó a hacer varios cambios en mi estilo de vida, como hacer ejercicio regularmente y comer un poco más sanamente. En mi investigación, descubrí cosas interesantísimas, como la importancia de la respiración, la alimentación baja en calorías, la relación entre salud física y mental, las causas de la longevidad, la importancia de los antioxidantes como factores decisivos para impedir el envejecimiento de todo nuestro cuerpo, y otras cosas más.

Sin embargo, como naturópata al fin, lo que más me interesó fueron los factores de longevidad, más que los de envejecimiento. No deseaba profundizar más en la vejez, sino en cómo lograr ser muy longevo. Deseaba saber si había un "estilo de vida" y una "forma de ser" de las personas longevas. Así, entré en contacto con interesantes libros que hablaban de los factores genéticos, ambientales y alimentarios que influyen en la longevidad, pero yo buscaba algo diferente, aunque no por ello los leí con menos detenimiento. Pronto me di cuenta que por delante de los factores físicos había algo más importante y que todo el secreto estaba en encontrar y aprender un modo de vida enfocado hacia la longevidad. Pensé que con buena salud física y mental debía ser delicioso llegar a los 100 y aún más, así que dejé de lado los conocimientos ya adquiridos sobre la parte física y empecé a revisar la literatura buscando los aspectos psicológicos y de personalidad de los centenarios.

En mi búsqueda de información se me ocurrió -además-revisar la metafísica, la PNL, la Inteligencia Emocional, las terapias de relajación y las religiones más divulgadas. Allí estaba el camino de la longevidad, la buena salud y la

174

felicidad. Cosas todas demasiado importantes como para no tenerlas en cuenta. Sin embargo, no quería dar solamente mi punto de vista, así que hablé y leí mucho sobre las personas más longevas, en un intento de saber si existía una actitud psicológica favorable a la longevidad".

El autor de este libro: ADOLFO PÉREZ
Estos son los 10 factores psicológicos que he encontrado:

1) sentido de propósito en la vida,
2) capacidad psicológica para adaptarse a la adversidad,
3) actitud de fe en uno mismo,
4) seguir siendo útil a las personas,
5) ser feliz con lo que se tiene y no sufrir por lo que no se tiene,
6) realizar actividades que estimulen la actividad intelectual,
7) ausencia de rencor y envidia,
8) humildad y perseverancia,
9) empatía y capacidad para perdonar.
10) sentirse diferente a los demás

Analicémoslos por separado:

1) Sentido de propósito en la vida:

Cuando leí al Dr. Lavergne sobre qué le gustaba de su vida, dijo "haber podido dar... compartir con los demás y haber enseñado a otros lo que yo sabía". La investigación científica parece estar de acuerdo con sus observaciones y muestra que las personas longevas han mantenido una sensación de propósito a lo largo de sus vidas. Tal parece que sentir que la vida tiene sentido da, en efecto, "vida" a las personas longevas. Para los longevos, generalmente la vida no ha sido fácil, han sufrido sacrificios y cada uno de los logros ha sido duramente trabajado. Para los longevos, muchas veces el trabajo, realizado con vocación e integridad - independientemente de si fue remunerado o no-, les ha dado sentido a sus vidas. Cada uno estamos en la vida por una razón, no solamente para vivir, y puesto que formamos parte del universo, nuestro sentido de la vida debe orientarse a averiguarlo y llevarlo a cabo.

2) Capacidad psicológica para adaptarse a la adversidad:

Una de las características que con mayor frecuencia nos sorprende de las personas longevas es su capacidad de encontrar el lado humorístico de las situaciones difíciles. Esa actitud cautiva, deslumbra y cuestiona a los demás. Normalmente las personas más enfermas son quienes no tienen sentido del humor, quienes prefieren ver siempre el lado malo de su existencia. El humor, que no la risa, sirve para reconocer realidades difíciles y para protegernos del dolor de las heridas emocionales. Cuando creas que en tu vida todo va mal, piensa en las cosas que aún tienes (casa, comida, compañía…), y recréate en ellas para que el destino no te las quite. Nos adaptamos a las adversidades con la mente, no con el cuerpo.

3) Actitud existencial de fe en uno mismo y la divinidad:

Tal parece que, a medida que van llegando a edades más avanzadas, las personas tienden a irse acercando más a Dios. No te avergüences si decides ponerte a rezar y hablar con tu dios. Te sentirás cómodo en tu relación personal con Él y te asombrarás de la respuesta. Los científicos saben que la espiritualidad ayuda a que la gente viva más, pero exactamente cómo ocurre esto es, aún, un misterio. Quitar los símbolos religiosos de los hospitales ha sido una mala idea promocionada por personas vacías de mente y alma. Si quieres vivir más y mejor, mantén tus creencias sólidas, sin necesidad de aprobación por los incrédulos. Además, llegado el momento de tu muerte, realizarás el cambio con felicidad. Toda esta posición favorable a las creencias místicas te llevará a la fe en ti mismo, a creer en sus habilidades, a estar orgulloso de tus logros y modo de pensar.

4) Seguir siendo útil a las personas:

Aún cuando estés enfermo o seas un anciano, podrás seguir siendo útil a los demás. La sabiduría que hayas adquirido a lo largo de tu vida les servirá a quienes te rodean.

Notarás que eres útil a los demás cuando veas que se acercan a ti con frecuencia, quizá solamente para hablar o pedirte un consejo. Compañía, consejos y afecto son fáciles y baratos de dar, lo mismo que ese dinero que ya no te podrás llevar a la tumba. Incluso aunque estés recluido en una residencia, allí seguramente encontrarás personas más indefensas que tú que requieren una ayuda que puedes darles.

5) Ser feliz con lo que se tiene y no sufrir por lo que no se tiene:

Da la impresión de que las personas longevas tienen una actitud de aceptación de las cosas como son. Pareciera que no pelean tanto con la realidad como otras personas. El destino a veces está tan bien escrito que es mejor dejarse llevar por los acontecimientos. El factor psicológico que más diferencia a las personas longevas del resto de la población es la capacidad de "no pelear con la realidad", de aceptar las cosas como son. Como grupo, las personas longevas se enojan mucho menos y son menos impulsivas que el resto de la población, y éste es un rasgo que los acompaña desde siempre. ¿Para qué mirar los bienes del vecino? Siempre encontrarás a tu alrededor alguien que parece más afortunado que tú, pero esto es solamente porque vemos el escaparate de la vida ajena, no la trastienda.

6) Realizar actividades que estimulen la actividad intelectual:

Además de realizar las labores de tu profesión, deberás buscar un hobby o pasatiempo que te guste, que te apasione. Quizá debas rescatar algo que hacías en tu juventud y que dejaste por la familia o el trabajo. Volver a la universidad es una buena opción, lo mismo que conocer la naturaleza, los parques de tu ciudad, ir al cine o al teatro, escribir, pintar, jugar al ajedrez. Busca también el placer en la conversación, en los coloquios o conferencias, aunque quizá las puedas impartir tú a los demás.

Los neurólogos geriátricos comentan que las personas longevas que mantienen actividades complejas, que requieren de la participación de diferentes áreas cerebrales (como escribir, realizar manualidades o tocar un instrumento musical, etc.), logran crear constantemente nuevas reservas para compensar las alteraciones neuronales y circulatorias del proceso de envejecimiento.

7) Ausencia de rencor y envidia:

¿Existe alguna razón práctica para guardar en tu mente los malos pensamientos hacia determinadas personas? O los transformas en comprensión, perdón y benevolencia, o los olvidas, pero no te recrees en el odio. La moderación tiene su mejor manifestación en el campo de las emociones, especialmente cuando modificamos positivamente todo lo relacionado con el enojo, la ira y el resentimiento. La hostilidad hacia los demás no nace en nuestro interior, la dejamos entrar cuando queremos. Así que cierra bien la puerta de tus pensamientos hacia estas emociones insanas.

8) Humildad y perseverancia:

La soberbia es sinónimo de altivez, arrogancia, vanidad e ignorancia. Los antónimos son la humildad, la modestia, la sencillez, etc. Mira a un soberbio y no verás a una persona feliz, ni siquiera cuando hace daño. Observa a un humilde y solamente verás la sonrisa en su rostro. El orgulloso lo es por sus buenos logros; el soberbio solamente es una pose. El orgulloso acepta el perdón; el soberbio lo exige y se recrea maliciosamente en quien lo pide.

Nada te será dado gratis y sin esfuerzo en tu vida, mucho menos la felicidad, así que persevera en tus correctas acciones. Si delegas en los demás tu bienestar o felicidad, siempre estarás insatisfecho.

9) Empatía:

Las personas con empatía son aquellas capaces de escuchar a los demás y entender sus problemas y motivaciones; por eso poseen normalmente alto reconocimiento social y popularidad, ya que se anticipan a las necesidades antes

179

incluso de que sus acompañantes sean conscientes de ellas, y saben identificar y aprovechar las oportunidades comunicativas que les ofrecen otras personas.

Ponte en el lugar de los sentimientos ajenos y te será más fácil comprenderles y llevarte bien con ellos.

10) Siéntete diferente a los demás:
Al destino tienes que darle una razón para hacerte longevo. ¿Por qué razón tú, en especial, te mereces cumplir 120 años? La mayoría de los superlongevos dejaron una huella en la historia o a su alrededor, así que aporta algo diferente y grandioso en tu vida que justifique vivir muchos años.

Estos factores nos llevan a lo que denomino como
LOS MANDAMIENTOS DE LA LONGEVIDAD

Quizá algún lector desearía encontrar en estos diez mandamientos de obligado cumplimiento para alcanzar los 120 años, o al menos llegar a centenario, el nombre de alguna píldora o planta medicinal que se mencione como el elixir de la eterna juventud. De existir, hace tiempo que estaría en peligro de extinción por uso abusivo. Y no es que no existan productos naturales que nos puedan ayudar a llegar a estas míticas edades (en este libro se detallan la mayoría de ellos), sino que por delante de los productos milagrosos están otros requisitos mucho más decisivos. Así que repase la siguiente lista, por orden de importancia:

• **Querer llegar a viejo.** Si su idea de la vejez es buena y deseable, ya tiene dado el primer paso, y el más imprescindible. Solamente se alcanza lo que deseamos.

- **Estar convencido de que llegará**. Ese pensamiento debe permanecer en su mente todos los días de su vida, y no es cuestionable. Usted llegará a cumplir 120 años sin lugar a dudas.

- **Tener una razón para llegar**. Es eso que llaman el *leit motiv*, el motivo conductor de tu vida. Aquello por lo cual merece la pena luchar, perseverar o vivir. La mayoría de los grandes longevos tenían un motivo importante, como por ejemplo dejar huella en este mundo, alcanzar sus sueños, o cuidar de familiares o personas desvalidas.

- **Tener una creencia espiritual sólida**. Si su mente racional le dice que no hay nada más allá de lo que ven sus sentidos, su misión en la vida será muy corta. Intente comprender y estudiar las creencias religiosas y místicas que han perdurado en el tiempo. Seguro que se identificará con una de ellas y ese impulso vital le hará casi eterno.

- **Dieta hipocalórica**. Es el primero de los mandamientos de longevidad que no tiene relación con la mente o el alma. También es el más fácil de cumplir y el más económico de todos. No más de 2.000 calorías/día.

- **Actividad mental variada**. Su mente racional debe estar siempre en activo, en total renovación. Solamente se oxida y muere lo que no tiene función. Estudie, investigue, pruebe cualquier opción que obligue a su mente a que permanezca en plenitud. Y eso durante toda su vida. Hay tanto que aprender…

181

- **Ejercicio físico moderado.** Si quiere puede acudir periódicamente a un gimnasio, aunque no le será imprescindible. Trabaje suavemente, no se fatigue y sienta placer por el movimiento, sin competir con nadie. Y lo más importante: estírese ampliamente todos los días. Si su cuerpo se dobla, su vitalidad también.

- **Consuma alimentos saludables.** Este requisito ya es de dominio universal, aunque la gente no tiene claro en qué consiste un alimento saludable. Consuma alimentos de la tierra, nada más. Si son biológicos, mejor.

- **Rodéese de un ambiente saludable.** Y esta recomendación no solamente está relacionada con el aire o la contaminación en general, sino con su entorno más cercano. Aléjese de las personas hostiles, de las masas vociferantes, de los programas de televisión degradantes, y busque grupos o personas afines a sus creencias y deseos. Si tiene pareja estable, reviva su amor; y si está solo, busque alguien con quien caminar por la vida. El ser humano es social, gregario, no debe vivir solo.

- **Consuma nutrientes específicos y plantas medicinales.** Ahora hay un arsenal de productos dietéticos y plantas medicinales inocuas que le ayudarán a permanecer sano y fuerte. Asesórese mediante un profesional o libros sobre cuáles le convienen a usted. Deberá consumirlos de forma alternativa durante toda su vida, del mismo modo que deberá dormir, comer y amar.

Segunda parte

CAPÍTULO 1

EL SISTEMA ENDOCRINO Y SU PAPEL EN LA LONGEVIDAD

En este apartado analizaremos el sistema endocrino y su papel en la longevidad, aunque quisiera hacer una advertencia previa al lector. No todo es químico en el interior de nuestro cuerpo y, por tanto, no solamente provocando reacciones químicas o utilizando la química farmacéutica conseguiremos nuestro propósito de aunar longevidad con salud y felicidad. Si olvidamos el papel vital que cumple el alma en el desarrollo de los procesos químicos, apenas lograremos algo más de lo que consiguen aquellas personas que acuden a un quirófano para aparentar ser más jóvenes. Hecha esta advertencia, quisiéramos resaltar el papel que cumplen las glándulas endocrinas en todo el proceso vital de la supervivencia, por lo que no resulta aventurado asegurar que en ellas y no en el cerebro, está el auténtico eslabón esencial de la vida. No hay una sola parte corporal que no dependa del sistema endocrino, y aunque el cerebro gobierna a través de sus impulsos eléctricos las funciones orgánicas, supone solamente el cableado de una inmensa red nerviosa, mientras que la parte inteligente del cómo y cuándo, y hasta adónde van esos impulsos, depende de forma casi exclusiva del sistema

183

endocrino. Obviamente si el cable está deteriorado poco se podrá hacer, de ahí la desmesurada importancia que se le concede al cerebro. Es más, las emociones también están dirigidas por el sistema endocrino, que a través de la información que recibe de los cinco sentidos básicos activa sus secreciones para asegurar una vida óptima. Por encontrar un símil, podríamos definir al cerebro como la placa base de un ordenador, con una información grabada genéticamente y capaz de seguir admitiendo nuevo hardware (transformaciones corporales), mientras que el sistema endocrino es el procesador que, teniendo en cuenta lo grabado en las memorias RAM, ROM (cerebro) y el propio disco duro (experiencia celular), así como el software (el ambiente) instalado, se organiza y modifica cada segundo.

La razón por la cual se considera que el cerebro es la parte más vital es tan exagerada como el papel que se le dio antiguamente al corazón, una sencilla bomba impelente-expelente sin capacidad ninguna para autocontrolarse. Hasta tal punto es un órgano intrascendente, que si lo quitamos y ponemos un elemento de plástico que lo sustituya, nadie se acuerda de él.

Otro dato que quizá sea más importante que los anteriores, es que todas las secreciones hormonales van disminuyendo con la edad. Desde que comienza la vida, nuestro sistema endocrino vierte sus hormonas al torrente circulatorio, alcanzando su cenit en la juventud, con un lento declive de los fluidos a medida en que pasan los años, llegando en la vejez a ser poco menos que un esbozo de lo que era en la niñez. Es como si la naturaleza quisiera matarnos lentamente, pues debe hacer sitio para los nuevos individuos. Esta cruel sentencia la podemos revertir en parte si seguimos dotando a nuestro organismo de las mismas hormonas, en cantidad y calidad, que teníamos en la juventud, cuando nuestro cuerpo estaba en plena evolución. Esta es la conclusión que hace de la terapia hormonal la mejor solución para alcanzar plenamente una edad muy longeva. En lugar de permitir que la naturaleza nos haga envejecer según su incruenta ley, nosotros vamos a restituir al cuerpo lo que antes tuvo. Moriremos, es cierto, pero cuando nos corresponda, no antes.

La endocrinología es la ciencia que estudia las glándulas endocrinas, las sustancias hormonales que producen estas glándulas, sus efectos fisiológicos, así como las enfermedades y trastornos debidos a alteraciones de su función.

El sistema endocrino es un conjunto de órganos y tejidos del organismo que liberan un tipo de sustancias llamadas hormonas, haciéndolo al interior del cuerpo, mientras que el exocrino lo hace al exterior. Este sistema que también está distribuido por todo el cuerpo, generalmente no tiene conexión entre sí ni con el endocrino, al contrario que éste donde todas las glándulas están interrelacionadas. El sudor, las lágrimas y ciertas sustancias producidas por el tejido nervioso, son manifestaciones del sistema exocrino.

Los órganos endocrinos también se denominan glándulas sin conducto, debido a que sus secreciones se liberan directamente en el torrente sanguíneo, mientras que las glándulas exocrinas liberan sus secreciones sobre la superficie interna o externa de los tejidos cutáneos, la mucosa del estómago o el revestimiento de los conductos pancreáticos. Las hormonas secretadas por las glándulas endocrinas regulan el crecimiento, desarrollo y las funciones de muchos tejidos, y coordinan los procesos metabólicos del organismo.

Los tejidos que producen hormonas se pueden clasificar en tres grupos: glándulas endocrinas, cuya función es la producción exclusiva de hormonas; glándulas endo-exocrinas, que producen también otro tipo de secreciones además de hormonas; y ciertos tejidos no glandulares, como el tejido nervioso del sistema nervioso autónomo, que produce sustancias parecidas a las hormonas.

El descubrimiento de las hormonas y con ellas la explicación a las funciones del sistema endocrino, llevaron a numerosos científicos a considerar que estábamos a las puertas de encontrar el elixir de la eterna juventud. Aunque esta ilusión era manifiestamente exagerada, no estaba del todo desacertada y el uso de la terapia hormonal sigue siendo un puntal del tratamiento antienvejecimiento.

No obstante, el descubrimiento de las hormonas sintéticas y, aún más, la utilización de estimuladores de las hormonas naturales (que luego describiremos), simplificó la forma de utilizar las hormonas.

Metabolismo hormonal

Las hormonas conocidas pertenecen a tres grupos químicos: proteínas, esteroides y aminas. Aquellas que pertenecen al grupo de las proteínas o polipéptidos, incluyen las hormonas producidas por la hipófisis anterior, paratiroides, placenta y páncreas. En el grupo de esteroides se encuentran las hormonas de la corteza suprarrenal y las gónadas. Las aminas son producidas por la médula suprarrenal y el tiroides. La síntesis de hormonas tiene lugar en el interior de las células y, en la mayoría de los casos, el producto se almacena en su interior hasta que es liberado en la sangre. Sin embargo, el tiroides y los ovarios contienen zonas especiales para el almacenamiento de hormonas.

La liberación de las hormonas depende de los niveles en sangre de otras hormonas y de ciertos productos metabólicos bajo influencia hormonal, así como de la estimulación nerviosa. La producción de las hormonas de la hipófisis anterior se inhibe cuando las producidas por la corteza suprarrenal, el tiroides, o las gónadas, circulan en sangre. Por ejemplo, cuando hay una cierta cantidad de hormona tiroidea en el torrente sanguíneo, la hipófisis interrumpe la producción de hormona estimulante del tiroides hasta que el nivel de hormona tiroidea descienda. Por lo tanto, los niveles de hormonas circulantes se mantienen en un equilibrio constante. Este mecanismo, que se conoce como realimentación negativa u homeostasis, es similar al sistema de activación de un termostato por la temperatura de una habitación para encender o apagar una caldera.

La administración prolongada procedente del exterior de hormonas adrenocorticales, tiroideas, o sexuales, interrumpe casi por completo la producción de las correspondientes hormonas estimulantes de la hipófisis, y provoca la atrofia temporal de las glándulas diana. Por el contrario, si la producción de las glándulas diana es muy inferior al nivel normal, la producción continua de hormona estimulante por la hipófisis produce una hipertrofia de la glándula, como en el bocio por déficit de yodo. En este capítulo no recomendaremos hormonas químicas, sino aquellas sustancias que nuestro cuerpo necesita para un correcto equilibrio hormonal. La regulación final corresponderá a nuestro sistema endocrino y no al terapeuta. El reajuste será así perfecto y natural.

La liberación de hormonas está regulada también por la cantidad de sustancias circulantes en sangre, cuya presencia o utilización queda bajo control hormonal. Los altos niveles de glucosa en la sangre estimulan la producción y liberación de insulina, mientras que los niveles reducidos estimulan a las glándulas suprarrenales para producir adrenalina y glucagón; así se mantiene el equilibrio en el metabolismo de los hidratos de carbono. De igual manera, un déficit de calcio en la sangre estimula la secreción de hormona paratiroidea, mientras que los niveles elevados estimulan la liberación de calcitonina por el tiroides.

La función endocrina está regulada también por el sistema nervioso, como lo demuestra la respuesta suprarrenal al estrés. Los distintos órganos endocrinos están sometidos a distintas formas de control nervioso. La médula suprarrenal y la hipófisis posterior son glándulas con rica inervación y controladas de modo directo por el sistema nervioso. Sin embargo, la corteza suprarrenal, el tiroides y las gónadas, aunque responden a varios estímulos nerviosos, carecen de inervación específica y mantienen su función cuando se trasplantan a otras partes del organismo. La hipófisis anterior tiene inervación escasa, pero no puede funcionar si se trasplanta.

Se desconoce la forma en que las hormonas ejercen muchos de sus efectos metabólicos y morfológicos. Sin embargo, se piensa que los efectos sobre la función de las células se deben a su acción sobre las membranas celulares o enzimas, mediante la regulación de la expresión de los genes o mediante el control de la liberación de iones a otras moléculas pequeñas. Aunque en apariencia no se consumen o se modifican en el proceso metabólico, las hormonas pueden ser destruidas en gran parte por degradación química. Los productos hormonales finales se excretan con rapidez y se encuentran en la orina en grandes cantidades, y también en las heces y el sudor.

El sistema endocrino ejerce un efecto regulador sobre los ciclos de la reproducción, incluyendo el desarrollo de las gónadas, el periodo de madurez funcional, y su posterior envejecimiento, así como el ciclo menstrual y el periodo de gestación. El patrón cíclico del estro, que es el periodo durante el cual es posible el apareamiento fértil en los animales, está regulado también por hormonas.

A continuación, describiremos las glándulas endocrinas, sus funciones y formas naturales de regularlas:

HIPOTÁLAMO

El hipotálamo interviene en funciones de naturaleza no endocrinas, como la regulación de la temperatura, en la actividad del sistema nervioso autónomo y en el control del apetito. La hipófisis y el hipotálamo están conectados por un sistema capilar denominado sistema portal, el cual proviene de la arteria carótida interna y del polígono de Willis e irriga primero al hipotálamo formando el plexo capilar primario, que drena en los vasos porta hipofisiarios que a su vez forman el plexo capilar hipofisiario.

La importancia de este eje hipotálamo /hipófisis, es que transporta las hormonas que secreta el hipotálamo (liberadoras o hipofisiotrópicas) con fines reguladores de la secreción adenohipofisiaria. Estas hormonas son péptidos de pequeño tamaño con actividad fisiológica exclusiva en

189

concentraciones elevadas observables en el sistema hipofisiario, con la excepción de la *hormona antidiurética* (ADH-vasopresina) y la *oxitocina* que pertenecen a la neurohipófisis. Se trata de dos péptidos que sólo se diferencian en dos aminoácidos y que se almacenan en gránulos de secreción, asociadas a proteínas transportadoras específicas (neurofisinas). Las hormonas hipotalámicas se liberan de manera intermitente y las células blancas de la hipófisis anterior responden mejor a la administración intermitente de éstas hormonas que a una exposición continua.

El proceso se realiza en el momento en que el sistema nervioso central recibe un estímulo, el hipotálamo recibe parte de ese estímulo y actúa sobre la hipófisis, y a su vez el hipotálamo secreta las respectivas hormonas en la adenohipófisis o libera las de la neurohipófisis; estas se incorporan a la circulación, viajan por medio de la sangre y son captadas por receptores específicos ubicados en los órganos diana, siendo un ejemplo la captación de la TSH por parte de los lóbulos tiroideos de la glándula tiroides. En ese momento el órgano diana -cualquiera de las glándulas endocrinas-, comienzan a secretar sus propias hormonas, con lo que se envía un estímulo al sistema nervioso, específicamente al hipotálamo, o directamente a la hipófisis con lo cual se contrarresta el estímulo inicial.

El hipotálamo, pues, es realmente quien regula las funciones de la hipófisis mediante sus neurohormonas, siendo en segundo lugar esta glándula la que termina regulando todas las funciones del sistema endocrino con sus funciones de almacenamiento y liberación hormonal. Sin embargo, y para una mejor comprensión, se prefiere hablar siempre de la función hipofisaria, dividiéndola en tres partes: lóbulo anterior o adenohipófisis, lóbulo posterior (neurohipófisis) y lóbulo intermedio. La secreción de tres de las hormonas de la hipófisis anterior está sujeta al control hipotalámico: la secreción de *tirotropina* está estimulada por el factor liberador de tirotropina (TRF) y la de la hormona *luteinizante* por la hormona liberadora de hormona luteinizante (LHRH). La *dopamina* elaborada por el hipotálamo suele inhibir la liberación de *prolactina* por la hipófisis anterior. Además, la liberación de la hormona de crecimiento se inhibe por la *somatostatina*, sintetizada también en el páncreas. Esto significa que el cerebro también funciona como una glándula.

Relación de las hormonas hipotalámicas:

Hormona antidiurética (ADH) o vasopresina. Se secreta en estímulo a una disminución del volumen plasmático y como consecuencia de la disminución en la presión arterial que esto ocasiona. El *plasma* sanguíneo es la fracción líquida y acelular de la sangre, y está compuesto por un 90% de agua y múltiples sustancias disueltas en ella. De éstas las más abundantes son las proteínas. También contiene glúcidos y lípidos, así como los productos de desecho del metabolismo. Es el componente mayoritario de la sangre, puesto que representa aproximadamente el 55% del volumen sanguíneo total. El 45% restante corresponde al hematocrito que se refiere a los valores relacionados con los glóbulos rojos o hematíes. El *suero*, es el remanente del plasma sanguíneo una vez consumidos los factores hemostáticos por la coagulación de la sangre.

La secreción de la vasopresina aumenta la reabsorción de agua desde los túmulos colectores renales y también provoca una fuerte vasoconstricción, de donde toma su nombre.

191

Oxitocina. Estimula la contracción de las células mioepiteliales de las glándulas mamarias lo que causa la eyección de leche por parte de la mama, y se estimula por la succión. También causa las contracciones uterinas típicas de la etapa final del parto, utilizándose de forma médica para provocar el alumbramiento. El uso para prevenir hemorragias posparto está muy extendido.

Se investigan nuevos efectos de esta hormona, como el de tener un efecto decisivo en el enamoramiento, el orgasmo o el amor por los hijos, contribuyendo a potenciar la generosidad y confianza entre las personas, según ha demostrado un estudio de la Universidad de Claremont (California).

Orexina. Aumenta el gasto de energía y el apetito.

Se estimula con *Bistorta,* y *Tanacetum parthenium.*

HIPÓFISIS O GLÁNDULA PITUITARIA

A la hipófisis (del latín *pituita*, de allí el nombre de pituitaria), Aristóteles le atribuyó la función de secretar flema, siendo la glándula que regula el resto. Se trata de una glándula compleja que se aloja en un espacio óseo llamado silla turca del hueso esfenoides, situada en la base del cráneo, en la fosa cerebral media, que conecta con el hipotálamo a través del tallo pituitario o tallo hipofisario. Tiene un peso aproximado de 0,5 g.

Este sistema recibe información del córtex cerebral y del sistema nervioso autónomo e interpreta estímulos ambientales (temperatura, iluminación) y la contrarregulación

192

periférica. En respuesta a estos estímulos el eje hipotálamo-hipófisis regula las actividades del tiroides, suprarrenales y gónadas, así como las funciones de crecimiento, producción de leche, y equilibrio hídrico.

Es significativo resaltar que, desde el momento de la concepción humana, cuando ambas células aún no se han fusionado para formar una sola, la hipófisis de la madre comienza ya a segregar hormonas en dirección a los cromosomas de los gametos que contienen la información genética. Sin este primer estímulo hormonal el gameto no se formaría o lo haría de forma deficiente. Ello nos lleva a deducir que es la hipófisis la glándula del comienzo y desarrollo de la vida antes del nacimiento, pero que su misión continuará durante toda la existencia.

El sueño es la mejor forma de estimular la hipófisis, por lo que la *melatonina* podría contribuir a su producción.

Hipófisis anterior (adenohipófisis)

Relación de hormonas segregadas y su función:

Hormona ACTH o adrenocorticotropa que estimula directamente la producción de *pregnenolona* a partir del colesterol, y luego, como efecto cascada estimula el resto de los esteroides adrenales. Su función primordial es estimular dos de las tres zonas de la corteza suprarrenal que son la zona fascicular donde se secretan los glucocorticoides (cortisol y corticosterona) y la zona reticular que produce andrógenos como la *dehidroepiandrosterona* (DHEA) y la *androstenediona*. La ACTH es permisiva, aunque no necesaria, sobre la síntesis y secreción de mineralcorticoides.

193

La hormona ACTH está influida por el estímulo de la *preopiomelanocortina* de origen hipotalámico, la cual también dará lugar a la producción de opiáceos endógenos como las *endorfinas* y metaencefalinas, *lipotropina* (LPH) y la hormona estimulante de los *melanocitos* (MSH) o células cuya principal función es la producción de melanina, el pigmento de la piel, ojos y pelo.

La regulación de la síntesis de ACTH se produce de la siguiente manera: En situación de estrés físico o psicológico como el dolor, el cansancio, miedo o cambios de la temperatura, es estimulada intensamente la secreción del factor hipotalámico CRH (del inglés *corticotropin releasing hormone*), que por medio de la ACTH produce la liberación de glucocorticoides. También estimulan la síntesis de ACTH otras hormonas como la arginina-vasopresina (AVP), las catecolaminas, la angiotensina II, la serotonina y la oxitocina, entre otros.

Inversamente, existe un retrocontrol negativo (*feedback* negativo) para los glucocorticoides, que se fijan sobre los receptores del hipotálamo e inhiben la secreción de CRH. Los glucocorticoides actúan igualmente sobre la hipófisis bloqueando la liberación de ACTH a la circulación sanguínea. Cuando se administran cantidades farmacológicas de cortisona o de un derivado sintético como la dexametasona, la síntesis de ACTH disminuye.

De modo que la síntesis neta de ACTH es el resultado de la potencia relativa de las señales estimuladoras (CRH) e inhibidora (cortisol).

Lipotropina. Actúa sobre el tejido adiposo y los melanocitos, estimulando la lipólisis (proceso metabólico mediante el cual los lípidos del organismo son transformados para producir ácidos grasos y glicerol para cubrir las necesidades energéticas), la síntesis de los esteroides y la producción de melanina.

Se inhibe mediante el *ácido gamma- aminobutírico (GABA)* y *DHEA*.

Se estimula mediante *fenilalanina, isoleucina, leucina, pregnenolona, lisina, metionina, arginina, prolina, triptófano, Noni, melatonina* y *vitamina E.*

Hormona del crecimiento (*STH o somatotropa*). Estimula la síntesis proteica y evita la captación de glucosa por parte del músculo y los adipositos, aunque estimula la gluconeogénesis por lo que aumenta la glucemia. Su efecto más importante es promover el crecimiento de todos los tejidos y huesos en conjunto con las somatomedinas. Estas, a su vez, inhiben la secreción de hormona liberadora de hormona GHRH (estimulante de las hormonas gonadotropinas), y estimulan la secreción de somatostatina, estableciendo un fenómeno de retroalimentación (*feedback*) negativa. Las somatomedinas son proteínas producidas principalmente en el hígado y ejercen una función muy importante en el crecimiento esquelético inducido por la STH, pero la hormona no puede producir la elongación de los huesos largos una vez se han cerrado las epífisis, por lo que la estatura no aumenta tras la pubertad.

La hormona de crecimiento intensifica el transporte de aminoácidos a través de las membranas celulares hasta el interior de la célula, induce la liberación de ácidos grasos del tejido adiposo y, por consiguiente, aumenta su concentración en los líquidos corporales. Asimismo, intensifica en todos los tejidos del organismo la conversión de ácidos grasos en acetilcoenzima A (acetil-CoA) y su utilización subsiguiente como fuente de energía en detrimento de los hidratos de carbono y las proteínas.

La GH es sintetizada, almacenada y secretada por la hipófisis anterior, concretamente por sus células somatotropas, que representan del 35 al 50% de todas las células antehipofisarias.

El efecto de la hormona de crecimiento estimulando la utilización de las grasas junto con sus efectos anabólicos proteicos, produce un incremento de la masa magra. Su acción sobre el crecimiento depende de la presencia de tiroxina, insulina y carbohidratos. La STH influye sobre la actividad de diferentes enzimas, aumenta el almacenamiento de fósforo y potasio y promueve una moderada retención de sodio. En el momento actual sabemos que la producción de STH no está restringida a la hipófisis, sino que existe expresión en multitud de tejidos en donde la hormona juega un papel no exclusivamente endocrino. De gran interés es la producción cerebral de STH, territorio en el que la hormona juega un importante papel neurotrófico/neuroprotector. Además de sus acciones a nivel metabólico, la hormona juega un importantísimo papel como factor de supervivencia celular.

La STH favorece la entrada de los aminoácidos en la célula, primer paso fundamental para la constitución de las proteínas. Las hormonas sexuales, pero sobre todo los andrógenos (masculinos), favorecen la incorporación de estos a las proteínas. A nivel de los azúcares, la STH se opone a la acción de la insulina, favoreciendo la transformación realizada precisamente por la insulina de los azúcares en aminoácidos; se produce así nuevo material para la síntesis de la proteína.

La GH realiza diversas acciones en los tejidos por medio de ella misma (acciones de tipo agudo), o mediante la síntesis del factor de crecimiento que pueden sistematizarse de la siguiente manera:

Sobre el cartílago de crecimiento facilita su crecimiento lineal, al hacer proliferar y diferenciarse a sus condrocitos. También hace crecer el hueso en anchura al actuar sobre el periostio.
Sobre los tejidos blandos y vísceras produce crecimiento, por aumento de la proliferación y del tamaño celular.
Sus principales acciones sobre el metabolismo general son: aumento de la síntesis de DNA, de la retención de nitrógeno. En resumen, aumenta la síntesis proteica. Sobre los lípidos provoca tanto efectos de tipo agudo o insulínico, como de tipo crónico o contrainsulínico. Entre los primeros tenemos el aumento de la lipogénesis, y entre los segundos, facilita la lipólisis y la oxidación de los ácidos grasos; esto condiciona finalmente un aumento de ácidos grasos libres en plasma. Sobre el metabolismo de los glúcidos, sus principales acciones son producir una disminución de la captación de glucosa por las células, y aumentar la gluconeogénesis. Todo ello ocasiona hiperglucemia.
El déficit de la hormona del crecimiento causa enanismo y su aumento gigantismo en niños, y acromegalia en adultos.

Se estimula mediante *lisina*, *metionina*, *arginina*, *magnesio*.

Prolactina (PRL), que desarrolla la producción de la leche materna. Al igual que otras hormonas hipofisarias, la PRL se libera episódicamente, produciéndose 13-14 picos de máxima

197

secreción a lo largo del día, con un intervalo entre cada uno de ellos de 93 a 95 minutos.

Considerada durante años como una hormona de procedencia exclusivamente hipofisaria, se ha podido demostrar su producción por otros tejidos como la placenta, diferentes áreas del cerebro, útero, glándulas adrenales, testículos, islotes pancreáticos e intestino. La placenta constituye la principal fuente de PRL extrahipofisaria. La PRL se ha relacionado con la proliferación celular en tejidos que en principio no parecen guardar relación con esta hormona. Se ha visto que induce un incremento del tamaño de las células de la mucosa intestinal, proliferación de las células del músculo liso, de las células prostáticas y de varios tipos de células del sistema inmunológico. Su actividad se ha relacionado con varios procesos del desarrollo, induce maduración del pulmón y las células germinales.

Se estimula mediante *Albahaca, Alcaravea, Alfalfa, Anís, Borraja, Hinojo, Sésamo, Orégano y Calcio.*
Se inhibe mediante *Agnus cactus.*

Las demás hormonas son hormonas tróficas que tienen su efecto en algunas glándulas endocrinas periféricas:

Hormona estimulante del tiroides (TSH) o **tirotropina**.

Se estimula mediante *Tirosina, yodo, treonina, valina.*

Las **gonadotropinas** (GN) foliculoestimulante (FSH) y luteoestimulante (LH) son hormonas glucoproteicas producidas por un grupo de células de la adenohipófisis,

198

comunes para ambas y están encargadas de conectar el hipotálamo con las gónadas y regular los ciclos sexuales.

Aumentan con el *cobre,* la *vitamina E, agnus cactus, zinc, maca, polen.*
Se frena con *Borraja.*

Hormona luteinizante (LH). En el hombre es la proteína que regula la secreción de testosterona, actuando sobre las células de Leydig, en los testículos y en la mujer controla la maduración de los folículos, la ovulación, la iniciación del cuerpo lúteo y la secreción de progesterona. Bioquímicamente, la LH produce en primer lugar aumento de pregnenolona y secundariamente de testosterona y estradiol, vía progesterona.

Se estimula mediante *vitaminas A y E, Ñame silvestre, Agnus cactus, Tríbulus.*

Hormona estimulante del folículo (FSH). Una vez secretada, produce aumento celular y aumento de la secreción de sustancias espermatogénicas. Cuando los túbulos no producen espermatozoides la secreción de FSH aumenta. Cuando la espermatogénesis es muy rápida la secreción de FSH disminuye.

Se estimula mediante *vitaminas A y E, Ñame silvestre, Tríbulus.*
Se inhibe mediante el *agnus cactus.*

Otras hormonas adenohipofisarias:

199

Angiotensina II: interviene en el eje renina-angiotensina II-aldosterona, se sintetiza fundamentalmente en el hígado, pero también en pulmón y muchos otros tejidos entre los que se encuentra la adenohipófisis, siendo su papel, quizá, de regulador vascular. Potencia la acción de CRH sobre ACTH.

Las **endorfinas** intervienen en los mecanismos del dolor y su apreciación cerebral. A nivel hipofisario pueden modular la secreción de ACTH, GH o gonadotrofinas.

Las endorfinas aumentan con el *germanio*, aromas (especialmente *mandarina*), caricias, música melódica, ensoñaciones y ejercicio físico.

Endotelinas: Poseen acción vasoconstrictora prolongada, mayor que las catecolaminas y la angiotensina. Quizá pudieran explicar casos de adenomas hipofisarios con hipertensión. Se conocen tres endotelinas (1, 2, 3) codificadas por genes diferentes.

Factor inhibidor de la migración de los macrófagos: es secretado por la hipófisis, además de por linfocitos y células pancreáticas. Se eleva en el stress y procesos inflamatorios, estimulando la secreción de insulina y regulando los efectos metabólicos del exceso de glucocorticoides.

Galanina: Estimula la función de GH y disminuye la dopamina hipotalámica, con lo que influye en el aumento de PRL y LH hipofisaria.

Lipotropinas: Poseen funciones lipolíticas.

Péptido de conexión: Estimula la aldosterona, hormona diurética.

Péptido intestinal vasoactivo: También se ha demostrado en la adenohipófisis y estimula la secreción de ACTH.

Lóbulo posterior o neurohipófisis:

Procedente de la evaginación del piso del tercer ventrículo del diencéfalo, queda unido a través del tallo hipofisario, almacenando las hormonas ADH y oxitocina.

Relación de las hormonas y su función:

Hormona antidiurética (ADH), o ***arginina vasopresina (AVP):*** es una hormona liberada principalmente en respuesta a cambios en la osmolaridad sérica, un fenómeno que hace que los riñones conserven agua mediante la concentración de orina y la reducción de su volumen, estimulando la reabsorción de agua. También tiene funciones en el cerebro y en los vasos sanguíneos, provocando vasoconstricción, gluconeogénesis, agregación plaquetaria, y liberación de un factor de coagulación.

La hormona vasopresina, al promover la retención de agua desde los riñones, evita la pérdida de líquidos orgánicos. A nivel anímico, se le considera la hormona que controla el miedo. En niños pequeños afectados de enuresis (orinarse durante el sueño), se emplea mediante absorción nasal. En caso de fiebre actúa como eficaz antipirético y analgésico. La enfermedad por déficit se denomina diabetes insípida.

Se inhibe con las bebidas alcohólicas, siendo esta la razón del posterior efecto diurético. Por tanto, beber bebidas alcohólicas para mitigar la sed supone un riesgo de deshidratación.

Se activa en casos de enuresis con *sílice,* pipas de *calabaza* y *zinc.*

201

Oxitocina

La oxitocina es una hormona relacionada con los patrones sexuales y con la conducta maternal y paternal que actúa también como neurotransmisor en el cerebro. En las mujeres, la oxitocina se libera en grandes cantidades tras la distensión del cérvix uterino y la vagina durante el parto, así como en respuesta a la estimulación del pezón por la succión del bebé, facilitando por tanto el parto y la lactancia.

También se piensa que su función está asociada con la afectividad, la ternura, el contacto y el orgasmo en ambos sexos. Algunos la llaman la "molécula de la monogamia" o "molécula de la confianza". En el cerebro parece estar involucrada en el reconocimiento y establecimiento de relaciones sociales y en la formación de relaciones de confianza y generosidad entre personas.

Sus acciones fisiológicas son:

Lactancia.
En madres que dan el pecho a sus hijos, la oxitocina actúa en las glándulas mamarias causando la secreción de la leche hacia una cámara colectora, desde la cuál puede extraerse por succión del pezón. La sensación de la succión del bebé en el pezón se transmite por nervios espinales al hipotálamo que induce a las neuronas productoras a fabricar oxitocina, disparando los potenciales de acción en ráfagas intermitentes

Contracción uterina.
Importante para la dilatación cervical previa al parto, así como para generar contracciones durante las fases secundaria y terciaria del parto. La liberación de oxitocina durante la lactancia causa también contracciones moderadas y a menudo

molestas durante las primeras semanas de la lactancia, lo que ayuda a la recuperación del útero y la coagulación del área de unión de la placenta tras el parto.

Respuesta sexual.
Se ha encontrado un aumento en los niveles sanguíneos de oxitocina durante el orgasmo -tanto en hombres como en mujeres-, lo que facilita el transporte del esperma y el óvulo.

Efecto antidiurético.
Debido a su similitud con la vasopresina, puede reducir ligeramente la excreción de orina y estimular la excreción de sodio por los riñones, mientras que dosis altas ocasionan déficit de potasio.

Efectos emotivos y sexuales.
La oxitocina liberada en el cerebro de la hembra durante la actividad sexual es importante para el establecimiento de lazos de pareja monogámica con su pareja sexual. Se han encontrado aumentos durante la fase de enamoramiento.
Tiene buenos efectos en el autismo.
Pudiera producir aumento de confianza, empatía y reducción del miedo social.

Se inhibe mediante la droga *MDMA* (éxtasis).
Se activa con la ingestión de glucosa y chocolate (*feniletilamina*). El fármaco *viagra* también aumenta los niveles de oxitocina. Recientemente han salido a la venta diversos perfumes en spray que aseguran estimular la producción de esta hormona. Es más, el éxito ancestral de ciertos perfumes, como el Chanel número 5, pudiera estar en que su fórmula secreta es capaz de activar la producción de

oxitocina. También aumenta con la ingesta de los aminoácidos *fenilalanina* y *tirosina*.

Hipófisis media

Produce melanotropinas, dos polipéptidos u hormonas estimulantes de los melanocitos, que inducen el aumento de la síntesis de melanina de las células de la piel. Se piensa que la melanina es el principal agente protector para numerosas formas de vida en contra de la radiación ultravioleta, pero recientes estudios sugieren que este polímero podría tener distintas funciones para cada organismo. La deficiencia total de melanina se conoce como albinismo y la parcial como vitíligo.

La piel excesivamente morena, por el contrario, ocasiona frecuentemente déficit de vitamina D, un efecto que se encuentra también en quienes utilizan frecuentemente protectores solares de alta graduación.

Se estimula mediante *fenilalanina, tirosina, cobre, vitamina C, calaguala* y *psoralenos.*

GLÁNDULA PINEAL, EPÍFISIS o "tercer ojo"

Está situada en el techo del diencéfalo, entre los tubérculos cuadrigéminos craneales, en la denominada fosa pineal. Esta glándula se activa y produce *melatonina* cuando no hay luz. Mide unos 5 mm de diámetro.

Sus células se llaman pinealocitos y se subdivide en fotoreceptores (no presentes en los mamíferos) y secretadores. Se une vía ganglio cervical superior y núcleo supraquiasmático hipotalámico a la retina. Así pues, se puede considerar que la pineal es parte de las vías visuales y así convierte la información lumínica en secreción hormonal. A partir de los 7 años, la pineal disminuye progresivamente de tamaño, y en consecuencia disminuye la concentración sanguínea de melatonina hasta que llega un momento en que ya no se une a suficiente número de receptores hipotalámicos. Esto sucede a partir de los 11 años en la mujer, y de los 12 en el hombre. En los pueblos, la pubertad sucede más tardía que en las ciudades, lo que se debe al menor consumo de luz en éstos que en aquéllas.

No menos importante es su papel en la fecundación, cuando ambos gametos, ovario y espermatozoide, se unen para formar un cigoto o embrión humano definido. Si como hemos dicho la hipófisis envía ya las hormonas necesarias para el crecimiento, la glándula pineal mandaría sus fluidos para que el nuevo ser comience a tener sensaciones, e incluso pueda almacenar los primeros recuerdos. Sería el desarrollo de la parte anímica y el intelecto, quedando así explicado el por qué el niño nace ya con ciertos reflejos que se comprueban con el test de Apgar.
Místicamente se le considera la unión con el alma.

Resumen: Funciones de la Pineal

1-Controla el inicio de la pubertad.
2-Armoniza el sistema vegetativo con el medio ambiente, a través de la vista, y probablemente también del resto de los sentidos.
3-Induce al sueño.
4-Probablemente regula los ritmos circadianos.
5-Es un interruptor que modula la intensidad de

funcionamiento de todos los centros neuroendocrinos hipotalámicos.

6- Previene una calificación prematura en la infancia, al evitar las síntesis esteroideas, favoreciendo el crecimiento óseo por este mecanismo, indirecta y directamente a través de la DA y GH.

Relación de las hormonas y su función:

Melatonina

La melatonina es producida a partir de la serotonina y nos regula los ciclos de vigilia y sueño. Se ha comprobado que esta hormona sirve para contrarrestar los efectos del síndrome de diferencia de zonas horarias o Jet Lag. Es también un poderoso antioxidante y se ha comprobado que participa en la apoptosis o muerte celular de células cancerosas en el timo. Estimula el crecimiento en el inicio de la pubertad, e influye en los ritmos circasianos y el humor. La producción de esta hormona disminuye con la edad, por lo que sus efectos beneficiosos son más notables en personas de edad avanzada. Se utilizan en dosis de 3, 5 y 10 mg.

Dimetiltriptamina

Se trata de un neurotransmisor derivado de la serotonina la cual, se cree, es responsable de producir los efectos visuales del sueño. También se ha planteado la relación que alberga con las experiencias cercanas a la muerte, donde se produciría en mayor cantidad momentos antes de morir, provocando experiencias extracorpóreas. Se encuentra también en la naturaleza en diferentes plantas como la Psychotria viridis, empleada como alucinógeno, y en la Mimosa hostilis que se utiliza en cosméticos rejuvenecedores y en la elaboración de vinos. Ambas se emplean también para la elaboración de ayahuasca, una bebida que potencia las facultades telepáticas y viajes mentales en el tiempo.

Se estimulan mediante la *Glicina, triptófano* y el sueño. Mediante algunos ejercicios se puede restaurar la armonía de la pineal con el exterior, de forma que se restauren en su totalidad los procesos regenerativos en parte olvidados por nuestras costumbres. En la mayoría de estos ejercicios observamos que se aconseja la penumbra, el silencio o la música suave, y ciertos aromas de incienso también suaves. Todo ello nos lleva a un mayor aumento de la melatonina, ayudándonos a no perder nuestra consciencia y caer en el sueño. Con ello que podemos llegar a ser conscientes de nuestro inconsciente, y utilizarlo a nuestro favor mediante procesos de visualización y emisión de sentimientos saludables.

TIMO

Es un órgano linfoide o perteneciente al sistema linfático y constituye uno de los controles centrales del sistema inmunitario del organismo. Generalmente consta de dos glóbulos y se localiza en el mediastino, detrás del esternón, manteniéndose unido sus dos lóbulos mediante un tejido conjuntivo. Su estructura se origina de la tercera bolsa branquial en el feto, que aparece completamente desarrollada en el tercer mes de gestación (de 12 a 15 g), y continúa creciendo hasta la pubertad donde alcanza su máximo crecimiento (entre 30 y 40 g). Luego involuciona atrofiándose de forma progresiva, produciéndose el reemplazo del tejido tímico con tejido adiposo.

El timo ejerce una clara influencia sobre el desarrollo y maduración del sistema linfático y en la respuesta inmunitaria de nuestro organismo, pero solamente hasta que el sistema inmunitario sanguíneo se hace eficaz. A partir de ese momento comienza a atrofiarse. En el timo es donde se establecen primeramente los linfocitos que salieron de la médula ósea en la niñez, convirtiéndose de este modo en células T maduras. Durante este proceso, el sistema inmunológico distingue los antígenos propios de los extraños, y desarrolla la tolerancia frente a los antígenos. También puede influir en el desarrollo de las glándulas sexuales y en el crecimiento del individuo.

Con el tiempo puede, no obstante, seguir manteniendo una actividad endocrina secretando hormonas y otros factores solubles, que además de controlar la producción y maduración de los linfocitos, regulan la actividad y las interacciones de las células T en los tejidos periféricos.
En algunos países este elemento corporal no se considera imprescindible (se le supone atrofiado y sin función), y por eso se extirpa al creerse que puede causar serios problemas. Mi recomendación es que le dejemos donde está, tal y como recomendamos que se haga con el apéndice, el bazo y las amígdalas. Todos forman parte del sistema inmunitario, aunque todavía no hayamos sido capaces de averiguar con precisión sus funciones.

Se estimula mediante *Lisina, Taurina* y *Arginina*.
El *Reiki* es una técnica que puede reactivar las funcionalidades del Timo.

GLÁNDULAS SUPRARRENALES

Cada glándula suprarrenal está formada por una zona interna denominada médula y una zona externa que recibe el nombre de corteza. Las dos glándulas se localizan sobre los riñones y reciben su aporte sanguíneo a través de la arteria renal. En los procesos de supervivencia suponen la parte más activa e importante del organismo, hasta el punto en que la fortaleza global de una persona dependerá básicamente de su función. Nos permite adaptarnos a las circunstancias adversas, al estrés, las infecciones e inflamaciones, dándonos coraje, valentía y capacidad de decisión.

De todas las glándulas que componen el sistema endocrino, las glándulas suprarrenales son las más importantes en el factor longevidad. Si bien no actúan sobre el aspecto externo del envejecimiento, son la energía vital del cuerpo humano.

Su proximidad al riñón les asegura una buena oxigenación y entre ambos regulan el equilibrio de agua y sal del organismo y la tensión arterial. Actúan sobre el sistema linfático, corazón, cerebro, páncreas, órganos reproductores, desarrollo muscular y caracteres sexuales, sistema nervioso central, etc. Pudiera ser que constituya un reservorio de la vitamina C. De ser cierto, se debería revisar esa creencia de que las vitaminas hidrosolubles no se acumulan.

Se estimula mediante *Metionina, vitamina C, sodio, cobre, agrimonia, ajedrea, alholva, eleuterococo, pino y borraja.*
Se inhibe mediante fármacos anticolesterol.

Relación de las hormonas y su función:

Corteza suprarrenal

MINERALCORTICOIDES
Regulan la hidratación celular.

Aldosterona
Representa más del 95% de esta actividad. Regula la homeostasis del sodio y del potasio, actuando a nivel de los túbulos renales para aumentar la reabsorción del sodio, llegando a reabsorber cerca del 2% del sodio filtrado en los riñones, que es casi igual a todo el contenido de sodio en la sangre humana. Al estimular la devolución de este ión, la aldosterona aumenta al mismo tiempo la retención de cloruros, bicarbonato y agua.

Simultáneamente, la aldosterona estimula la eliminación de potasio, previniendo la acidosis e incrementa la tensión sanguínea. Al estar conectada la glándula suprarrenal con las aurículas cardiacas, cuando se declara una bajada de la tensión arterial se libera aldosterona, la cual incrementa la reabsorción de sodio en la orina y el sudor, y su absorción en el intestino. Esto causa osmolaridad aumentada en el fluido extracelular que eventualmente retornará a la presión sanguínea a la normalidad.

Su producción se estimula mediante la ingesta de *potasio*, aumento de la acidez y en las horas de vigilia. Con la corticosterona.
Disminuye con la ingestión de *sodio*.

Renina

Esta hormona que tiene una dependencia de la aldosterona, se confunde con frecuencia con una enzima –rennina- presente en el estómago de los seres humanos jóvenes. Cuando la leche llega al estómago, se mezcla con el jugo gástrico y con la *rennina* cuajándose, lo que quiere decir que separa el suero de los sólidos. Este efecto permite también digerir la caseína de la leche. Sin embargo, en el ser humano solamente está presente en los primeros meses de vida, desapareciendo de su estómago cuando la naturaleza determina que el bebé debe de abandonar la lactancia a favor de una alimentación sólida. Una señal inequívoca de que hay que cambiar ya la alimentación del bebé, lo determina la poca producción materna de leche y la salida de los primeros dientes. De insistir con la administración de leche de vaca, se forzará a su aparato digestivo a que procese un alimento que no puede digerir. En el estómago del adulto ya no se encuentra rennina. A nivel renal, sin embargo, la renina sigue teniendo importantes funciones como hormona. Una disminución de la presión arterial debida a una deshidratación aguda, poco sodio o hemorragias, estimulan la producción de renina.

GLUCOCORTICOIDES

Ocasionan el catabolismo de las proteínas, acelerando la conversión a aminoácidos, en particular de las células musculares y son llevadas al hígado donde se transforman en nuevas proteínas, por ejemplo, enzimas necesarias para determinadas reacciones. Si las reservas de grasas y glucógeno del organismo son bajas, el hígado es capaz de convertir estos aminoácidos en glucosa, en un proceso denominado neoglucogénesis. Por lo tanto, una elevación

211

prolongada de los niveles de glucocorticoides tiende a producir una pérdida de proteínas tisulares y a producir hiperglucemia.

Movilizan los lípidos de las células adiposas y aceleran la degradación de los triglicéridos a glicerol y ácidos grasos. Los lípidos movilizados se utilizan en el hígado para la neoglucogénesis, efecto que contribuye a la hiperglucemia antes señalada.

Facilitan la resistencia al estrés al poder ser utilizada la glucosa producida para producir ATP, con el que hacer frente a la fatiga, fiebre, hemorragias, infecciones, traumas y cualquier otra condición debilitante.

Mantienen la presión arterial normal, siendo necesarios para que las hormonas vasoconstrictoras, adrenalina y noradrenalina, puedan ejercer su efecto sobre los vasos. Este efecto puede ser beneficioso en algunas situaciones de estrés como las hemorragias, en las que contrarrestan la caída de la presión arterial debida a la pérdida de sangre

Inhiben las secreciones de las células en respuesta a las inflamaciones. El aumento de las concentraciones de glucocorticoides disminuye el número de eosinófilos y de mastocitos, reduciendo la secreción de histamina de estos. También estabilizan las membranas de los lisosomas impidiendo la salida de enzimas, disminuyen la fragilidad capilar y la fagocitosis. Todo ello hace que se reduzcan las cantidades de anticuerpos producidos, teniendo efectos inmunosupresores. Sin embargo, también deprimen la regeneración del tejido conectivo, retrasando la cicatrización de heridas.

La administración exógena de glucocorticoides puede originar el cese de las funciones suprarrenales, por lo que su administración prolongada, incluso en forma de pomada, originaría una disfunción de la glándula en ocasiones irreversible.

Cuando los niveles de hidrocortisona bajan debido a un estrés o cualquier otro estímulo que rompa la homeostasis, el hipotálamo es estimulado para que segregue la hormona liberadora de corticotropina (CRH). La CRH y los bajos niveles de glucocorticoides promueven la liberación de ACTH de la pituitaria anterior. El ACTH es llevado por la sangre hasta las glándulas suprarrenales, donde estimula la secreción de glucocorticoides restableciendo la homeostasis.

Inhibe la función de las células óseas y el depósito de la matriz de colágeno e inhibe la absorción intestinal de calcio de modo que se altera la calcificación de la matriz ósea.

Hidrocortisona

Es la más abundante de todas, y supone el 95% de la actividad hormonal. Se la conoce también como cortisol. Posee también actividad mineralocorticoide.

Aumenta en las horas de la madrugada y después de comer.
Se estimula con la *tirosina* y *alanina.*

Corticosterona

En humanos se secreta en menor cantidad y aunque sus efectos no son importantes, es un precursor de la aldosterona. El nerviosismo puede estar ocasionado por un aumento en su producción.

Aumenta con las pocas horas de sueño y la diabetes.
Disminuye con las técnicas de relajación y el *copalchi.*

Cortisonas

Su producción depende básicamente de la buena función hepática. En sus distintas variaciones, betametasona, dexametasona o fluocinolona, se emplea en medicina para tratar diversos síntomas, aunque su uso es objeto de numerosas críticas por sus numerosos efectos secundarios, entre ellos diabetes, psicosis, hipertensión, úlceras gastroduodenales, disminución de las defensas, retención hídrica y un largo etcétera.

Se estimula con *Schizandra.*

GONADOCORTICOIDES

Andrógenos

Dehidroepiandrosterona (DHEA)
Es un precursor de los andrógenos y estrógenos. Entre otras muchas utilidades, se sabe que es eficaz en la prevención del envejecimiento y como estimulante sexual. Esta hormona esteroide está producida por el colesterol en la corteza suprarrenal. Se encuentra a la venta en forma libre en tiendas de dietética norteamericanas.
Androstenediona
Se produce a partir de la DHEA, principalmente en la capa reticular de la corteza suprarrenal, y en menor medida en las células de Leydig en los testículos. Su principal función es modular, junto con otras hormonas (como la testosterona) los caracteres sexuales secundarios masculinos.
Otra función importante de este andrógeno es modelar circuitos neuronales en el cerebro adulto, pero sobre todo en

la fase perinatal (alrededor del nacimiento). Está considerada doping por el comité olímpico.

Androstenediol

Metabolito esteroide que se considera el principal regulador de la secreción de gonadotropinas.

Androsterona:

Intermediaria en la síntesis de andrógenos, es una sustancia producida de forma natural por el hombre que se metaboliza con el cuerpo produciendo esteroides. Es considerada un anabolizante. Entre los efectos secundarios que puede ocasionar por el excesivo consumo de esta sustancia se encuentran trastornos hepáticos, en la coagulación sanguínea y aumento de glóbulos rojos, entre otros. En los hombres también puede producir impotencia sexual.

Dihidrotestosterona

Hormona elaborada con la testosterona de la próstata, los testículos y ciertos otros tejidos. Es necesaria para desarrollar y mantener las características del sexo masculino, como el vello facial, la voz profunda y el crecimiento de los músculos. Las concentraciones altas de dihidrotestosterona pueden aumentar el crecimiento del cáncer de próstata y hacer que su tratamiento sea más difícil. También se llama androstanolona y DHT.

Los andrógenos se estimulan mediante el *polen, zinc, DHEA, pregnenolona, maca, ginseng, arginina* y *vitamina E.*

Los estrógenos de la corteza son insignificantes, aunque durante la menopausia parte de los andrógenos suprarrenales pueden ser convertidos en estrógenos para suplir la carencia de esta hormona. Parte de los estrógenos suprarrenales son convertidos en testosterona en tejidos ajenos a la suprarrenal.

215

Médula suprarrenal

La médula de las glándulas suprarrenales está formada por células cromafinas que rodean los vasos mayores y que están inervadas por fibras simpáticas del sistema nervioso autónomo. Cuando se activa el sistema nervioso simpático (como ocurre en caso de estrés) segregan unas hormonas, las catecolaminas que ayudan al organismo a prepararse para combatir el estrés. En ese momento los impulsos recibidos por el hipotálamo ocasionan la producción de adrenalina y noradrenalina. Ambas hormonas aumentan la presión arterial, aceleran la frecuencia cardiaca y la respiración, aumentan la eficiencia de la contracción muscular y aumentan los niveles de azúcar en la sangre.

Adrenalina
Ante todo, la adrenalina (o epinefrina) es una hormona de acción, secretada por las glándulas adrenales en respuesta a una situación de peligro. Entre los efectos fisiológicos que produce están:
Aumentar, a través de su acción en hígado y músculos, la concentración de glucosa en sangre. Esto se produce porque, al igual que el glucagón, la adrenalina moviliza las reservas de glucógeno hepático y, a diferencia del glucagón, también las musculares.
Aumentar la tensión arterial.
Aumentar el ritmo cardiaco.
Dilata la pupila para tener una mejor visión.
Aumenta la respiración, por lo que se ha usado como medicamento contra el asma.

Puede estimular al cerebro para que produzca dopamina, hormona responsable de la sensación de bienestar, pudiendo crear adicción.

Se activa con la *fenilalanina* y *tirosina*
Se frena con la mayoría de las plantas sedantes y la disminución del glucógeno hepático, efecto que se produce durante el ejercicio físico.

Noradrenalina
Se demostró que la eliminación de noradrenalina del cerebro produce una disminución del impulso y la motivación, y se puede relacionar con la depresión. Además, tiene que ver con los impulsos de ira y placer.
Un alto nivel de secreción de Noradrenalina aumenta el estado de vigilia, incrementando el estado de alerta en el sujeto, así como también facilita la disponibilidad para actuar frente a un estímulo. Y, contrariamente, unos bajos niveles de ésta secreción causan un aumento en la somnolencia y, también, estos bajos niveles pueden ser una causa de la depresión.

Se activa con el *hipérico*
Se frena con los anfetamínicos.

TIROIDES

El tiroides es una glándula bilobulada situada en el cuello y básicamente regula el metabolismo. Su importancia no parece decisiva según los criterios de la medicina química, pues en numerosas ocasiones se procede a su extirpación, instaurándose de por vida un tratamiento hormonal sustitutorio. Si tenemos en cuenta que la secreción hormonal no es igual durante los diferentes periodos de vida, e incluso que cambia según los estados de ánimo, nos daremos cuenta que resulta imposible establecer una pauta de dosificación hormonal que cumpla las necesidades del organismo. Las hormonas tiroideas tienen efectos sobre casi todos los tejidos del organismo, aumentando la termogénesis y el consumo de oxigeno, y son necesarias para la síntesis de muchas proteínas; de ahí que sean esenciales en los periodos de crecimiento y para la organogénesis del sistema nervioso central. También influyen sobre el metabolismo de los carbohidratos y de los lípidos. Un dato muy peculiar es su acción sobre la hipófisis y el hipotálamo, lo que nos lleva a pensar que entre estas glándulas se establece una simbiosis hasta ahora poco definida.

El exceso de función se percibe como una extrema delgadez, mientras que el déficit ocasiona obesidad.

Se activa con el *yodo* y los aminoácidos *tirosina y fenilalanina, Maca, cobre, algas laminarias y fucus.*
Se frena con *avena, rábanos, manganeso-cobalto, agripalma, coles, L-Carnitina, litio, valeriana.*

Tiroxina

Es la hormona más importante que produce la tiroides y con ella se efectúa el control de la producción de energía en el cuerpo, siendo necesaria para mantener la tasa metabólica basal a un nivel normal. Sin metabolismo correcto todas las funciones energéticas del cuerpo humano quedarían afectadas y a corto plazo la supervivencia.

Durante los años de crecimiento la hormona del crecimiento hipofisaria produce el aumento de tamaño, y la tiroxina hace que los tejidos vayan tomando la forma apropiada a medida que van creciendo. Es decir, la tiroxina hace que los tejidos se desarrollen en las formas y proporciones adecuadas. Una vez completado el crecimiento, su función es mantener el calor corporal y lograr que las células puedan crecer, reproducirse, mantener sus estructuras y responder a los estímulos.

Triyodotironina
Su función es estimular el metabolismo de los hidratos de carbono y grasas, activando el consumo de oxígeno, así como la degradación de proteínas dentro de la célula.

Calcitonina
Esta hormona juega un papel importante en la homeostasis del calcio, disminuyendo los niveles de calcio y fósforo en la sangre e inhibe la reabsorción ósea de estos iones. Tiene una función opuesta a la hormona Paratiroidea al disminuir la actividad osteoclástica, desacelerar la formación de los osteoclastos, y acelerar la formación de osteoblastos (células encargadas de la formación del hueso).

Podríamos considerarla como un descalcificador necesario para el posterior proceso reparador del hueso. Un error médico frecuente es utilizar la acción conjunta de la calcitonina con el calcio para lograr curar la osteoporosis, una enfermedad en la cual no hay déficit de calcio, sino pérdida de masa o densidad ósea.

Se estimula con la ingestión de salmón.
Se frena con la vitamina D.

GLÁNDULAS PARATIROIDES

Situadas en el cuello, generalmente localizadas en los polos de la glándula tiroides, se trata de un grupo de cuatro lóbulos, dos superiores y dos inferiores, aunque de forma ocasional puede haber cinco o más. Cuando existe alguna glándula adicional, ésta suele encontrarse en el mediastino, en relación con el timo, o dentro de la glándula tiroides. Una confusión habitual es creer que la enfermedad denominada como parotiditis es una afección de las paratiroides, siendo en realidad una alteración de las glándulas salivares.

Parathormona

La hormona paratiroidea aumenta los niveles sanguíneos de calcio y fósforo y estimula la reabsorción de hueso, contribuyendo de manera eficaz al buen estado del sistema óseo. Facilita la absorción del calcio, vitamina D y fósforo a través del intestino, fomentando la producción de los osteoclastos (células que renuevan el hueso) a partir de las células madre de la médula ósea, y retrasando la conversión de estas en osteoblastos (células formadoras del hueso). Su misión es conseguir que las células viejas salgan del hueso para dejar sitio a las nuevas, al mismo tiempo que facilita el metabolismo de los minerales y vitaminas que conformarán la densidad ósea final. Cuando los niveles de calcio sanguíneo son muy altos lo eliminará a través de la orina, pues un exceso en sangre tendrá consecuencias muy graves en la coagulación y pared arterial. Esa es una de las consecuencias de administrar calcio extra a las mujeres con osteoporosis. De continuar su administración se creará un mecanismo de retroacción o retroalimentación negativa, inhibiéndose la secreción de la PTH (Hormona paratiroidea), y con ella el mecanismo autorregulador del organismo.

Se estimula mediante *treonina, taurina, vitamina K, ácido fólico, vitamina D.*
Se inhibe mediante el calcio y alimentos o medicamentos alcalinos.

OVARIOS

Los ovarios son los órganos femeninos de la reproducción, o gónadas. Son estructuras pares con forma de almendra situadas a ambos lados del útero. Los folículos ováricos producen óvulos, o huevos, y también segregan un grupo de hormonas denominadas estrógenos, necesarias para el desarrollo de los órganos reproductores y de las características sexuales secundarias, como distribución de la grasa, amplitud de la pelvis, crecimiento de las mamas y vello púbico y axilar. Existen tres estrógenos naturales: estradiol, estrona y estriol. En el ciclo ovárico, el estrógeno fundamental es el estradiol cuyos niveles plasmáticos alcanzan unos valores de 40 a 250 pg/mL según la fase del ciclo. El estradiol se interconvierte con facilidad en estrona, cuyos niveles en sangre son más bajos (40-170 pg/ml) pero en cambio está presente en la orina en concentraciones mayores. El tercer estrógeno es el estriol que se produce sobre todo en el embarazo, a partir de la placenta.
En la menopausia, como consecuencia de la pérdida de la reserva folicular, se suspende la maduración de los folículos y el ciclo ovárico. El ovario se atrofia y queda reducido a un nuevo tejido que es un pobre productor de estrógenos (aunque sigue excretando cantidades sustanciales de

andrógenos (testosterona y androsterona, que son transformados en estrógenos en el tejido adiposo). En consecuencia, se produce un hipoestrogenismo con todos los síntomas asociados que son propios de la menopausia.

ESTRÓGENOS Y PROGESTÁGENOS

Estradiol

Se sintetiza en los ovarios y participa en el desarrollo sexual de la mujer. Si nos referimos al calendario del ciclo ovulatorio, ciclo basado en los 28 días, el estradiol se sintetiza antes de la ovulación, para estimular la secreción del moco uterino, que tiene características fértiles, importante para que los espermatozoides lleguen al óvulo. El estradiol también estimula el engrosamiento del endometrio, la membrana que reviste internamente el útero.

Se estimula con *alfalfa, pregnenolona, dong quai, salvia, agnus cactus, isoflavonas* (daizeina y genisteina) También a este grupo pertenecen el formonometin y el biochanin, presentes ambos en el *trébol rojo*.
Hay otro grupo igualmente estimulador denominado "lignanos" y lo encontramos en los granos de los cereales, legumbres, frutas y en la *cimicífuga*, jalea real, polen, etc.

Progesterona

Junto con los estrógenos, forman el binomio hormonal femenino por excelencia. Su principal fuente es el ovario (cuerpos lúteos) y la placenta, si bien también pueden sintetizarse en las glándulas suprarrenales y el hígado. Ambos grupos de hormonas tienen una estructura molecular igual a la del colesterol.

222

La progesterona es una de las hormonas sexuales que se desarrollan en la pubertad y en la adolescencia en el sexo femenino, actúa principalmente durante la segunda parte del ciclo menstrual, parando los cambios endometriales que inducen los estrógenos y estimulando los cambios madurativos, preparando así al endometrio para la implantación del embrión. Estos efectos también ocurren en la mama. La progesterona también se encarga de engrosar y mantener sujeto al endometrio en el útero: al bajar sus niveles, el endometrio se cae, produciendo la menstruación. Es la hormona responsable del desarrollo de caracteres sexuales secundarios en una mujer, y sirve para mantener el embarazo.

La progesterona ejerce su acción principal sobre la mucosa uterina en el mantenimiento del embarazo. También actúa junto a los estrógenos favoreciendo el crecimiento y la elasticidad de la vagina. Los ovarios también elaboran una hormona llamada relaxina, que actúa sobre los ligamentos de la pelvis y el cuello del útero y provoca su relajación durante el parto, facilitando de esta forma el alumbramiento.

Se estimula con *pregnenolona, onagra* y vitamina E.

Ambas hormonas se estimulan con el *ajenjo, alfalfa, artemisa, avena, lúpulo, DHEA, maca, regaliz, lúpulo* y *salvia*.
Se deprimen mediante el *sauce* y medicamentos contra el colesterol.

TESTÍCULOS

Las gónadas masculinas o testículos, son cuerpos ovoideos pares que se encuentran suspendidos en el escroto. Las células de Leydig de los testículos producen una o más hormonas masculinas, denominadas andrógenos, siendo la más importante la testosterona que estimula el desarrolla de los caracteres sexuales secundarios, influyendo también sobre el crecimiento de la próstata y vesículas seminales, y estimulando la actividad secretora de estas estructuras, entre ello del esperma. En realidad es una prohormona, ya que para realizar su acción fisiológica o farmacológica debe reducirse en posición 5-alfa-dihidrotestosterona, que es la hormona activa.

Testosterona

Promueve el crecimiento del escroto, pene y glándulas secretorias sexuales. Este efecto es solamente durante la pubertad.
Aumenta el peso y crecimiento testicular.
Estimula la espermatogénesis en los túbulos seminíferos.
Estimula la maduración de la espermátida en espermatozoide.
La testosterona completa las características del semen y estimula la constitución definitiva en su paso por el epidídimo y los conductos deferentes.
La testosterona aumenta la libido o deseo sexual.

Además, la testosterona produce los siguientes efectos sobre las características sexuales secundarias:

Incremento de la masa muscular (acción anabólica)

Proliferación de las glándulas sebáceas. La aparición de acné puede relacionarse con este efecto.

Engrosamiento de la piel.

Hipertrofia de la laringe y producción de una voz grave permanente.

Distribución del vello masculino en: pubis, tronco, extremidades y barba. La testosterona tiene una relación determinada genéticamente con la aparición de calvicie en el hombre.

Aumento del ritmo de crecimiento de los huesos largos en la pubertad, y aumento de estatura.

Cierre de las placas epifisarias y cartílago de conjunción (lo hace indirectamente, mediante su conversión en estrógenos por la aromatasa).

Comportamiento más agresivo y mayor vigor físico y muscular en el hombre que en la mujer.

Las acciones anabólicas son también evidentes en otros órganos y sistemas: hígado, riñón, corazón, médula ósea, etc.

Se estimula mediante *Arginina, vitamina E, Citrulina, Ornitina y Taurina, Maca, polen, Tríbulus, selenio, damiana,* Se deprime mediante *sabal serrulata, lúpulo.*

La administración de testosterona sintética producirá algunos de estos efectos secundarios:

Eyaculación anormal, dolor o aumento del tamaño de las glándulas mamarias, erección frecuente o dolorosa o de larga duración (hasta 4 horas), urgencia de micción frecuente o problemas de la próstata. En las mujeres hay irregularidad en el ciclo mensual, acné y reducción del tamaño de las mamas, voz ronca y crecimiento del vello.

PÁNCREAS

Su doble función como glándula endocrina y parte del sistema digestivo, hace del páncreas una glándula muy sometida a grandes requerimientos. La mayor parte del páncreas está formado por tejido exocrino que libera enzimas en el duodeno, mientras que simultáneamente grupos de células endocrinas, denominados islotes de Langerhans, distribuidos por todo el tejido, secretan insulina y glucagón.

La **insulina** actúa sobre el metabolismo de los hidratos de carbono, proteínas y grasas, aumentando la tasa de utilización de la glucosa y favoreciendo la formación de proteínas y el almacenamiento de grasas.

El **glucagón** aumenta de forma transitoria los niveles de azúcar en la sangre mediante la liberación de glucosa procedente del hígado.

Las **enzimas digestivas** pancreáticas participan en la digestión de polipéptidos, disacáridos, y ácidos nucleicos, mientras que con su contenido en bicarbonato de sodio, sustancia alcalina que proporciona un ambiente químico (pH básico), facilita la acción enzimática. Las enzimas digestivas producidas por el páncreas son:

La *amilasa pancreática*, que degrada hidratos de carbono con excepción de celulosa;

La *lipasa pancreática*, que participa en la digestión de grasas;

Estearasas, que degradan compuestos relacionados con el colesterol;

Ribonucleasa y desoxirribonucleasas, que degradan ADN y ARN respectivamente, y las **enzimas proteolíticas** *tripsina, quimotripsina* y *carboxipeptidasa*.

Hormonas co-pancreáticas de procedencia intestinal

Además de secretar enzimas, el intestino produce dos hormonas que regulan el proceso digestivo: *la secretina* y la *colecistocina.*

La secretina se segrega debido al ingreso del quimo al intestino. El ácido clorhídrico presente en el bolo alimenticio estimula a las células del duodeno para que liberen secretina a la sangre. Su función es estimular la secreción de bicarbonato de sodio producido por el páncreas, para neutralizar el pH ácido, y a la vez, activar la secreción de bilis almacenada en la vesícula biliar.

La secreción de colecistocinina se desencadena ante la presencia de grasas en el intestino. Su función es estimular la contracción de la vesícula biliar para que se segregue bilis hacia el duodeno, a la vez que induce a la liberación de las enzimas pancreáticas. De esta forma, la bilis emulsiona las grasas facilitando la acción de las enzimas pancreáticas.

Todas estas acciones nos llevan a advertir a las personas de la importancia de tan importante glándula endocrina, a la cual nadie parece prestar atención, pues trabaja sin descanso y en silencio. Sin embargo, de ella depende al aprovechamiento de los nutrientes que tomamos y la posterior energía metabólica que nos proporcionan. Una frugal y saludable alimentación durante toda nuestra vida, nos asegurará un páncreas en perfecto estado.

Se estimula mediante *glutamina, cromo, glicina, taurina, maca, zinc-níquel-cobalto, litio, azufre, bardana, travalera, copalchi, altramuz.*
Se deprime con la ingesta de azúcares refinados y grasas saturadas.

PLACENTA

La placenta, un órgano formado durante el embarazo a partir de la membrana que rodea al feto, asume diversas funciones endocrinas de la hipófisis y de los ovarios que son importantes en el mantenimiento del embarazo. Secreta la hormona denominada gonadotropina coriónica, sustancia presente en la orina durante la gestación y que construye la base de las pruebas de embarazo. La placenta produce progesterona y estrógenos, somatotropina coriónica (una hormona con algunas de las características de la hormona del crecimiento), lactógeno placentario y hormonas lactogénicas.

Se estimula mediante *vitamina E, ácido fólico.*

228

Acerca de las PROSTAGLANDINAS

Hoy se sabe que estas sustancias que se hallan en todos los tejidos de los mamíferos y líquidos biológicos, se encuentran en casi todas las células del organismo, a excepción de los glóbulos rojos. Durante tres años fueron olvidadas hasta que en 1.960 Bergstrom logró cristalizar las prostaglandinas PGE y PGF. Cinco años más tarde se logró aislar la *medulina* de la medula renal del conejo, identificada hoy en día con la PGA. La mayor abundancia se encuentra en la vesícula seminal.

Secreción de las PGs
Una vez que las prostaglandinas son sintetizadas en los tejidos comienzan su acción a nivel local, produciendo importantes cambios funcionales, posteriormente siendo distribuidas sistemáticamente por vía venosa y muchas de ellas metabolizadas en el pulmón.
El estímulo a la síntesis y la secreción de las prostaglandinas son múltiples, el estímulo neural, la hipoxemia, la serotonina, la acetil-colina, la histamina, la norepinefrina, la angiotensina II y las bradicininas. La acción de las PGs no es específica, ya que una misma prostaglandina puede estimular determinadas funciones e inhibir otras.

Las prostaglandinas son mediadoras de la transmisión del mensaje que las hormonas tróficas como la LH, la TSH y la ACTH producen sobre las células efectoras. La interacción entre la hormona trófica y los receptores de membrana trae consigo a través de la prostaglandina sintetasa, un aumento de la síntesis de las PGs.

Acciones fisiológicas

Las acciones biológicas de las prostaglandinas son tan variadas que ningún compuesto natural de los hasta ahora estudiados las iguala.

Presión arterial, riñones y PGs:
Existen muchas experiencias que sugieren que el riñón tiene, en determinadas circunstancias, un poder protector contra el desarrollo de hipertensión arterial y que este puede residir especialmente en las prostaglandinas. La administración crónica de indometacina, un inhibidor de la síntesis de prostaglandinas, trae como consecuencia un leve aumento en la presión arterial.
Las administraciones exógenas de PGEs, PGAs, PGG2 PGD2 inyectadas producen vasodilatación y aumento del flujo renal. La secreción de las prostaglandinas exógenas varía con la expansión del volumen extracelular, aumentan con la deprivación de sodio y disminuyen con el exceso de sal.

Sistema reproductor y PGs
Las prostaglandinas más activas en el sistema reproductor femenino son las PGE y las PGF. Durante la fase secretora en el folículo de maduración se produce un aumento del estradiol, responsable del aumento de las PGs anteriores, lo cual produce luteolisis y una disminución en la secreción de progesterona. Al mismo tiempo, se observa un aumento en el estradiol, el cual estimula la secreción de la LH, produciéndose la ovulación. Esta elevación de la hormona luteotrófica aumenta ulteriormente a su vez, la secreción de PGs. Existe alguna evidencia de que la acción luteolítica de las prostaglandinas puede ser mediada por el eje hipotálamo-hipofisiario.

Parto y PGs

La PGF2 desempeña un papel importante en el parto, no sólo por inhibición de la secreción de progesterona, hormona que inhibe la contracción uterina, sino también en forma directa sensibilizando la fibra muscular uterina a la oxitocina y tal vez disminuyendo el flujo vascular a la placenta. En la clínica se han empleado ciertas PGFs para inducir el parto con resultados alentadores, pero no tienen ventaja sobre la oxitocina.

También se han empleado estas glandinas para producir aborto con resultados eficaces, usándose, ya sea por vía intravenosa o por administración dentro del líquido amniótico. Las prostaglandinas han sido sugeridas como anticonceptivas.

Respuesta Inflamatoria

Existen evidencias acumuladas de que las prostaglandinas desempeñan un papel importante como mediador de la inflamación y la fiebre, La explicación de porqué sube la temperatura corporal cuando se está enfermo ha dejado de ser una incógnita gracias al trabajo de Shuh Narumiya, del Departamento de Farmacología de la Universidad de Kioto, en Japón. La fiebre es un síntoma seguro de enfermedad, provocado como respuesta a distintos agentes infecciosos o a condiciones inflamatorias no infecciosas. Ambos elementos estimulan la producción de pirógenos endógenos, responsables de los episodios febriles.

Hace más de dos décadas se situó a las prostaglandinas en el epicentro de la aparición de la fiebre, en parte porque medicamentos antiinflamatorios como la indometacina y el ácido acetilsalicílico comparten la capacidad de inhibición de la biosíntesis de la prostaglandina. Sin embargo, la implicación de la prostaglandina en la génesis de la fiebre ha despertado, y continúa haciéndolo, controversias.

El Sistema Inmunológico

Las PGEs, las PGAs y las PGFs inhiben la respuesta inmune por inhibición de los linfocitos T y B. Mientras la alta concentración de PGs inhibe la respuesta inmune, los inhibidores de la PG sintetasa y las concentraciones bajas de prostaglandinas, la aumentan.

Asma Bronquial

Cómo las PGs pueden actuar en la crisis asmática, si es que tienen algún papel patogénico, no se conoce aún. Las PGEs relajan los músculos bronquiales humanos "in-vitro", en cambio, la F contrae esos mismos músculos.

Artritis Y Artrosis

En el momento presente, el papel jugado por las PGs en la inflamación tanto experimental como en la artritis reumatoide humana, no se conoce.

Se regulan mediante *Onagra, borraja, verdolaga, Omega 3, sauce, vitamina B6 y C, magnesio, zinc, calcio.*

Se estimulan (aumenta la inflamación) mediante el ácido araquidónico presente en carnes, lácteos, huevos, pimentón, chile, pimienta blanca, vinagre rojo, berenjenas, cacahuetes, tabaco y concentrado de tomate.

FEROMONAS

Las feromonas son sustancias químicas secretadas por el hipotálamo con el fin de provocar un comportamiento determinado en otro individuo de la misma u otra especie. Son, por tanto, un medio de señales cuyas principales ventajas son el gran alcance y la evitación de obstáculos, puesto que son arrastradas por el aire. Viene del griego y significa "llevo excitación". Algunas mariposas como la Saturnia pyri son capaces de detectar el olor de la hembra a 20 Km. de distancia.

Se conocen algunas feromonas, pero no está claro que actúen en el ser humano. Esta es una relación de ellas:

Feromonas de agregación social. El ser humano es gregario y tiene conciencia de pertenencia a su especie. Necesita interrelacionarse y el aislamiento le causa desórdenes psicológicos. También le permite reconocer al intruso.

Feromonas de alarma. Erizarse el cabello o sentir "piel de gallina", son algunas manifestaciones habituales.

Feromonas sexuales. Las hembras, durante su ovulación, producen olores de atracción para los hombres, para ayudarles a encontrarse y realizar la cópula. El uso de desodorantes anula este efecto. Al llegar a la menopausia se siguen segregando, disminuyendo drásticamente en la vejez. Los varones también las expelen a través del sudor.

OTROS ÓRGANOS CON FUNCIÓN EXOCRINA

La confusión sobre la definición funcional del sistema endocrino se debe al descubrimiento de que muchas hormonas típicas se observan en lugares donde no ejercen una actividad hormonal.

Esta es una relación de hormonas no dependientes exclusivamente del sistema endocrino:

La *noradrenalina* está presente en las terminaciones nerviosas, donde trasmite los impulsos nerviosos.
Los componentes del sistema *renina-angiotensina* se han encontrado en el cerebro, donde se desconocen sus funciones.

Los péptidos intestinal gastrina, colecistoquinina, péptido intestinal vasoactivo (VIP), y el péptido inhibidor gástrico (GIP) se han localizado también en el cerebro.

Las *endorfinas* están presentes en el intestino, y la hormona del crecimiento aparece en las células de los islotes de Langerhans.
En el páncreas, la hormona del crecimiento parece actuar de forma local inhibiendo la liberación de insulina y glucagón a partir de las células endocrinas.

Otros tejidos del organismo producen hormonas o sustancias similares:

Los riñones secretan un agente denominado *renina* que activa la hormona angiotensina elaborada en el hígado y que servirá para metabolizar los lácteos en el bebé. Esta hormona eleva a su vez la tensión arterial, y se cree que es provocada en gran parte por la estimulación de las glándulas suprarrenales.

Los riñones elaboran una hormona llamada *eritropoyetina*, que estimula la producción de glóbulos rojos por la médula ósea. También *encefalina* que regula el dolor.

El tracto gastrointestinal fabrica varias sustancias que regulan las funciones del aparato digestivo, como la *gastrina* del estómago, que estimula la secreción ácida, y la *secretina* y *colescisquinina* del duodeno, que estimulan la secreción de enzimas y hormonas pancreáticas. La colecistoquinina provoca también la contracción de la vesícula biliar.

El estómago segrega *ghrelina* que estimula la hipófisis y ocasionará el apetito y la secreción de la hormona del crecimiento. También produce *histamina*, la cual estimula la secreción de ácidos gástricos, y *endotelina* que ocasiona la contracción del músculo liso estomacal.

En la década de 1980, se observó que el corazón también segregaba una hormona, llamada factor natriurético auricular (*atriopeptina*), implicada en la regulación –bajada- de la tensión arterial y del equilibrio hidroelectrolítico del organismo.

El hígado regula la producción de *adiponectina*, la cual aumenta la sensibilidad a la insulina, regulando el metabolismo de la glucosa y los ácidos grasos. Influye en la obesidad y el colesterol.

También produce *angiotensinógeno* y *angiotensina*, actuando sobre los vasos sanguíneos y la corteza adrenal, produciendo vasoconstricción y aldosterona.

El sistema nervioso central y el tracto intestinal regulan la producción de la *serotonina*, controlando el humor, apetito y el sueño.

El útero produce *relaxina*, una hormona de la cual se desconoce su función al margen del parto.

CAPÍTULO 2

EJERCICIO, SUEÑO Y REPOSO

La idea de que todo es química dentro de nuestro cuerpo, nos la han inculcado los vendedores de productos químicos.

Ejercicio físico

Aunque la frecuencia del sedentarismo aumenta con la edad, hasta tal punto que el 52% de los mayores de 65 años declaran pasar la mayor parte de su jornada sentados, no está clara la influencia positiva del ejercicio continuado. El sedentarismo a ultranza, aquel que ni siquiera implica realizar las ocupaciones de mantenimiento del hogar, comprar y hacer la comida, sin dedicar unos minutos al día a pasear, indudablemente es causa de mayor mortalidad global por enfermedades cardiovasculares, aunque no es seguro que afecte a la génesis del cáncer. Lo que parece seguro es que un poco de actividad diaria reduce la incidencia de las enfermedades coronarias, la hipertensión, diabetes y colesterol, así como la aparición de depresión y ansiedad. No obstante, el ejercicio convertido en una obligación y mucho más aquel que implica competir, puede producir más daño que el sedentarismo. Si tomamos referencia por el mundo animal que vive en libertad, veremos que ni siquiera las especies más próximas a nosotros, los primates (monos, simios, chimpancés…), dedican mucho tiempo al ejercicio

237

que no conlleve un fin práctico, como cazar, comer, pelear o aparearse. Estos animales permanecen quietos la mayor parte del día, emprendiendo acciones rápidas y muy activas cuando las circunstancias lo requieren, pero volviendo pronto a la situación de descanso. Por supuesto, no hay ninguna especie que se mueva durante largas horas sin un fin práctico relacionado con la supervivencia, salvo el ser humano.

Otro aspecto sobre el ejercicio continuado es aquel que tiene que ver con el concepto de fortaleza asociada a salud o belleza. Se piensa que una persona que haga deporte indudablemente estará más fuerte que quien no lo haga, y como consecuencia también más sana y más bella. Posiblemente este razonamiento equivocado es el que ha llevado a muchas personas a someterse a largas sesiones de gimnasio, práctica deportiva o efectuar largas caminatas. Cuanto más ejercicio, más salud y belleza –parecen decirnos-. Pero no es así en su totalidad. Indudablemente el ejercicio aumenta la fuerza, la velocidad y las habilidades físicas, y con frecuencia mejora nuestra estética corporal, pero el problema surge cuando sobrepasamos cotidianamente nuestra capacidad genética a causa de un concepto equivocado sobre la utilidad del ejercicio. Llegado a un punto de exageración, como ocurre con el maratón, el entrenamiento exhaustivo del fitness y hasta con la danza de salón practicada diariamente durante varias horas, el cuerpo para adaptarse a las nuevas exigencias debe descuidar otras funciones corporales, algunas de ellas necesarias para un buen envejecimiento. El sistema endocrino, el hígado, el sistema articular, el bazo y el propio sistema nervioso, son relegados por el conjunto orgánico que debe seguir proporcionando energía, nutrientes y oxígeno al sistema muscular al que estamos exigiendo todo su potencial. Las consecuencias son que, aunque la persona sea fuerte a nivel muscular, el deterioro general será notorio y con ello el envejecimiento prematuro de todo el sistema orgánico.

Pongamos un ejemplo ilustrativo de ejercicio perjudicial:
Una persona se mira al espejo y observa su proveniente barriga, lo que indudablemente no le gusta. Decide acudir a un gimnasio para mejorar su figura, aunque siempre dice que lo hace por salud. Allí le pondrán una tabla rutinaria de ejercicios, entre los cuales están las flexiones de abdominales. Solamente nos centraremos en este estúpido ejercicio, más que nada porque es el más practicado.
La persona en cuestión se sienta en el suelo, flexiona sus piernas, pone sus manos en la nuca, y adelante una y otra vez. Los primeros días apenas realiza 20 flexiones, pero con el tiempo llegarán hasta 50, 100 e incluso más. El número de repeticiones parece esencial para lograr unos buenos "abdominales". Se trata realmente de hipertrofiar esta zona corporal, para darle solidez y si es posible que disminuya de volumen. Esto último, indudablemente debe ir acompañado de una dieta reductora en calorías. Con le tiempo ese voluminoso abdomen parece haber mejorado, pero ¿qué ha ocurrido realmente?
Si esa persona hubiera realizado dieta, simplemente, hubiera reducido su faja abdominal, aunque no hubiera tensado sus músculos. Con el ejercicio continuado ha dado solidez y se han definido las diferentes zonas musculares, dando la impresión de que realmente ha adelgazado. Se confunde comprimir un músculo con reducirlo de tamaño. Cuando se deja de ejercitar, todo vuelve a su estado anterior. Pero este ejercicio tiene su contrapartida: la sobrecarga de la zona lumbar y la tensión de las vértebras, así como la distensión de los ligamentos.

239

Pensemos para qué nos vale el grupo muscular que denominamos abdomen superior y que consta de seis músculos, tres a cada lado. Su misión esencial es mantener el cuerpo erecto, conjuntamente con los músculos lumbares. Entre ambos el ser humano ha conseguido permanecer erguido. También tiene otra misión importante, y es la de flexionar el tronco hacia la pelvis, lo que nos permite recoger objetos y agacharnos. Finalmente, es el músculo responsable de que podamos levantarnos cuando estamos sentados en una silla y de apoyar al resto de los músculos corporales para fijar cualquier movimiento corporal. Como verán, no hay apenas movimientos en nuestro quehacer diario que se asemeje a tumbarnos boca arriba, con la piernas en flexión, las manos en la nunca y flexionar el tronco. Sin embargo, es el movimiento repetitivo que se hace en la mayoría de los gimnasios. ¿Por qué realizar un movimiento cientos de veces que no tiene una aplicación en la vida diaria? Si queremos tensar nuestros músculos abdominales ¿por qué no los tensamos simplemente? Esconda su abdomen cuando camine y hágalo tantas veces como quiera, 10, 20 ó 100 si es su deseo. Este movimiento no le causará daño alguno y tensará sus músculos, al mismo tiempo que habrá conseguido el efecto deseado: esconder su prominente abdomen.

Un razonable programa de ejercicio

Aunque la capacidad física disminuye con la edad, el grado de la reducción en la actividad física también se relaciona, en muchos casos, con la falta de deseo o de estímulos debido a condicionantes sociales. El miedo al ridículo si se hace ejercicio junto a personas más capacitadas, el cansancio extremo incluso durante los primeros cinco minutos, y las limitaciones físicas que impiden hacer movimientos que hasta hace pocos años eran factibles, son suficientes motivos como para que el anciano desista de volver a intentarlo.

El primer mensaje que se debe hacer llegar a las personas de más edad es que deben mantenerse activos en su vida cotidiana y para ello hay diversas opciones. Además, muchas personas tienen una forma de vida dinámica y no sienten la necesidad de participar en programas dirigidos de ejercicios. Aun así es conveniente potenciar ocupaciones simples como la jardinería, el bricolaje, dar paseos diarios, etc., sin olvidar deportes como el Tai Chi, el yoga o la gimnasia Pilates. Quien este libro escribe lleva casi 40 años practicando artes marciales (Kung fu y Ninjutsu), actividades que tienen una serie de ventajas sobre otros deportes que deberán ser dignas de tener en cuenta, por ejemplo: la transformación del carácter y el control de las emociones negativas que constituyen la esencia de las artes marciales, por encima incluso de las habilidades para la lucha. Sería como una terapia para la mente a través del dominio del cuerpo. También mejoran la agilidad, velocidad, precisión, equilibrio, elasticidad, potencia y coordinación, facultades todas necesarias para una buena longevidad. Finalmente, y al tratarse de un entrenamiento a intervalos, con pausas frecuentes, y en una alternancia entre movimientos lentos, rápidos y precisos, se logra que todas las zonas corporales sometidas a esfuerzo se recuperen durante la misma sesión de entrenamiento. Y si todo esto les parece importante, hay otro factor que hace a las artes marciales mencionadas aún más atractivas: los ejercicios de estiramiento, de los que vamos a hablar ahora.

Si hay una actividad física altamente recomendable que no supone apenas esfuerzo muscular y que mantiene la estética corporal en condiciones óptimas, esta es el estiramiento. Con apenas 15 minutos diarios, e incluso en días alternos, los beneficios de un programa de estiramiento (stretching o elongación) dirigido al anciano podrán corregir la mala postura e incluso mejorar algunas patologías posturales como la lordosis, la cifosis, la escoliosis, pinzamientos vertebrales, lumbalgias, dorsalgias, cervialgias, problemas en el nervio ciático y suponer ayuda para aliviar dolores musculares y articulares.

En concreto, la práctica habitual de ejercicio físico moderado y no competitivo aporta una serie de beneficios al anciano, como son:

Mejora la sensación de bienestar general.
Mejora la salud física y psicológica global.
Ayuda a mantener un estilo de vida independiente.
Reduce el riesgo de desarrollar ciertas enfermedades (alteraciones cardiacas, hipertensión, etc.).
Ayuda a controlar enfermedades como obesidad, diabetes, hipercolesterolemia. Ayuda a disminuir las consecuencias de ciertas discapacidades y puede favorecer el tratamiento de algunas patologías que cursan con dolor.

Pero no todo son beneficios, aunque, en términos generales, el ejercicio físico moderado no comporta riesgos a las personas de edad. El problema suele originarse en el entendimiento de lo que para cada uno supone la moderación. La sobreestimación de las propias capacidades, la competitividad o el intentar mantener un tono físico similar al de otras épocas pasadas, puede comportar serios peligros que deben ser tenidos en cuenta. Hay una pauta a seguir que nadie debería saltarse: el deporte competitivo es casi siempre perjudicial; el ejercicio individual, sin metas o sobreesfuerzos, es beneficioso.

Habitualmente se confunde practicar un deporte con hacer ejercicio, llegando al extremo de considerar saludable incluso correr una maratón. Basta observar a estos corredores al final de su recorrido para darnos cuenta de la brutal paliza que ha tenido que soportar su cuerpo, y esto en un anciano es la antesala de las enfermedades y la muerte. Toda práctica que implique ganar a alguien, llegar el primero, supone un sobreesfuerzo físico y psicológico que termina por dañar la salud del deportista.

Hay que seguir estas pautas:

No competir con nadie.
No intentar mejorar el progreso anterior.
Cada día de entrenamiento es diferente, en intensidad, esfuerzo y duración.
Nunca hay que agotarse.
El ejercicio debe constituir un placer, no una tortura o un sacrificio.
Suspenderlo cuando se padezca alguna enfermedad infecciosa.
Cuando el cuerpo nos invite a movernos, lo hacemos; cuando nos pida parar, nos detenemos.

El médico debe evaluar, a través del historial de la persona y de una exploración física minuciosa, la capacidad del anciano para realizar un determinado ejercicio físico. De esta manera se puede establecer correctamente el tipo e intensidad de ejercicio a realizar, aunque para ello el terapeuta debe ser un conocedor de los diferentes deportes, lo que no es habitual. Magnificar la natación o el senderismo, sin tener en cuenta los métodos anteriormente mencionados (Tai chi, yoga, Chi kung, estiramientos, Pilates…), suelen ser los errores más habituales. De todas maneras, caminar por los parques calzando un zapato adecuado y acompañado de una persona de nuestro agrado, sigue siendo una práctica muy recomendable.

Estiramientos

Aunque no está considerada como una gimnasia, ni mucho menos una actividad deportiva, lo cierto es que el estiramiento cotidiano del cuerpo supone una de las mejores alternativas para el buen mantenimiento de la salud, incluso en aquellas personas que permanecen en cama o silla de ruedas. A la gran suma de beneficios que luego detallaremos, hay que añadir que se puede practicar en el propio domicilio, en el campo o simplemente encima de una alfombra.

La contracción muscular dificulta o impide la flexibilidad, pues esa contractura acorta el músculo involucrado, lo hace menos elástico y puede impedir que la articulación afectada vea limitada su amplitud de manera definitiva. El dolor es una de las manifestaciones habituales en las contracturas musculares y las lumbalgias son un ejemplo de ello. Pocas personas a partir de los 25 años de edad no están afectadas periódicamente de dolores lumbares, acudiendo ingenuamente al consumo de medicamentos para tratar de aliviar un mal que requiere, básicamente, ejercicios físicos de estiramiento. La limitación de los movimientos para evitar la aparición del dolor trae como consecuencia una atrofia de la propia articulación, un aumento de los depósitos calcáreos en los espacios interarticulares y la esclerosis por falta de uso de los tendones y ligamentos.

La columna vertebral es una de las zonas corporales más afectadas por esta limitación voluntaria del movimiento y con ello aparecen pronto otra serie de alteraciones. Puesto que la cabeza y el cuello, así como los hombros, necesitan un buen soporte óseo para no verse alterada su postura natural, las alteraciones en la zona lumbar terminan por alterar, a su vez, toda la zona superior. En este momento y junto con la aparición de nuevos dolores, la persona afectada limita los movimientos del cuello. Las vértebras cervicales que deben soportar el gran peso de la cabeza, acusan igualmente deformaciones.

Todas estas alteraciones, que en sus comienzos se asimilan cambiando posturas y limitando la funcionabilidad corporal, son los primeros síntomas del envejecimiento, un cambio que se percibe en forma de escalera, en períodos cortos y bruscos, pasados los cuales el cuerpo se adapta de nuevo hasta el próximo declive. Es primordial actuar preventivamente, en lugar de esperar a corregir los daños ya instaurados. La fuerza muscular es aparentemente lo primero que se pierde, aunque la realidad es que es en el sistema articular donde más se aprecian las señales de envejecimiento. Progresivamente, las personas vamos limitando la amplitud de nuestros movimientos y poniendo en acción partes corporales que antes permanecían habitualmente inmóviles. Un ejemplo de ello es la rotación del cuello para mirar hacia atrás, incluso lateralmente, que un niño es capaz de efectuar sin apenas mover la cintura y mucho menos la cadera. Sin embargo, cuando un anciano tiene que mirar a un lateral debe girar también la cadera, pues las vértebras del cuello ya no tienen suficiente juego.

Estos inconvenientes se perciben en todo el sistema óseo y articular, aunque hay partes como la cadera, los hombros y el cuello que se ven afectadas más intensamente. Esto conlleva un mal adicional, pues la limitación en la amplitud del movimiento articular ocasiona una atrofia de los músculos involucrados y una mayor rigidez en los tendones y ligamentos. Con el tiempo, estas partes blandas sin uso frecuente se esclerosan y se acortan, con lo que la deformación de los huesos se acentúa. Llegado a este punto y si no se pone en marcha un programa de flexibilidad y elasticidad, el organismo sustituye el tejido adiposo y fibroso (colágeno) por otro carente de función. Recordemos al lector que la flexibilidad se refiere a la amplitud de las articulaciones, mientras que elasticidad nos habla de ligamentos y tendones.

Beneficios

Los ejercicios para mejorar la elasticidad proporcionan una gran variedad de beneficios a cualquier persona, estando en primer lugar el conocimiento del propio cuerpo, sus limitaciones y virtudes. Los minutos dedicados a estirar el cuerpo hacen que una persona sepa ciertamente para lo que está cualificada y para lo que no. Basándose en estos conocimientos elaborará la preparación corporal más adecuada, no tratando de realizar actos para los que no está capacitado, los cuales, además, supondrán un riesgo enorme de lesión.

Mejorará también la capacidad para relajarse a voluntad y eliminar las tensiones que la vida le proporciona, desapareciendo de su mente el deseo de querer ganar a los demás, tal y como ocurre en las actividades deportivas, instaurándose solamente el deseo de mejorarse a sí mismo. Esto nos lleva a estimar que los ejercicios de estiramiento ayudan igualmente a relajarse mental y físicamente.

La mayor amplitud articular evitará las enfermedades reumáticas, ya que los movimientos continuados de una articulación impiden su degeneración y la acumulación en ella de sustancias de desecho.

Si con el paso de los años las personas van reduciendo su capacidad para ser flexibles y terminan moviéndose con una rigidez extrema, se debe básicamente a que en años anteriores dejaron de trabajar sus articulaciones en toda su extensión. Un ejemplo de ello lo tendríamos en las vértebras cervicales, especialmente en las personas ancianas, quienes cuando miran hacia atrás no giran apenas la cabeza y prefieren rotar la cintura e incluso el cuerpo en su totalidad. Esta limitación en el movimiento del cuello la iniciaron muchos años atrás, quizá por comodidad, y el resultado final es un anquilosamiento de las vértebras cervicales.

Otro beneficio indudable del programa de flexibilidad es la mejora del aspecto estético, del porte. La posición erecta, lo mismo que la de sentado, necesitan de una buena disposición articular para que sea agradable y no grotesca. Esa misma buena posición contribuirá a que funciones tan importantes como la respiratoria y la digestiva, por ejemplo, se realicen correctamente. Muchos ancianos verían aliviadas sus enfermedades respiratorias si decidiesen realizar más ejercicios corporales, en lugar de tomar tantos medicamentos. El asma, por ejemplo, se podría mejorar simplemente con estiramientos del diafragma.

La respiración

Cuando se inspira los músculos se tensan y en casi imposible estirarlos, mientras que este esfuerzo es más fácil en la fase de fuerte espiración. Es más, cualquier movimiento, pasivo o dinámico, incluso los asistidos por otra persona, deben ser efectuados siguiendo el ritmo natural de la respiración.

Los principiantes se suelen asombrar de los progresos que pueden lograr realizando los estiramientos solamente en la fase de espiración, manteniendo unos segundos el progreso, y repitiendo otra vez. Se han establecido como tres espiraciones profundas las necesarias para llegar al límite sin apenas dolor. Hay personas, no obstante, que mejoran aún más realizando las tres fases así:

1. Se realiza un estiramiento previo, por ejemplo, de la columna.
2. Se toma aire y se espira fuertemente mientras se estira un poco más.
3. Se mantiene unos segundos la posición hasta que aparezca la molestia.
4. Se afloja un poco, se toma aire nuevamente y al soltarlo se aumenta la distancia primera.
5. Se mantiene el progreso, se afloja nuevamente, se mantiene al menos un minuto y se vuelve a inspirar y espirar profundamente, forzando un poco más la posición. Esta última fase se mantiene hasta que la molestia comience a notarse como dolor.

Las mejoras

La terapia de elasticidad (ligamentos), flexibilidad (articulaciones), y elongación (estiramiento forzado), efectuada apenas uno o dos días por semana, proporciona en poco tiempo los siguientes beneficios:

1. Un relajamiento general muy superior a cualquier sistema tradicional, incluso superior al Yoga.
2. Un aumento del riego sanguíneo en todo el sistema articular y muscular.
3. Una mejora en el sistema venoso y arterial, pues el estiramiento involucra a todo el cuerpo.
4. Una disminución instantánea de las contracturas y rigideces musculares.
5. Una disminución paulatina de los dolores reumáticos.
6. Un enderezamiento de la columna vertebral.
7. Un aumento significativo de la estatura en personas mayores.
8. Un porte erguido y saludable.
9. Un aumento de la capacidad pulmonar al mejorar la amplitud de la caja torácica.
10. Una capacidad mejorada para la práctica de cualquier deporte.
11. Un andar más estético y elegante.

Y todo ello sin esfuerzos, agotamientos, ni dolores. La elasticidad proporciona un bienestar físico y psíquico intenso desde la primera sesión y la persona tiene la sensación de estar flotando y de pesar menos.

Por todo ello, es fácil asegurar que el entrenamiento de la elasticidad, flexibilidad y elongación es imprescindible si se quiere tener una larga vida muscular y esquelética, y una buena eficacia para realizar las labores cotidianas, tanto laborales, como recreativas u hogareñas. Con este sistema las piernas son más ágiles, es más fácil desplazarse con velocidad, mover el cuello, girar la cintura y agacharse para recoger objetos.

Unido a unos pequeños ejercicios de respiración y movimiento muscular suave, las personas conseguirán una forma física extraordinaria en pocos días, sin contraindicaciones, y su estado emocional será más relajado y eficaz. Lo cierto es que cuando hemos realizado ya algunas sesiones de estiramiento notamos enseguida que algo ha cambiado en nuestro cuerpo. Una nueva sensación nos invade y hasta parece que nos movemos con más libertad, que somos más fuertes y que nuestras habilidades físicas han aumentado.

Pronto nos damos cuenta que quizá todo es cuestión de insistir y que lograremos estirar todo lo que queramos, ya que los dueños de nuestro cuerpo somos nosotros mismos y podemos luchar contra el prematuro deterioro corporal.
Cierto es que las tensiones a las que sometemos a nuestros músculos para lograr que sean elásticos son muy intensas, pero si no desmayamos enseguida nos sentiremos tan diferentes con pocas sesiones que valdrá la pena el esfuerzo.
Tu cuerpo puede modificarse casi según tus deseos, pero si no eres bueno con él y lo tratas con dulzura, se volverá contra ti mismo y te obligará a que cada día te veas más torpe, más inútil y con menos posibilidades físicas. Eso no lo arregla ninguna medicina.

¿A QUÉ EDAD SE ES YA VIEJO PARA PRACTICAR UN DEPORTE?

No puede contestarse en términos generales cuál es la edad en que puede alcanzarse la máxima capacidad deportiva, y en la medida en que las razas se perfeccionen genéticamente las cosas seguirán variando. Hace apenas cincuenta años un deportista de 30 años estaba considerado ya viejo y se le relegaba a las labores de monitor o preparador. Hoy en día, el envejecimiento más tardío de la población está prolongando cada vez más esta edad y ya nadie se considera acabado a los 40 años.

La práctica nos ha enseñado que los ejercicios de máxima velocidad son posibles a cualquier edad (al menos aquellos que no duren más de 30 segundos), que los de resistencia pura (footing o maratón) son más adecuados pasados los 25 años, mientras que no parece existir límite para aquellos en los que la técnica sea lo fundamental (golf, hípica.) Los de acrobacia y equilibrio solamente son adecuados en la infancia y la adolescencia, mientras que los de precisión (jabalina, tiro con arco o plato) no requieren una edad específica. Por último, aquellos que entrañen un riesgo físico (alpinismo, espeleología, automovilismo o paracaidismo), son muy adecuados para personas maduras que en su juventud fueron grandes deportistas.

La edad teóricamente perfecta no existe y si nos fijamos en los atletas que practican atletismo, nos daremos cuenta de las diferencias tan notorias de edades. Si estas comparaciones las pasamos al culturismo, el golf, la equitación, etc., vemos que las comparaciones empiezan a ser más dispares. En una tabla publicada en el año 1980 se llegó a la conclusión de que la edad más idónea para hacer maratón con éxito eran los 40 años y que para el lanzamiento de martillo, por ejemplo, eran los 30 años. Desde entonces las cosas han cambiado bastante y la edad máxima ha ido en aumento. En los deportes en los cuales la técnica y la experiencia juegan un papel importante, la edad idónea promedio es muy alta, quizá porque el atleta experimentado sabe usar sus músculos, relajando y contrayendo a voluntad todo su cuerpo. Sobre esto, dijo Chuck Norris, el popular actor-artista marcial, que con la edad el atleta se vuelve más elegante y logra hacer lo mismo que antes, pero con menos esfuerzo. La paulatina pérdida de fuerza y elasticidad producida por la edad, se compensa, en parte, por la mejor técnica.

Sabemos que hay una curva en cuanto al rendimiento físico muy característica que provoca un aumento del rendimiento en la juventud (quizá demasiado brusco para ser asimilado), una culminación entre los 25 y los 45 años, y un descenso progresivo a partir de entonces, que será más acusado dependiendo de la persona y su anterior entrenamiento. En la misma medida en que el esfuerzo ha sido intenso en la juventud, así de rápido caerá la forma física en la madurez, de lo que se deduce que los sobreentrenamientos continuados acortan la vida deportiva y "queman" al atleta de manera similar a como se agota una batería por exceso de uso. Si por el contrario, realizamos una actividad física de mediana intensidad en los años jóvenes, tendremos una prolongación de nuestra vida deportiva.

La causa del decaimiento físico hay que buscarla en las alteraciones estructurales y químicas que se producen en el envejecimiento, siendo una de estas causas las afecciones circulatorias, motivadas especialmente por falta adecuada de ejercicio. La población que está dedicada a trabajos físicos en su vida laboral no acusa este decaimiento, aunque suelen padecer con frecuencia trastornos articulares y envejecimiento acelerado. En la medida en que avanza la edad disminuye la capacidad funcional de los órganos respiratorios, siendo la causa principal las alteraciones de la caja torácica, principalmente producida por el abombamiento de la columna vertebral y la osificación de los cartílagos costales. Además, la elasticidad pulmonar es menor y se produce un ligero enfisema. De todo esto resulta que el aire residual aumenta y por tanto la admisión de aire limpio se realiza con dificultad. El valor límite de la respiración pasa de los 126 litros que se tenían a los 25 años, a los 90 entre los 50 y los 70 años, a lo que hay que añadir la menor difusión de oxígeno en los alvéolos. Afortunadamente, la práctica del ejercicio moderado, acompañado de estiramientos periódicos, dan como resultado una atenuación de este proceso biológico. El tenis con un compañero de la misma edad, las carreras a campo traviesa sin meta definida, la natación en piscinas climatizadas, el remo en los estanques, la gimnasia de mantenimiento, así como las excursiones a pie, producen un mantenimiento de las facultades físicas hasta muy lejanas edades. Solamente los deportes competitivos, en los cuales ganar sea más importante que el ejercicio en sí, son perjudiciales, ya que el estrés psíquico para no dejarse ganar hace sufrir a la persona, en lugar de proporcionarle placer.

Las personas que fueron grandes atletas en su juventud y suspendieron posteriormente toda actividad física encajan muy mal la reanudación de la actividad física, ya que pretenden hacerla con la misma intensidad y logros similares a los de antaño; al no conseguirlo, sufren grandemente y piensan que es sólo cuestión de entrenamiento. Un deportista activo de 60 años puede esperar una condición física similar a la de una persona de 50 o quizá de 40 años no activa, pero nunca deberá compararse consigo mismo cuando era joven. No obstante, y esto es algo que en este libro se insiste, la actividad física que proporciona el deporte no nos hará más longevos, aunque sí más fuertes.

Un dato curioso es que el corazón pesa lo mismo a los 15 años que a los 55 y que las personas que hacen deporte tienen un volumen cardíaco mayor que los sedentarios. Por eso, si hay un momento en nuestras vidas en el que es imprescindible el ejercicio es pasados los 40, aunque lamentablemente casi todos lo abandonan al llegar a los 30.

En conclusión, lo importante es realizar ejercicio placentero, no competitivo y sin tener en cuenta si nuestro rendimiento es óptimo o tenemos gran habilidad para efectuarlo. La muerte por exceso de ejercicio se da por igual en personas jóvenes que mayores y solamente es debida a eso, a exceso, no al ejercicio en sí. Una vez más, el sufrimiento y el agotamiento a la hora de hacer ejercicio están totalmente prohibidos.

¿Cuál es la mejor actividad física para los longevos?

Indudablemente el estiramiento o stretching, algo que se efectúa de modo sutil mediante la práctica del Yoga, Tai chi o Chi kung, deportes que están basados precisamente en eso, el estiramiento unido a la respiración. Estas disciplinas pretenden no solamente estirar los músculos y tendones, sino influir sobre los órganos internos.

Estiramientos naturales

Aunque estirarse es un reflejo natural del ser humano, nadie le da la importancia vital que tiene. Todos hemos sentido esa necesidad de estirarnos después de pasarnos largas horas escribiendo o conduciendo, y aunque lo solemos hacer defectuosamente, nos alivia bastante para poder continuar. El alivio tan extraordinario que logramos haciendo estos simples estiramientos nos debería hacer reflexionar y realizarlos continuamente, aunque no estemos sentados. De igual manera, la gente se estira tanto al acostarse como al levantarse, haciendo caso del instinto que nos obliga a ello.

Sin embargo, costumbres tan beneficiosas como el bostezo, frotarnos los ojos, así como ponernos las manos en la nuca cuando estamos sentados o entrelazar las manos cuando hablamos, son manifestaciones naturales que hacemos continuamente, casi sin darnos cuenta, pero que nos obligan a estirarnos.

El estiramiento es, con gran diferencia, el mejor ejercicio físico que deberemos realizar pasados los 40, y podemos prescindir de cualquier otra actividad deportiva, pero nunca de esto. Mediante el estiramiento cotidiano y general, conseguiremos evitar el mayor mal de nuestro sistema ósteoarticular, que es el acortamiento de los tendones y ligamentos.

He aquí algunos estiramientos curiosos:

Frotarse los ojos

Lo realizamos al acostarnos y levantarnos, aunque por dos motivos diferentes. Al acostarnos lo que tratamos es de relajar los músculos oculares que han estado contraídos durante todo el día (hemos obligado a nuestros ojos a permanecer abiertos), y al levantarnos lo que hacemos es aumentar el flujo sanguíneo a todo el ojo, ya que ha estado disminuido por el sueño. Si nos observamos detenidamente, nos daremos cuenta que al acostarnos masajeamos preferentemente los párpados y al levantarnos el globo ocular. Los afectados de cataratas u ojos secos, lo deberían realizar varias veces al día.

Bostezar

Este es un reflejo curioso, ciertamente difícil de controlar y uno de los pocos que no pueden ser realizados a voluntad. Podemos fingirlo, pero no sentiremos lo mismo que cuando surge por instinto o contagio.

¿Quién no se ha sentido especialmente a disgusto por tener que bostezar de manera imprevista delante de ambientes o personas, solamente porque ha visto hace unos segundos a alguien hacerlo? ¿Por qué el organismo imita forzadamente algo que parece fuera de lugar? Es fácil entender que tengamos que bostezar cuando existe una necesidad física, pero que ocurra solamente por ver a alguien hacerlo, no hay una explicación plausible.

Cuando se bosteza se estiran los músculos faciales, se inclina la cabeza hacia atrás, se cierran o entornan los ojos, se lagrimea, se saliva, se abren las trompas de Eustaquio del oído medio y se realizan muchas otras, aunque imprecisas, acciones cardiovasculares, neuromusculares y respiratorias. Solemos bostezar cuando tenemos sueño porque el cuerpo nos demanda descanso y unos segundos antes del bostezo estábamos faltos de oxígeno. Tragar esa bocanada extra de aire nos dará una pequeña dosis de energía y quizá podamos seguir aguantando sin dormir. Siempre, después de un bostezo, la persona se despeja parcialmente, aunque si puede se va a dormir.

El bostezo es también una manifestación de que tenemos hambre o al menos de que nuestro cuerpo está deficitario en glucosa. El suministro forzado de aire dará nuevas energías a nuestro cerebro necesitado de glucosa, ya que a fin de cuentas lo que necesita es el producto de su metabolización, o sea, el oxígeno. También es muy corriente identificar el bostezo con el aburrimiento o la falta de amor, ambas cosas aparentemente bastante dispares y sin relación, además, con las dos anteriores ¿Qué misión tiene entonces el bostezo para que nos sorprenda con tanta facilidad? Pudiera ser porque en el aburrimiento existe una falta de estímulo, un adormecimiento general, incluso mental, y lo que necesitamos es algo que nos desperece y que nos permita seguir activos.

¿Y sobre la falta de amor y el contagio con los bostezos ajenos? Nada hay concluyente, pero ello no impide que consideremos al bostezo como una de las formas más racionales y sencillas de estirarse y relajarse, además de constituir un toque de atención para que mantengamos la mente despierta.

MOVILIZACIÓN PREVIA

Cuando la persona anteriormente inactiva físicamente, desea retomar la actividad para complementar su programa de longevidad, necesita un periodo de adaptación que será variable en intensidad y modo según cada uno.

El reposo prolongado sea cual fuere la causa, puede disminuir la capacidad de movimiento, su tono muscular y aparecer contracturas, atrofias musculares, úlceras etc. Es de suma importancia saber utilizar la movilización del individuo para prevenir complicaciones y favorecer la calidad de vida.

Movilizaciones activas

Son aquel grupo de movimientos terapéuticos que el individuo desarrolla con una voluntad propia buscando el objetivo de su recuperación. Estos movimientos pueden estar efectuados voluntariamente, libremente o bien asistido. La realización de un ejercicio activo exige, además de una respuesta física adecuada, un proceso mental consciente y voluntario.

La finalidad de estos movimientos no es sólo mantener y mejorar la movilidad, sino sobre todo desarrollar la coordinación neuro /muscular y mejorar la potencia y resistencia muscular.

Existen diferentes tipos de movilizaciones activas:

Movilizaciones activas voluntarias: Conjunto de ejercicios realizados por el propio paciente utilizando sus fuerzas. Estos ejercicios son fruto de la actividad voluntaria del paciente y que deberán ser controlados por el asistente.

Movilizaciones activas libres: Son todos aquellos movimientos tanto articulares como musculares (contracción), que el paciente realiza sin ayuda de ningún medio mecánico externo. Como el propio nombre indica, son movimientos libres, aunque ello no quiere decir que sean completos, ya que pueden existir limitaciones.

Dentro de este grupo se incluyen todas las tablas de ejercicios necesarias para mantener un buen nivel de funcionalidad.

Movilizaciones activas asistidas: Comprenden todos aquellos ejercicios que realiza el paciente pero con una ayuda externa.

Movilizaciones activas resistidas: Están compuestas por todos aquellos ejercicios que realiza el paciente y a los cuales se les añade una resistencia o peso.

Tipos de asistencia:

Manual: Movilizada por el profesional o movilizada por el propio paciente.

Sistemas mecánicos: Pesos, cuerdas, poleas etc.

Movilizaciones activas involuntarias: Engloban todos aquellos movimientos que el paciente realiza de manera involuntaria, sin control por sí solo. Es muy frecuente observar este tipo de movimientos en pacientes con lesiones neurológicas que han afectado su actividad motora normal. Estos movimientos son debidos a unas contracciones musculares incontroladas.

Movilizaciones pasivas

Es la técnica mas utilizada para mantener las estructuras articulares y musculares en las mejores condiciones fisiológicas, así como mejorar el sistema vascular y la integración neurológica. Son pues el conjunto de aquellas movilizaciones en las que no existe una actividad propiamente dicha por parte del paciente.

Para realizar este tipo de movilización siempre es necesario el uso de ayudas externas. Su aplicación es básica en todos aquellos pacientes que se encuentran en fase de inmovilidad prolongada o bien en aquellos donde la actividad es mínima o nula.

Contracciones isométricas

Se trata de efectuar una fuerza a un objeto imposible de vencer; por ejemplo, una pared o el cuerpo del propio individuo. Los puede efectuar el enfermo incluso en la cama o silla de ruedas, y aporta los siguientes beneficios:

Contracción muscular sin la modificación de la longitud del músculo.

Aumento de la tensión muscular.

No varía la longitud músculo-tendinosa.

No hay desplazamiento del segmento corporal.

Origen e inserción de los músculos fijos, no se modifica.

Trabajo estático: no genera movimiento y sirve para mantener una postura (músculos antigravitatorios).

Contracciones isotónicas

Los músculos se tensan y acortan en el movimiento, pudiéndose realizar con resistencias, pesas o aparatos diversos.

Contracción con variación de la longitud del músculo.

No hay aumento de la tensión (al acortarse el músculo).

Sí varía la longitud músculo – tendón (alargamiento o acortamiento).

Sí hay desplazamiento del segmento corporal.

Origen e inserción se aproximan o se separan.

Trabajo dinámico: genera movimiento.

Es importante a tener en cuenta que a la hora de reeducar un músculo se ha de realizar tanto un trabajo isométrico como isotónico. Finalmente, hay aparatos que debidamente conectados a las zonas musculares adecuadas, provocan mediante estimulación eléctrica contracciones musculares de diversa intensidad. Pueden ser un complemento físico adecuado para personas muy obesas o con poca fuerza muscular.

REPOSO Y SUEÑO

No hay que olvidar algo muy importante: la mejora física se realiza durante la fase de descanso y si no es suficiente no hay progreso, e incluso puede darse lesiones o deterioro en la salud. Pero el sueño en los ancianos no es uniforme, y se suele efectuar incluso durante cortos periodos diurnos. Por eso tienen dificultad para conciliar el tradicional descanso nocturno de ocho horas, siendo presionados con demasiada frecuencia para que se tomen sedantes que no necesitan. Quizá sus cuidadores necesiten dormir toda la noche, pero los ancianos no.

Estas variaciones del sueño nocturno no ocurren en todas las personas mayores, y aproximadamente una cuarta parte de los ancianos no efectúa ninguna siesta durante el día, aunque la mayoría de los que permanecen inactivos tienen episodios de corta duración en el momento en que permanecen sentados más de una hora seguida.

Dentro de los trastornos de sueño en el anciano, el insomnio es uno de los más relevantes y frecuentes entre ellos, definiéndose como tal la percepción por parte de la persona de que su sueño es inadecuado o anormal. No es cuestión de horas dormidas, sino de sensación de no haber dormido lo necesario. Los síntomas más comunes son dificultad para conciliar el sueño, frecuentes despertares, escaso tiempo total de sueño y sueño no reparador. Estas alteraciones afectan a un 50% de las personas mayores de 65 años, preferentemente las inactivas.

El insomnio o el sueño no reparador, suele estar ocasionado por:

Apnea del sueño: Se caracteriza por la existencia de episodios de ausencia de respiración durante 10 segundos o más durante el sueño. Cuando se repiten en el transcurso de la noche, el sueño profundo no se efectúa y hay somnolencia durante el día. También es frecuente que ronquen nada más dormirse, tornándose el ruido más intenso poco a poco. Hay también cambios en el tipo e intensidad del ronquido y sonidos diversos al cambiar de posición, algo que ocurre durante casi toda la noche. Durante los períodos de apnea el nivel de oxígeno en la sangre baja drásticamente, ocasionando síntomas de somnolencia durante el día.

Músculos inquietos: Es un trastorno del sueño caracterizado preferentemente por incomodidad de las piernas durante el sueño que sólo se alivia cambiándolas frecuentemente de posición. También suele ocurrir con los hombros o los brazos, lo que obliga a moverse en la cama con frecuencia durante la noche. Estos síntomas pueden durar una o más horas, ocasionando una disminución en la calidad del sueño y la consecuente somnolencia durante el día, así como ansiedad o lentitud en los procesos del pensamiento.

Medicamentos: Casi todos los medicamentos pueden afectar al sueño, mucho más si la medicación es diversa. Entre aquellos que impiden conciliar un sueño profundo están los derivados teofilínicos (empleados en el asma y la bronquitis), los antihipertensivos de acción central, los betabloqueantes (post infarto), los antidiabéticos o los diuréticos. También ocasionan insomnio, paradójicamente, los mismos medicamentos para dormir, tanto por dependencia como por aumento de la tolerancia.

Estimulantes: El alcohol, que en pequeñas dosis puede inducir al sueño, en los alcohólicos se convierte en su mayor enemigo, actuando incluso como estimulante. El tabaco, a causa del efecto de la nicotina sobre el sistema circulatorio, produce relajación durante el día, mientras que la cafeína (café, té, chocolate, cola,) tomada incluso 12 horas antes puede impedir conciliar el sueño. En estos casos, de nada vale las reacciones que se hayan tenido en los años anteriores, pues con la edad la tolerancia a los estimulantes es cada vez menor.

Enfermedades: Cualquier enfermedad lo suficientemente grave puede romper el ciclo vigilia/sueño. Los mecanismos habituales por los que éstas causan insomnio son: el dolor, como en las enfermedades neoplásicas u osteoarticulares; disnea, como en las enfermedades cardiorespiratorias; frecuencia urinaria (un 20% de los despertares de más de 5 minutos en los ancianos es causado por el deseo de orinar) como en las enfermedades endocrinas o prostáticas. También las enfermedades psiquiátricas pueden ser causa de insomnio (por ejemplo, la demencia y la depresión).

Otros: Los malos hábitos de sueño no son imputables siempre al propio anciano, pues hay factores ambientales desfavorables (incluso en los hospitales), problemas sociales (desavenencias familiares), situaciones de stress, o falta de adaptación a cambios en el estilo de vida que influyen negativamente en la capacidad o habilidad para conciliar el sueño.

Recomendaciones para un sueño reparador:

Mantener horarios regulares, tanto para acostarse como para levantarse.

Dormir sólo lo necesario para encontrarse descansado y despejado al día siguiente, limitando la presencia en la cama a un máximo de 8 horas.

Durante el día, limitar las siestas a un tiempo máximo total de 15 minutos.

Intentar realizar ejercicio moderado y continuado durante el día (caminar es suficiente), aunque no en las horas inmediatamente anteriores al acostarse.

Si se conserva una aceptable condición física, hacer el amor antes de dormir.

Procurar que el dormitorio sea tranquilo y sin exceso de luz, con una temperatura agradable. En una cama confortable, con un pijama adecuado.

Cuidar la alimentación, procurando cenar con antelación y evitando irse a la cama con hambre.

Evitar las sustancias estimulantes a partir del mediodía.

No esforzarse demasiado en intentar dormir, si después de 30 minutos de estar en la cama es incapaz de conciliar el sueño. Es mejor levantarse y realizar alguna actividad relajante como leer o darse una ducha de agua templada. Muchas personas encuentran que la televisión nocturna les induce al sueño.

Quitar los despertadores que marcan sonoramente los segundos y cambiarlos por los digitales.

Limitar la ingesta de líquidos dos horas antes de irse a la cama, para evitar la producción de orina.

Medidas farmacológicas naturales

Por la dependencia y efectos perjudiciales sobre el resto del organismo, no podemos recomendar el uso de ningún medicamento. En su lugar, recomendamos el consumo de plantas medicinales como el Azahar, Tila, Lúpulo o Pasiflora, son muy adecuadas para periodos prolongados. En casos crónicos se recomiendan mejor Melisa y Espino blanco, complementados con Triptófano y vitaminas del grupo B. No obstante, recomendamos especialmente el consumo diario de Melatonina, la hormona natural del sueño, la cual con apenas 3 mg proporciona a la media hora un sueño intenso y reparador, añadiendo un despertar sin problemas ni somnolencia.

CAPÍTULO 3

Al cabo de un año, el 99% de nuestras células se han renovado sin envejecer. Sin embargo, el 1% no se adapta y nacen deterioradas. En ese momento comienza el envejecimiento de forma lenta y gradual.

LA SEXUALIDAD EN LA ANCIANIDAD

Se admite en el ámbito social que la sexualidad es un intercambio saludable para las personas, pero con ciertos límites, los cuales están fijados entre antes de los 12 y después de los 70 años. Antes de esa edad entra dentro de lo condenable incluso por el código penal y después, aunque no está penalizado, ya se encarga la sociedad de condenarlo.

Numerosos hijos se han mostrado hostiles con los devaneos sexuales de sus padres divorciados o viudos, y hasta les impiden con chantajes que puedan seguir teniendo una vida sexual activa libre. Imaginarse a su padre de 70 años haciendo el amor con una mujer de 30 les parece tan aberrante como si lo hiciera con una de 65. Lo importante es que se deje de sexualidad y que se conforme conjugar al mus con sus amigos.

Hasta tal punto están las cosas, que es raro el hijo que toleraría a su padre y mucho menos a su madre, en caso de que ya no tuvieran pareja, que se encerrasen en su dormitorio para hacer el amor con un amigo/a improvisado. Y me refiero a realizarlo en su propio domicilio, pues si se trata del domicilio del hijo/a, la cosa ya ni se cuestiona.

He aquí una reflexión: piensen en un andén del metro o parada de autobús llena de gente, en donde una pareja de jóvenes se está dando un apasionado beso que parece interminable. Sólidamente abrazados, tanto que casi parecen uno solo, se acarician mutuamente por todo el cuerpo, mientras dejan escapar discretos suspiros de placer. ¡Qué entrañable! Nada que objetar. Pero en el otro extremo está una pareja de ancianos, ella quizá de 65 años y él seguramente con algunos más. También se están besando y acariciando con la misma intensidad, pues su cuerpo así se lo pide. El público asistente comentará con cierta discreción el espectáculo de ambas parejas, pero a buen seguro los comentarios serán dispares.

Hemos realizado un canto tan desmesurado a la juventud, que creemos que solamente en esa etapa de la vida es cuando pueden aflorar con intensidad los impulsos sexuales. Pero debemos recordar, antes de llegar a una conclusión tan desacertada, que la sexualidad incluye todas las formas de expresión, desde la aproximación, el tacto, la intimidad emocional, la compañía, la masturbación, etc., y no solamente el coito. ¿Cuál es, entonces, la razón para que los todavía jóvenes consideren que pasadas ciertas edades el deseo sexual es algo que ya no debería existir? ¿Por qué se reprime en los hospitales e, incomprensiblemente, en las residencias de ancianos?

Si un anciano de 75 años mira con deleite las fotografías de chicas desnudas o pide a su pareja una noche de pasión, a buen seguro tendrá que escuchar no pocos comentarios reprobables, o cuando menos irónicos. Y si en lugar de varón se trata de una anciana de 70 años, seguramente alguien sugerirá que la lleven a un psicólogo.

¿Cuál es la edad "correcta" para sentir pasión sexual? Pues miren ustedes que no hay una edad para comenzar, ni mucho menos para terminar. Y no crean que el impulso es solamente de los varones ancianos, aquellos que burlonamente se les llama "viejos verdes", ya que ellas mantienen el deseo a altas edades, aunque lo deban reprimir con frecuencia para no ser criticadas.

Las relaciones sexuales, incluso en solitario, es una parte importante de placer físico y psíquico, y siempre posible entre el hombre y la mujer, aunque las capacidades físicas de cada uno obliguen a modificar el cómo y, especialmente, la frecuencia. No hay ninguna enfermedad que justifique la abstinencia sexual, pues las variantes para el placer son tantas que siempre se encontrará una adecuada. Si él no puede llevar el control que sea ella; si ella está débil que pida caricias; si no es posible el coito o hay carencia de orgasmos, queda todo un mundo de sensaciones por disfrutar.

Suprimir la sexualidad en la vejez dará lugar con frecuencia a una gran cantidad de desórdenes psicológicos, como malhumor, frustración y con frecuencia depresión, pues la carencia de caricias, abrazos y besos termina por amargar la vida del más templado. Si las mujeres ancianas viudas manifiestan que ellas ya no necesitan "eso", no se lo crean, pues basta con que aparezca en su vida un anciano jovial que las regale flores, para que los sentimientos vuelvan a brotar como en sus años jóvenes.

La función sexual se ha definido como un proceso de integración emocional, corporal, intelectual y de aspectos sociales, siendo la sexualidad geriátrica una expresión psicológica de emociones y compromisos, que requiere la mayor cantidad y calidad de comunicación entre compañeros, en una relación de confianza, de amor, de compartir placer con o sin coito.

Indudablemente con el envejecimiento se produce una disminución de los niveles de hormonas sexuales como la testosterona en el hombre, y la progesterona y los estrógenos en la mujer, dando lugar a ciertos cambios físicos:

En el hombre disminuye la producción de espermatozoides, el tamaño testicular, la viscosidad del fluido seminal. La respuesta a la excitación es más lenta, la erección es menos firme, hay ausencia de eliminación de líquido preeyaculatorio, orgasmos de duración disminuida, y aumento del tiempo en volver al estado previo a la estimulación, lo que se conoce como periodo refractario.

En la mujer se produce una respuesta más lenta a la excitación, una reducción de la lubricación y en ocasiones un coito más doloroso (dispareunia), disminuyendo la duración y el número de orgasmos. También se tarda más tiempo el volver a la fase preestimulatoria, pero la capacidad multiorgásmica está conservada. En ambos casos, la medicina natural tiene no pocas soluciones.

En relación a la pérdida de interés por la sexualidad, un reciente estudio observó que un 75% de los hombres permanecen sexualmente activos durante la séptima década de la vida, y que en un porcentaje equivalente de mujeres permanece la capacidad de orgasmo. Otros expertos estudiaron la persistencia del interés sexual, encontrando que los hombres entre los 60 y 65 años de edad presentaban entre un 77% y un 88% de interés sexual, que disminuía al 50-

72% posteriormente. En las mujeres entre 60 y 65 años este interés oscilaba entre 50% y 71% y disminuían a porcentajes de 19% a 33%, entre los 78 y más años.

Estas cifras nos demuestran, en parte, el impacto de los cambios psicológicos y fisiológicos asociados al envejecimiento, donde la aparición de consultas por problemas sexuales requiere por parte del médico una correcta evaluación de la función sexual, que en el anciano debe ser siempre global, tomando en cuenta los factores que influyen en el comportamiento sexual del anciano, tales como: la salud general, la disponibilidad de compañero/a, la personalidad, las actitudes, el nivel sociocultural, las creencias sexuales, etc.

En la madurez, cuando los ardores incontrolables de la juventud han desaparecido, renace una plenitud sexual que hace disfrutar del sexo con mucha distinta intensidad. En el caso en que sigamos viviendo con nuestra pareja (casados o no), los años de convivencia no habrán quitado aliciente al sexo, sino todo lo contrario, ya que al conocer mucho mejor el cuerpo de nuestra pareja, sus deseos y reacciones, podemos hacerla feliz, lo mismo que ella a nosotros. Y es que el amor es eso, un elixir de vida que nunca cansa; mucho menos si lo hacemos con alguien a quien conocemos y amamos.

EL DESEO SEXUAL

No existe sentido humano que mueva tantas batallas, dinero, ni pasiones, como el instinto sexual. Ni siquiera el instinto materno, tan intenso y profundo, ha creado tantos problemas y sinsabores como el sexual. Reyes, princesas, cortesanas, mendigos, ricos, intelectuales y hasta labriegos, han visto su vida hundida a causa de un infortunio sexual. Y es que la atracción hacia el otro sexo suele ser incontrolable y en muchísimas ocasiones nos obliga a realizar actos que en estado de sensatez nunca realizaríamos.

¿Qué es el deseo sexual?

Es difícil encontrar una definición universal, pero lo que sí sabemos es que cuando se desencadena la libido todo se transforma en nosotros. Parece ser que el instinto y nuestra composición hormonal son la causa de todo, aunque un deseo fuerte puede ser consecuencia también de un olor, una imagen o un tipo de piel determinada. Nadie sabe porqué reaccionamos con pasión hacia una persona, aunque ésta nos sea hostil y su apariencia poco bella, y con indiferencia hacia otra más bella y que se desvive por nosotros.

Cuando deseamos a una persona el cuerpo parece transformarse en una bola de fuego, nuestros músculos se ponen tensos como el arco, aumentan las pulsaciones y el flujo de sangre hacia los órganos sexuales nos da la impresión de que estamos perdiendo el control de nuestros actos. Lo único que queremos es tocar a la persona deseada.

Hay médicos empeñados en decirnos que el secreto está en la hormona testosterona (ahora hablan de endorfinas y feromonas) y que nuestro instinto se rige por esta hormona, especialmente en el hombre. Pero si esta teoría fuera cierta tendríamos que reaccionar positivamente ante cualquier persona del otro sexo y no solamente hacia una en concreto. Lo cierto es que a pesar de que nuestro nivel de testosterona esté a rebosar, una persona nos puede causar indiferencia y otra una pasión intensa.

¿El deseo sexual de la mujer es diferente al del hombre?

Sin lugar a dudas sí, aunque la diferencia está en el modo de vivir y sentir el deseo, no en la intensidad del mismo. Ambos no tienen los mismos instintos a la hora de hacer el amor, ni los mismos miedos, ni reaccionan a los mismos estímulos. Un hombre puede desear el suicidio si se considera impotente, pero una mujer frígida ni siquiera se sentirá responsable de su falta de orgasmo.

Aparentemente el deseo en el hombre es más vivo y el de la mujer es más sutil, más lento, pero eso es quizá antes del acto sexual, durante el preludio amoroso, ya que una vez comenzadas las primeras caricias la pasión de ambos se mezclan y es imposible saber quién siente con mayor intensidad.

Lo parece cierto es que el deseo sexual del hombre es más estable que el de la mujer. A lo largo de toda su vida e incluso si solamente tiene relaciones sexuales con una mujer, el hombre casi siempre está dispuesto al juego del amor. La mujer, por el contrario, sufre oscilaciones en su deseo sexual, influenciada preferentemente por el medio que la rodea y su propia fisiología. Una aventura extramatrimonial, sin embargo, suele ser vivida con más pasión por la mujer que por el hombre. Para este, suele ser una situación más de placer, de conquista o de ego, mientras que para la mujer es la liberación de sus penas o frustraciones.

La mujer reacciona muy bien cuando se siente deseada, mientras que al hombre le influye más la dificultad en lograr llegar a la mujer deseada; cuanto más difícil, más deseo sexual, aunque una vez finalizado el acto la decepción suele ser mayor. Por este motivo, la mujer busca siempre sentirse deseable y pone cierta resistencia a la conquista inmediata, ya que sabe que las presas fáciles no logran grandes pasiones. Tiene que hacer notar al hombre que para conquistarla tendrá que hacer méritos.

¿Por qué puede disminuir el deseo?

Hay bastantes motivos para que disminuya el deseo, incluso hacia una pareja que nos gusta. El deseo sexual y placer van unidos y, por tanto, si una persona no siente placer en sus relaciones sexuales es muy posible que pierda el deseo. También, la creencia de que con las relaciones sexuales se puede alcanzar poco menos que el séptimo cielo, según nos muestran las películas, puede decepcionar a mucha gente si no lo alcanzan. Con mucha más razón, si no nos gusta nuestra pareja sexual nos volveremos inapetentes, más la mujer que el hombre.

La libido es muy caprichosa, impredecible y frágil. El estrés, la depresión, o estar pensando en otra cosa, son motivos suficientes para hacernos perder nuestro impulso sexual. En este sentido, la cabeza domina nuestras emociones corporales y si el inconsciente está frío o en otro lugar, no hay nada que hacer.

Las variaciones hormonales, menopausia o andropausia, influyen menos de lo que la gente pueda pensar, e incluso en esas épocas hay un renacer de la sexualidad y el disfrute, aunque nuestros genitales no tengan la calidad de antes. El mejor dominio de la técnica amorosa, el aumento del tiempo disponible para dedicarlo al sexo y haber desterrado todos los mitos y traumas de la juventud en este tema, hace que la sexualidad pasados los 60 años pueda ser más placentera que nunca.

¿Es cierto que no hay mujer frígida, sino hombre inexperto?

Esta frase, pronunciada en un momento de estupidez por el Dr. Gregorio Marañón, deja bien claro que hasta los grandes hombres dicen grandes tonterías de vez en cuando.

La causa más generalizada de frigidez, tanto en la mujer como en el hombre, es que no guste la pareja. El coito es asunto de dos y por tanto cada uno debe poner su granito de arena para que el otro disfrute. Lo que suele ocurrir muchas veces es que las mujeres creen que por la sola contemplación de su cuerpo desnudo el hombre ya debe "ponerse a tono". De ser así de sencillo, a la mujer también le debía ocurrir cada vez que ve a su hombre en la ducha.

¿El hombre también puede sufrir frigidez?

Con la misma frecuencia que la mujer y la única diferencia está en que muchas impotencias mal diagnosticadas es solamente eso, falta de deseo sexual. Por eso muchos hombres casados siguen acudiendo regularmente a hacer el amor con las prostitutas. Su mayor interés es demostrarse a sí mismos que no son impotentes.

¿La intimidad, por exceso o falta, puede constituir un bloqueo del deseo?

En ambos sentidos, sí. Una pareja muy dominante, experta, puede acomplejar y hasta dar temor a su compañero/a de cama, hasta el punto de no desear hacer el amor. En estos casos, si se hace el amor en un sitio solitario y con todo el tiempo del mundo, puede dar lugar a una inhibición total, lo que no ocurrirá si se hace el amor en un lugar peligroso o fugaz, como por ejemplo el campo, el ascensor o el coche.

El caso contrario, una pareja que no tenga la intimidad necesaria, como es el caso de dormir próximos a los familiares o amigos, verá limitada su espontaneidad a la hora de hacer el amor y se reprimirán tanto que quizá no puedan llegar al orgasmo. No hay nada que limite tanto a una pareja como no poder hablar, dar gritos o gemir libremente durante el acto sexual.

¿La imaginación puede estimular la libido?

Más que una copa de champán. El erotismo de una película, la pequeña violencia en los abrazos, la simulación de una violación y hasta el uso de prácticas sadomasoquistas, pueden ser alicientes extraordinarios para sentir un deseo imparable de hacer el amor. Lo importante es que ambos se encuentren a gusto con el juego.

¿El dinero es un estimulo para el deseo?

Aunque no siempre, indudablemente supone un aliciente. Hay que tener en cuenta que el atractivo de una persona no está solamente en su cuerpo, sino en su carácter y que éste está influenciado y moldeado por el medio social en el cual se mueve.

Una persona que sienta atracción por el lujo, los coches o las joyas, se sentirá atraída por la persona que las posea. No obstante, si tenemos en cuenta la cantidad de infidelidades que se dan con personas económicamente poderosas o débiles, nos daremos cuenta que el dinero no es el único factor para seducir, aunque ayuda.

Lo que sí es cierto es que el dinero nos servirá para buscar novedades, lugares nuevos y maravillosos, música ambiental íntima, hoteles con camas y moquetas increíbles, perfumes embriagadores y hasta paseos en góndola por Venecia. Qué duda cabe que un ambiente así de propicio favorece siempre las relaciones sexuales y para lograrlo hace falta dinero.

Algunos consejos:

Siempre es mejor hacer el amor con una persona a la que amamos. De ahí a este mítico séptimo cielo solamente hay un paso.

Si no ama a nadie, pero quiere tener relaciones sexuales procure no pagar por ellas; a buen seguro jugarán con sus sentimientos.

Si se considera tan feo/a que necesita pagar para poder hacer el amor con alguien, al menos exija que se lo hagan pasar bien.

Si tiene pareja estable desde hace años no estaría de más que modificase en algo su apariencia física. No le estoy pidiendo que haga una cura de rejuvenecimiento en una clínica de lujo, sino solamente que cuide a partir de ahora su apariencia. Si es varón, pruebe a teñirse las canas, dejarse bigote y a usar colonia antes de hacer el amor. Si es mujer, cámbiese de peinado, utilice ropa sexy para dormir y suba un poco el dobladillo de sus vestidos.

No se olviden, tanto ellos como ellas, de empezar el juego amoroso por el día, y para ello nada mejor que volver a los besos al llegar a casa, decirse piropos de vez en cuando, meterse mano debajo de la mesa cuando estamos en un restaurante, ducharse juntos y hasta llamarse por teléfono en horas de trabajo para decirse palabras eróticas. Se asombrará del resultado.

El sexo bien llevado les mantendrá en forma y les dará lozanía a la piel. Las mujeres están más guapas después de hacer el amor y los hombres están más dispuestos a la lucha diaria si su pareja les ha prometido una noche de pasión.

No trate de aprender nuevas posturas para hacer el amor; el secreto no está ahí. Lo mejor siempre es el preludio y éste debe comenzar durante el día.

No se avergüence de su cuerpo ya algo envejecido ni menosprecie el de su compañero/a. Los piropos son norma obligada para quitar complejos.

Si es usted hombre y tiene algunas dificultades para mantener el tono, no se preocupe, hay otras formas de disfrutar del sexo y soluciones naturales para aumentarlo. Si es mujer y no consigue llegar al orgasmo como antes, pídale que le dé un buen masaje. Verá lo que es disfrutar de una noche de amor. Pero que empiece por los pies y no pare hasta llegar a la cabeza.

De todas formas, bien sea porque los años no pasan en balde o porque quieran organizar orgías sin límite, les nombraré algunos alimentos que tienen propiedades afrodisíacas, así como las plantas medicinales más acreditadas. Todos, absolutamente todos, son inofensivos.

Ajedrea: Condimento que tiene buenas propiedades para el varón, lo mismo que la Artemisa las tiene para la mujer. No se olvide de incluirlas en sus platos diarios.

Ajenjo: Se utiliza para elaborar aperitivos, y mezclado con algo de alcohol se comporta como un buen desinhibidor.

Aleta de tiburón: Lo puede encontrar en cualquier restaurante chino.

Angélica: Se utiliza ampliamente en la medicina china con muy buenos resultados en ambos sexos.

Apio: Actúa sobre los órganos genitales y tiene buena reputación como afrodisíaco, especialmente su jugo.

Arginina: Este aminoácido aumenta la producción de óxido nítrico, el cual contribuirá a la dilatación de los vasos cavernoso del pene y su consecuente enderezamiento.

Azúcar: Si somos propensos a la hipoglucemia o la hipotensión, un poco de azúcar nos será útil.

Cacao: Está comprobado que una taza de chocolate antes de acostarse nos da energías durante toda la noche.

Canela: Un plato de arroz con leche repleto de canela dicen que provoca un irresistible deseo de amar, especialmente en la mujer.

Damiana: Hierba empleada por los indios apaches antes de hacer el amor. De eficacia comprobada en ambos sexos.

Dátiles: Los moros y beduinos tienen fama de buenos amantes y ellos dicen que, en parte, es gracias al consumo cotidiano de dátiles.

Dong Quai: Muy eficaz en mujeres. Además, rejuvenece su sistema endocrino.

Jalea real: Su efecto es lento pero seguro. Nos rejuvenece todo, todo.

Eleuterococo: Es el Ginseng siberiano y se dice que es más eficaz en la mujer que en el hombre, pero lo pueden tomar ambos hasta dos gramos al día.

Ginkgo Biloba: Una de las mejores hierbas para los varones. Les aporta sangre donde más la necesitan y proporciona erecciones sólidas.

Ginseng: El rey de las hierbas, aunque sin resultados tan espectaculares como desearíamos. Se necesita al menos un gramo diario de Ginseng rojo para que, poco a poco, notemos buenos efectos.

Maca: En América latina goza de gran reputación como afrodisíaco.

Menta: ¿Quién no ha dado a probar a su novia un vaso de pipermín en los guateques? Es una bebida de efectos moderados pero seguros.

Miel: Recuerden que la frase de "Ir de luna de miel" viene de antiguo y a los recién casados nunca les faltaba su jarra de miel a la cabecera de la cama.

Polen: Uno de los mejores e inofensivos afrodisíacos. En el hombre hace milagros y le permite repetir la hazaña varias veces.

Regaliz: Como contiene estrógenos, dicen que la mujer que lo toma se vuelve apasionada.

Romero: Es el Ginseng español y aunque de efectos muy moderados en este campo del amor, algo ayuda y es más barato. No sirve el que se cultiva en macetas sino solamente el silvestre.

Saw palmeto: Imprescindible cuando existan problemas de próstata y disfunción sexual.

Trufa: Hay que procurar que sea auténtica, ya que su reputada fama como afrodisíaco no es infundada.

Vainilla: Otra especie culinaria de prestigio para hacer el amor.

Vincapervinca: Es la hierba preferida de todos los ancianos ardientes. Mezclada con alguna de las anteriores, o con varias, es un cóctel explosivo.

Yohimbina: Quizá el más eficaz para ambos sexos. Lo encontrará en un sexshop o por Internet.

CAPÍTULO 4

Debe decidir en qué edad quiere estar ahora y así será a nivel molecular

HOBBY Y ESPIRITUALIDAD

Los tiempos de cambios drásticos son tiempos apasionados, ya que nunca podemos estar preparados para lo que es totalmente nuevo. Tenemos que ajustarnos a las nuevas situaciones y en este test habremos de probarnos a nosotros mismos; nuestra autoestima, hasta entonces muy segura, puede entrar en crisis. Pero nuestro programa de mejora no puede estar completo y hasta es posible que fracase estrepitosamente, sino cambiamos todos los aspectos más importantes de nuestra vida. Y en este cambio se incluye al alma, el principio vital o esencia interna de cada uno de nosotros con la cual mantenemos nuestra identidad, no explicable a partir de la realidad material. Suele ser confundida con el espíritu, pero este último concepto se refiere más bien a la capacidad de inter-relación que todas las cosas guardan entre sí. En principio el alma y el espíritu funcionan juntos, pero de forma diferente, peor nosotros podemos influir decisivamente en el espíritu, pero poco en nuestra alma que nos ha sido entregada.

Y referente al espíritu, le pedimos que no confunda "tener un espíritu joven" con ponerse una camisa de flores en un intento desesperado de que alguien le diga "estás hecho un

283

chaval". Lo primero es una cualidad de alguien que quiere sentirse vital, renovado y con deseos de luchar contra la adversidad. Lo segundo es un ansia mundana de aproximarse a la juventud, pero esto no le hace ni un minuto más joven ni más saludable.

Así que una vez demostrada la necesidad de cambiar nuestros hábitos alimenticios, de hacer algún tipo de ejercicio, de mejorar nuestro aspecto externo y hasta de vivir con plenitud la vida amorosa, queda el factor más importante de todos: nuestra vida interna. Este estado nos elevará a nuevos mundos y a una concordancia entre el alma y la materia, en una simbiosis que movilizará todos los recursos disponibles para alcanzar la máxima longevidad. La energía cuántica que mueve el universo es simplemente un efecto vibratorio que debe estar armónico para que todo siga su curso natural. Esta energía depende de nosotros mismos y nuestra relación con el exterior, y solamente puede estar disponible a partir de la paz con el alma.

Para conseguir esa plenitud que distingue a una persona vulgar de una superior, es necesario que nos introduzcamos en el mundo del espíritu, del misticismo y de la auto-aprobación. Si no lo hacemos, lo único que conseguiremos es esa imagen de una cincuentona con suéter escotado y tres tallas inferiores, cabello rubio platino, metiendo barriga y acudiendo a una academia de bailes de salón. Necesitamos algo más para que los próximos años tengan una plenitud tal que los anteriores nos parezcan vacíos, sin sentido. Es el momento de ver algo más que el dedo señalando la Luna.

La mente influye sobre todas las células de nuestro cuerpo y éstas escuchan constantemente a nuestros pensamientos y se ven cambiadas por ellos: un ataque de depresión puede causar desastres en el sistema inmunológico; en cambio enamorarse lo puede fortalecer. La desesperación y la falta de esperanzas aumentan el riesgo de sufrir ataques cardíacos o contraer un cáncer, acortando así la vida. El gozo y la satisfacción nos mantienen saludables y prolongan la vida. El recuerdo de una tensión, que es solo un pensamiento, libera el mismo torrente de hormonas destructivas que la tensión en sí. La bioquímica del cuerpo es un producto de la conciencia: Creencias, Pensamientos y Emociones crean las reacciones químicas que sostienen la vida de cada célula. Una célula vieja es el producto final de la conciencia que ha olvidado renovarse, y este no debe ser su caso.

El deterioro de la edad sería inevitable si el cuerpo fuera simplemente material, porque todas las cosas materiales son presa de la entropía, la tendencia de los sistemas ordenados a desordenarse, como el automóvil que se oxida en un desguace. Pero la entropía no se aplica a la inteligencia y una parte invisible de nosotros es inmune a los estragos del tiempo.

Mientras en tu cerebro continúen entrando percepciones, tu cuerpo podrá responder de nuevas maneras. No hay secreto de juventud más poderoso que "cuando dejas de crecer, envejeces". Los nuevos conocimientos, las habilidades nuevas, las nuevas maneras de mirar el mundo, mantienen en crecimiento a la mente y al cuerpo; mientras así sea se expresa la tendencia natural de ser nuevo a cada segundo. Es de gran importancia poder identificarse con una realidad que no esté limitada por el tiempo, de lo contrario no hay forma de escapar a la decadencia que el tiempo trae inevitablemente; tienes que aprender a llevar tu conciencia a voluntad a la región sin tiempo. En la meditación, la mente activa se retira hacia su fuente, experimentas la sensación de

285

plenitud; sientes que el infinito está en todas partes, y cuando esta experiencia se convierte en realidad desaparecen los miedos. Los científicos han descubierto que la experiencia subjetiva del silencio, la plenitud y la eternidad, nos llevan a cambios definidos revirtiendo el desequilibrio hormonal asociado con el estrés.

Son los vacíos en el conocimiento de nosotros mismos los que nos hacen víctimas de la enfermedad, envejecimiento y muerte; perder la conciencia es perder inteligencia, por lo tanto, la lección más valiosa que puede enseñarnos el nuevo conocimiento es ésta: si quieres cambiar tu cuerpo, cambia primero tu conciencia.

Y en ese viaje hacia la mente, lo primero que les recomiendo es ese pasatiempo embriagador, individual, no retribuido económicamente, que se llama "hobby". Sin embargo, es necesario que aquello que elijamos para ocupar nuestras horas libres sea algo soñado en nuestra niñez, algo que pueda parecer hasta infantil. No busque algo práctico, sino algo enriquecedor. Cuando usted disfruta de algo anterior, sus células se niegan a envejecer y generan vibraciones propias de los niños o adolescentes, cuando las ganas de vivir estaban en su máximo esplendor.

Hay personas que se han dedicado a aprender una carrera universitaria aprovechando los accesos a la Universidad para mayores de 25 años, ya que en su juventud no pudieron hacerlo por falta de medios económicos. En las universidades también encontrará cursos de corta duración, sin otra finalidad que el conocimiento y para los cuales no le exigirán estudios académicos concretos. Otros quizá prefieran dedicarse a la pintura y se matricularán en una academia de arte, mientras a algunos les resultará de sumo interés empezar un curso de solfeo para poder, por fin, dedicarse a cantar ópera o zarzuela. Las frecuentes visitas a museos, o la pertenencia a grupos espirituales o metafísicos, son otras opciones de gran interés. No se olvide de buscar en las páginas de Internet la gran oferta que hay para quienes buscan nuevos lugares de encuentro con personas de inquietudes similares. En la mayoría de ellas no tendrá que pagar nada por asistir, y a cambio asistirá a conferencias, participará en coloquios y podrá realizar excursiones a nuevos lugares. Y todo ello rodeado de personas que manifiestan sus mismas inquietudes.

Les puedo sugerir también que pinten o cuiden su coche como si fuera un juguete o, precisamente eso, que se compren los juguetes que nunca pudieron tener en su niñez. Podrían dedicar sus horas libres a montar aquellas maquetas recortables que tanta ilusión le hicieron, o comprar de nuevo los soldaditos de plomo con los que jugaba con sus hermanos. Nada está vedado a la hora de escoger un hobby que le llene, incluso si lo que desea es aprender ballet, jugar al golf o participar en un rally. Puede dedicarse también a desguazar su coche y recomponerle de nuevo hasta que parezca un modelo recién salido de fábrica, o intercambiar sellos de correos. Ni que decir tiene que si en lugar de sellos prefiere coleccionar cromos de personajes infantiles, cómics de hace 50 años o las fotos de sus artistas preferidos, puede hacerlo. Lo importante es que cuando usted esté metido de lleno en su afición el mundo desaparezca y se imagine como un niño con sus juguetes. Si se percibe joven así lo será; si se ve viejo aumentará su decadencia.

Como nuevas sugerencias le puedo decir que también es muy gratificante aprender teatro, fotografía, escultura y hasta fontanería. Se trata, en suma, de conseguir algún viejo anhelo nunca realizado o de intentar aprender una profesión para la que en principio no parece bien dotado. Desde hacer figuritas con palillos o miga de pan, hasta participar en un torneo de ajedrez, cualquier cosa vale. Debe intentarlo con todas sus fuerzas, ya que de ello depende su verdadera transformación. Solamente aquellas personas que vegetan jugando al mus todas las tardes, o que dependen de otros para llenar sus ratos de ocio, tienen un proceso de envejecimiento muy acelerado.

Usted va a tener la sensación no sólo de que el tiempo se le ha detenido con respecto a sus amigos, sino que está retrocediendo, que se encuentra cada día mejor, más fuerte, más feliz y seguro de sí mismo.

La espiritualidad y su relación con la longevidad

El papel de la religión en la salud fue estudiado ya en 1897 por Durkheim, estableciéndose que los factores psicosociales y culturales que son modificados por la religión parece que están directamente relacionados con la salud. Según estudios realizados, el estilo de vida y los comportamientos que promueven las diferentes creencias religiosas potencian la sensación de bienestar y salud personal.

Un grupo de expertos israelíes ha realizado un estudio de la población de su país en el que se han incluido aproximadamente 140.000 personas, con edades comprendidas entre 45 y 89 años. Los pacientes han sido observados durante un período de 9 años para evaluar la influencia de las creencias religiosas en la salud, y si la religión de los vecinos determina la actitud religiosa de las personas.

Las conclusiones del trabajo, han confirmado resultados de trabajos publicados previamente, en los que se demuestra que el estilo de vida y los comportamientos que promueven las diferentes creencias religiosas, potencian la salud. Además, parece que la mayoría de las personas que fallecieron durante el largo período de seguimiento se calificaban como ateos.

Se observó que existía una diferencia en la mortalidad entre personas que practicaban el protestantismo y aquellas que seguían la religión católica.

Cien años después de estas conclusiones, los estudios más recientes publicados al respecto, demuestran que las personas con creencias religiosas tienen menos riesgo para sufrir prácticamente cualquier enfermedad, pero sobre todo se describe baja incidencia de depresión, hipertensión arterial, enfermedades infecciosas, cirrosis hepática e incluso enfermedades tumorales.

En el estudio israelí también se han hallado diferencias estadísticamente significativas en la mortalidad entre hombres y mujeres, ya que los hombres asisten con mayor asiduidad a los templos religiosos que las mujeres y, curiosamente, la mortalidad de las mujeres religiosas es notablemente superior a la mortalidad recogida en los hombres.

Sin embargo, esta diferencia en función del sexo, no debe atribuirse completamente a la condición religiosa, sino que influyen otros factores. El trabajo ha evidenciado una relación entre la paridad, creencias religiosas y mortalidad, demostrando que las mujeres practicantes que tienen dos hijos, tienen menores índices de mortalidad que el resto, aunque en la actualidad se desconoce la razón que explicaría estos hallazgos.

Otro factor relacionado con la mortalidad es la influencia ejercida en las personas que viven en comunidades religiosas. Los estudios epidemiológicos futuros determinarán qué influencia tiene la religión y cómo ésta puede aumentar la supervivencia de las personas creyentes.

Opciones espirituales de larga vida

El budismo ha descrito las Cuatro Nobles Verdades que establece las bases para la comprensión de la realidad del sufrimiento y su cese.

El sufrimiento existe.
La vida es imperfecta, la insatisfacción y el sufrimiento existen y son universales. La causa es el deseo, el querer, el anhelo, la sed. Creemos que algún acto, logro, objeto, persona o entorno nos llevarán a la satisfacción permanente del "yo", cuando el "yo" en sí no es más que una fabricación impermanente de la mente. Y de ahí que el origen del anhelo sea la ilusión o la ignorancia.
Existe un cese del sufrimiento. A través del aprendizaje de la observación de los procesos considerados como ignorantes y alimentados por Los Tres fuegos, se empieza a crear la base para lograr su cese. La forma de que la insatisfactoriedad de la vida cese es la de enfrentarnos de manera directa a su causa. Al enfrentarnos a la realidad, la entendemos como realmente es, sabemos las causas del sufrimiento y como hacer para que no surjan. Esta verdad contiene la enseñanza sobre nuestra capacidad de llegar al Nirvana. Existe un Noble camino para lograr este cese. El método, la ética y la

meditación, expuestos de manera detallada en el Noble Camino.

Karma

En términos populares Karma ("acto") es un concepto que se emplea en las tres grandes religiones de la India para definir la efectividad de los actos humanos, y mediante los cuales quedarán determinados la clase y el nivel de la siguiente reencarnación. El Karma, pues, concibe la existencia humana como una larga cadena de vidas, en la que cada vida particular está determinada por las acciones de esta persona en su vida anterior. Por ello, una acción se convierte en Karma cuando se realiza buscando un fin, especialmente en cuanto a asegurarse una buena reencarnación.

En las religiones de la India, que no conocen los conceptos de culpa, castigo y redención, el Karma es un concepto esencial para comprender los comportamientos humanos y el necesario equilibrio para asegurarse un comportamiento individual correcto.

Hay, sin embargo, un aspecto en la teoría del Karma que es mal entendido, y es el relativo a "pagar" la culpa de algo que hemos hecho en el pasado, cuando realmente no pagamos las consecuencias de nuestros actos, sino que recogemos las consecuencias. Además, el concepto de tiempo pasado es también un error, puesto que, si aceptamos la idea de que el tiempo no existe, que es un método que el ser humano ha establecido para poder evaluar y organizar su vida, las acciones del karma no tendrían pasado, ni mucho menos futuro, y solamente existiría el "ahora". De este modo es más fácil admitir que las acciones de mis otras vidas anteriores puedan revertir en el ahora. Si en el universo no existe el tiempo como una sucesión de acontecimientos, sino solamente cambios, nuestras acciones indudablemente tendrán siempre un efecto directo en nosotros. Todo cuanto haga "ahora", tendrá una consecuencia ahora. Así conseguiríamos admitir esa idea de que estamos pagando las culpas de algo que hicimos en nuestras vidas pasadas, vidas que ni siquiera recordamos.

Hay también otro concepto mucho más amplio que el referido exclusivamente a nuestros actos, y es aquel que nos hace responsables de los actos colectivos. Puesto que todos pertenecemos a un orden universal y tenemos una conciencia colectiva, nuestras acciones indudablemente tendrán una consecuencia hacia los demás, y hacia el resto del universo. Esta es con seguridad la parte más delicada y que el karma no acaba de contemplar, aunque quizá es que no lo entendemos en su totalidad.

Lo que es seguro que todo lo que hacemos regresa a nosotros, como la fortuna o el infortunio, como la salud o la enfermedad, y todo el futuro depende de lo bueno o lo malo que hayamos hecho en el pasado. Los resultados de nuestros actos se volverán contra nosotros inevitablemente más pronto o más tarde, por lo que, indudablemente, todos poseemos Karma.

Los cristianos insistían en que debíamos asegurarnos del resultado de nuestras acciones, pues si la siembra no se efectuó correctamente no habrá nada que segar o recoger en el momento del Día del Juicio Final. Los hindúes, no obstante, llegan a la conclusión opuesta: "por todos los medios evite sembrar, porque si lo hace entonces tendrá que segar algún día". Esta es la misma actitud del yogui comparado con el esfuerzo que solemos hacer los occidentales en la meditación.

El peso del karma se puede modificar con la práctica del yoga (aumento de la conciencia hasta los niveles más altos contemplativos y unitivos, según el grado y la modalidad de yoga), las buenas acciones (generosidad, conservar la alegría interior, responder bien por mal...), el ascetismo (privarse de lo que abotarga los sentidos e impide el crecimiento del alma, o impide la comunicación de los seres superiores con el individuo) y el ofrecimiento ritual (valor del agradecimiento y de la generosidad).

Comportamiento

Las personas mayores con comportamientos altruistas tienen un 60% más posibilidades de prolongar la vida que las que tienen actitudes egoístas, según una investigación de la Universidad de Michigan sobre 423 parejas mayores de 65 años que establece por vez primera un vínculo entre los valores humanos más elementales y la longevidad. Existe, pues, un vínculo entre la inclinación de la persona a hacer el bien a sus semejantes y la longevidad, según ha podido determinar un estudio realizado por la Universidad de Michigan. La investigación, dirigida por la psicóloga Stephanie Brown, y financiada por el Instituto Nacional de la Salud de Estados Unidos, se realizó durante cinco años sobre una base demográfica de 423 parejas mayores de 65 años.
A cada una de ellas se le presentó un cuestionario que cubría todos los aspectos de la generosidad cotidiana: dedicación a los demás, compartir las tareas domésticas, relaciones con los familiares más cercanos, contribución voluntaria a los más necesitados, escuchar a la pareja, entre otros. A lo largo de la realización del estudio, 134 personas murieron. Analizados todos los componentes que rodearon estos episodios, los

resultados del estudio son sorprendentes: los fallecimientos de personas carentes de valores altruistas superan en un 60% a los de las que expresan su amor y dedicación a los demás.

El estudio descubrió que las personas que no habían tenido experiencias altruistas tenían el doble de posibilidades de morir que las personas dispuestas a ayudar a los demás. De las personas investigadas, el 75% de los hombres y el 72% de las mujeres afirmaron disfrutar de relaciones amorosas hacia sus semejantes a lo largo del año anterior a ser investigados. También ha podido determinarse que recibir amor, comprensión y atención por parte de los otros no es sinónimo de longevidad, sino que la relación sólo existe entre la actitud de dar y la obtención de una vida más larga. El estudio da a entender que las personas mayores capaces de mantener una actitud generosa hacia los demás pueden mejorar sus condiciones de salud y prolongar la vida, de la misma forma que las personas enfermas de cáncer tienen mayores posibilidades de superar la enfermedad si tienen confianza en sí mismas y ganas de vivir.

LA METAFÍSICA

Como opción le recomendamos la metafísica que, como su nombre indica, se define como algo que está más allá de lo físico, dedicando su estudio a lo abstracto del Ser, de la existencia misma y de Dios. Es una parte fundamental de la filosofía que trata el estudio del Ser en cuanto tal y de sus propiedades, principios, causas y fundamentos primeros de existencia. Experimenta una fuerza ligada a la teología y frecuentemente tratan los mismos temas. La palabra "Metafísica" también nos habla aquello que está invisible a los sentidos físicos, intentando dar una explicación de lo que no comprendemos, de los misterios, de todo lo que no tiene una explicación evidente.

Por tanto, la metafísica es el estudio de las leyes mentales y espirituales, la materia que trata las "cuestiones últimas"; pero, ¿cuáles son esas cuestiones? Hay muchos modos de presentarlas, y no todos estos enfoques son compatibles entre sí: ¿Por qué existen las cosas? ¿Por qué es el ser y no más bien la nada? ¿Existe un Dios? ¿Qué características poseería en caso de existir? ¿Cuál es la diferencia entre materia y espíritu? ¿La voluntad del hombre es libre? ¿Todo está en permanente cambio o existen cosas o relaciones que permanecen invariables a pesar del cambio?, etc.

El campo de trabajo de la metafísica comprende los aspectos de la realidad que son inaccesibles a la investigación científica. Cuando algo sustancial o relevante escapa a toda posibilidad de ser experimentado (por los sentidos) por el ser humano, se le considera que debe ser explicado por la metafísica. Simultáneamente surge la pregunta: ¿cómo el ser humano, a pesar de sus limitadas capacidades mentales, podría participar o alcanzar las verdades metafísicas que pretende fundamentar con la ayuda de la filosofía?

Los objetos de investigación de la metafísica serian sobre todo los siguientes:

el Ser, la realidad, la nada, la mente, la naturaleza, Dios, la verdad

la casualidad, causalidad, la posibilidad, el cambio

cuál es la relación entre lo universal y lo particular

la relación entre realidad, lo que es, y la realidad tal como la percibe el hombre

capacidad no cultural para acceder al conocimiento

explicación de las interrogantes del hombre: qué soy, de dónde vengo, a dónde voy
el concepto de tiempo
la energía universal

La metafísica desarrolla la esencia de la filosofía: materia y forma, acto y potencia y, esencia, ser, sustancia, accidente, fin. Para algunos sus conceptos han sobrepasado a todas las materias filosóficas e incluso, de manera indirecta, de casi todas las ciencias particulares en general.

Leyes de la Metafísica

Primera ley: Todo es mente

"El universo es una creación mental sostenida en la mente del TODO". "Todo está en el TODO y el TODO está en todo" Aceptando lo que se ha expuesto, en los párrafos anteriores, sobre DIOS, que de ahora en adelante llamaremos el TODO, será importante entender cómo ha creado el universo. ¿Cómo crea el ser humano? Por ejemplo, para crear una silla: necesita madera, clavos, herramientas, cola, etc. Todos estos materiales deben ser sacados del exterior. ¿Sería esta la forma en que el TODO hizo la creación? Admitir que el Todo tuvo que sacar materiales del exterior para hacer el universo sería admitir que existe algo fuera de él. Sin ese "algo exterior" el todo sería incompleto, dejando de ser el Todo. Es como si el todo necesitara esa otra parte para estar completo. Por lo tanto, NO podemos admitir que de esta forma se haya creado el universo. No puede existir nada fuera del TODO. El ser humano también puede procrear. Esta es la manera de tener los hijos. Para procrear se necesita del hombre y la mujer.

¿Necesitó el Todo de una pareja para crear? Si admitimos tal cosa estaríamos admitiendo que existe algo fuera del Todo y que sin ese algo o alguien el Todo o Dios sería incompleto, imperfecto. Esta tampoco es la forma en que el Todo creó el Universo.

¿Existe otra forma en que el ser humano crea? Sí, por medio del pensamiento. Una silla, una casa, un carro o cualquier cosa que el ser humano ha creado primero tuvo que pasar por su mente, ser un pensamiento. Todo lo que creamos en el pensamiento tiene una existencia y forma parte de nuestra realidad, aunque sea un pensamiento. Tal y como ha demostrado la física cuántica, los pensamientos son una forma más de manifestarse la energía, aunque la diferencia con los actos físicos es que al crear en nuestra mente no necesitamos materiales del exterior ni una pareja. No nos desgastamos ni nos incompletamos. Esto es aplicable al Todo en una mayor escala. Por lo tanto, podemos aceptar que la creación del Todo es Mental.

Una vez entendido de que todo cuanto existe primero ha sido un pensamiento, y que todos nuestros pensamientos se convierten en creaciones que se manifiestan en nuestro mundo, los pensamientos positivos son creaciones positivas que nos traen buenas cosas, y los pensamientos negativos son creaciones negativas y ellos se manifiestan en forma de situaciones y cosas desagradables en nuestro mundo.

Pese a ser una creación mental, nuestra existencia y la responsabilidad con ella es real. No nos debemos descuidar. Hay que tratar de Ser.

Segunda Ley: Polaridad

"Todo es dual. Todo tiene dos polos. Todo tiene dos aspectos opuestos." "Los opuestos son iguales en naturaleza y diferentes en grado. Los extremos se tocan." Las 24 horas tienen día y noche, el opuesto del amor es el odio, lo positivo necesita de lo negativo para poder existir, así como el hombre necesita a la mujer y viceversa. Estas son solo algunas formas de observar esta ley o verdad.

En los relatos de la Biblia que nos hablan del paraíso, Dios hizo una prohibición: No comer del fruto del árbol de la ciencia del bien y el mal. Adán y Eva comieron y pecaron. Esta es una forma de expresar la ley de la polaridad. Pensemos en lo que realmente es un árbol: Un tronco fuerte, en el centro, con ramas que crecen hacia los lados. En el extremo todas las situaciones y cosas son como ese árbol. Un centro de armonía y unos extremos peligrosos. Por decir algo, el amor, en perfecto equilibrio es bello, armonioso. Ir al extremo del mucho amor puede generar posesividad, manipulación, celos, etc. Ir al otro extremo puede convertirse en odio o indiferencia.

Las polaridades son necesarias para que el ser humano se conozca bien y encuentre su verdad: Es un espíritu perfecto. Cuando caemos en una polaridad positiva nos sucede lo bueno. Cuando llegamos a la polaridad negativa nos suceden aquellas cosas que consideramos malas y que con frecuencia atribuimos a la mala suerte. Cuando un Padre ve que su hijo se cae, lo levanta con amor y lo acaricia. Pero si esto sucede frecuentemente, lo deja que él mismo se levante, hasta que aprenda. Es lo mismo. Si este padre se portara brusco con su hijo, esto le generaría frustraciones. El caso opuesto sería siempre estar pendiente de él, hacerle todo, volverlo alguien dependiente que no aprende y hasta se puede convertir en una persona dependiente para encontrar su felicidad.

Aplicando las leyes podemos evitar las polaridades negativas, que son las que no nos gustan. De estas ramas crecen los frutos, pero comer siempre frutos es irnos a los extremos. Eso es inclinarse hacia una polaridad. Mala salud, malas relaciones, pobreza, etc. En estos instantes es cuando viene el pensamiento de que alguien nos ha castigado, pero no es así.

Tercera Ley: Ritmo

"Todo fluye y refluye. Todo asciende y desciende." "Los ciclos existen. La oscilación pendular es la misma cantidad hacia la izquierda que hacia la derecha." Lo que hoy dejó de estar de moda en un futuro lo volverá a estar. Cosas que nos han pasado antes nos vuelven a pasar. Esa es la ley del ritmo. Esta ley es la que nos hace recorrer los aspectos positivos y negativos de cualquier situación y, generalmente, los seres humanos nos dejamos arrastrar por esos ritmos. La idea es dejarnos llevar en el sentido positivo y no dejarnos arrastrar hacia el negativo. El que es consciente de esta ley participa de ella, con su pensamiento, ubicándose y dejándose llevar por la oscilación positiva y rehusándose a ser llevado por la negativa. Quien no la conoce conscientemente, se deja llevar hacia lo positivo y luego hacia lo negativo. No son sólo nuestros pensamientos. También están nuestras acciones y nuestras emociones.

Cuarta Ley: Vibración

"Todo en el universo, desde lo más pequeño hasta lo más grande está en continuo movimiento."
"Todo vibra, todo se mueve, nada está quieto, nada está inmóvil."

Hasta no hace mucho se creía que sólo los seres humanos y los animales tenían vida. Más tarde se descubriría que las plantas también. Hoy decimos que todo tiene vida, porque todo tiene movimiento y todo tiene inteligencia, sea esto una piedra, una planta, un animal, el sol o cualquier cosa. Tampoco debemos dejar a un lado las vidas no definidas en su contorno, como una nube, el viento, los aromas, la luz, los pensamientos y otras tantas. Los físicos, en su afán por estudiar, solamente se han centrado en aquellos elementos que pueden coger o manipular, olvidando que en el universo existen millones de formas de vida que no podemos almacenar ni tocar.

También está equivocado el concepto de elemento sólido. Por ejemplo, un pedazo de hierro nos parece muy sólido, pero si lo examinamos a fondo, veremos que está compuesto de átomos. Estos átomos están en movimiento y, como sabemos, en medio de los electrones y protones existen espacios. Ya no hay materia sólida y en su interior, tal y como explica la física cuántica, el hierro está vibrando, tiene movimiento. Todo, absolutamente todo, vibra. Desde el Todo hasta la más baja y grosera materia, todo está en vibración. Claro que la vibración cósmica es muy alta, tan alta que parece estar inmóvil. Algo así como la rueda de una bicicleta. Si la hacemos vibrar –girar-, lentamente, sus radios se verán. Una vibración o velocidad alta harán que los radios no se vean y la rueda dé la impresión de estar quieta. Si nos quedamos en pie mirando a un edificio nos parecerá estar quietos, inmóviles, pero realmente nos movemos a 465 metros por segundo a causa de la rotación del planeta, y a 106.000 kilómetros por hora por la velocidad de traslación. Si miramos al mar, en su línea del horizonte, nos parecerá en calma, pero en ese mismo punto hay grandes movimientos de agua, olas enormes, y una vida apasionante y diversa en el mismo lugar.

De todas las energías vibratorias, el pensamiento es la más eficaz de todas, pues impulsa no solamente nuestras propias acciones, sino las de los demás. Las Ley de la Atracción está basada precisamente en el poder del pensamiento, asegurándonos de que si son positivos y acertados conseguiremos nuestros deseos. La energía vibratoria que generan los pensamientos trascendería mucho más allá del plano físico, desencadenando reacciones en nuestro entorno.

Quinta Ley: Correspondencia

"Todo tiene que ver con todo"; cualquier aspecto de la vida que queramos analizar de alguna manera está relacionado con otro aspecto de la vida. Con el tiempo, se establece una sincronía entre los diversos acontecimientos, ocasionando una nueva línea en el destino que debemos presentir. De no ocurrir, el buen destino se perderá.

Hay un axioma hermético que afirma: Como es arriba es abajo, como es abajo es arriba, y si recordamos a Platón sabremos que todo lo manifestado en el mundo material es una copia imperfecta de lo que está en el plano arquetípico de las ideas.

Esta ley nos dice que existe una correspondencia entre lo que sucede a nivel pequeño y a nivel grande (microcosmos y macrocosmos). Si nos ponemos a observar detalladamente encontraremos que es cierto. Por ejemplo, el sol tiene a su alrededor muchos planetas que giran. Estos planetas conservan ciertas distancias y proporciones. Lo mismo sucede a nivel microcósmico, los átomos tienen un núcleo y a su alrededor giran los electrones, como si fuesen un sistema solar. Así, se pueden encontrar muchas correspondencias en otras cosas.

Esta ley la empleamos al explicar que TODO ES MENTE.

Sexta Ley: Generación

Todo lo que existe, en cualquier plano o dimensión, tiene un principio masculino y femenino. Nosotros, los seres humanos, hemos nacido de la unión de una mujer y un hombre. Internamente, en nuestros genes, llevamos cromosomas "X" y "Y". El Todo tiene su aspecto de Padre o gobernador del Mundo en sus leyes y su aspecto Femenino o matriz generadora en la Naturaleza. En el mundo material esta ley se manifiesta por medio del "Sexo" mientras que en planos superiores toma formas más elevadas, pero el principio siempre es el mismo. Este principio siempre obra en el sentido de "generar", "regenerar" y "crear". En el universo no hay destrucción, solamente cambio y renovación.

Séptima Ley: Causa y Efecto

Toda causa tiene su efecto. Todo efecto tiene su causa.

Este principio es similar al karma, aunque ahora no hay actos malos ni buenos, sino las consecuencias de ellos. Todo sucede de acuerdo con la ley. No existe la suerte. No hay casualidades solo causalidades.

Nada sucede por casualidad, pues de ser así sólo podría significar que Dios o el Todo no tiene completo control de su creación. En el universo no hay espacio ni para el caos ni para el azar, todo está ordenado de forma que los acontecimientos ocurran cuando así está establecido. Los seres humanos también están sujetos a esta ley universal, pero, al contrario que el resto de los organismos, disponen de libre albedrío lo que ocasiona con frecuencia que los acontecimientos previstos queden conculcados. La gente se deja llevar por acontecimientos externos y evitan hacer caso a las llamadas que su instinto les dice, siendo esta una de las causas de su suerte. Hablan de "circunstancias" o de que "estaba escrito" para eximirse de su culpa. Quien conoce la ley se conecta con la causa suprema, se deja envolver en su ritmo y llega a buenas consecuencias. Quien ha alcanzado este punto se convierte en causa de cosas buenas, de evolución, no intenta ir en contra de la ley porque no se puede.

CHAKRAS

Los chakras son vórtices (remolinos) esféricos en el cuerpo etérico que actúan como transmisores de energía. Tienen influencia en nuestra actividad en el plano físico a través del funcionamiento de las glándulas endocrinas (glándulas de secreción interna como la tiroides). Estas glándulas afectan a nuestro funcionamiento corporal, al balance mental y a la integridad emocional. Dependiendo del uso que les demos a ellos y a nuestras energías, serán constructivos o discordantes. Nuestro cuerpo etérico tiene **7** chakras básicos. No existen chakras buenos o malos, todos son necesarios para las experiencias terrestres como para el mismo proceso de espiritualización.
Voy a explicar la función de cada chakra por separado, pero no hay que olvidar que funcionan como un todo. En ese todo está el equilibrio. Cada chakra tiene una función dual, con

excepción del primero y el séptimo. Los demás tienen una actividad mundana y otra espiritual.

Chakras Menores
Existen cientos de puntos de energía dentro del cuerpo físico y alrededor de él, inclusive dentro de los vehículos mental, emocional y espiritual. Los más importantes de estos chakras estarían en las manos y en los pies.

Chakra Básico o Primer Chakra
El funcionamiento de este chakra determinará nuestra conexión con la tierra y la materia. Se encuentra a la altura de los genitales.
Suele llamárselo como el ancla del espíritu. Está relacionado con una sustancia (ubicada a lo largo de la columna vertebral) que mantiene al cuerpo en forma y cuando no funciona bien se presentan las enfermedades y el cuerpo empieza un proceso de deterioro.
Este chakra está asociado con el sexo. Es también el lugar donde más intensa energía hay en el cuerpo humano, aquella energía que nos permite generar vida.
Como todos los chakras se encenderá con el estímulo de la corriente espiritual. Cuando está muy activado la persona tendrá deseos de saciar su deseo a ese nivel. Cuando lo logra, el nivel de energía retrocede.
Posee 4 pétalos. Características positivas: Fortaleza, vigoriza el ánimo, anima el entusiasmo, estimula el sistema nervioso y otorga la resistencia, el esfuerzo y la constancia.
El mal uso determina el abatimiento físico y moral.

Chakra Esplénico o Segundo Chakra
Se encuentra a la altura del ombligo. Posee 6 pétalos.

Características positivas: Tiene influencia sobre el sistema nervioso y en la temperatura del organismo. Da una perfecta armonía en el cuerpo, la mente y las emociones. Su mal uso produce histerismo o se buscan experiencias que reflejen intensidades de placer o de dolor.

Plexo Solar o Tercer Chakra:
Se encuentra en la boca del estómago. Posee 10 pétalos. Tene influencia sobre el aparato digestivo cuando están los 10 pétalos activados. Además da dominio sobre el subconsciente e ilumina la mente. Da cordura, enciende iniciativas y talentos, y desarrolla en alto grado la prudencia. Su mal uso o desequilibrio da necesidad a consumir azúcar, celos, imposibilidad a decir 'no'.

Chakra Cardíaco o Cuarto Chakra
Se encuentra a la altura del corazón. Este chakra es responsable de toda compasión y amor sin egoísmo, de la trascendencia y el discernimiento. Posee 12 pétalos. Tiene relación directa con el rayo rosa. Cuando están todos los rayos activos cstimula la vitalidad y actividad en el cerebro, tonifica el sistema glandular y activa la secreción interna.
Otorga la sabiduría Divina, la estabilidad, la perseverancia, la paciencia y el equilibrio mental ante el sufrimiento o el placer. Se empieza a ser más objetivo. Su desequilibrio da sensación de vacío, el ser se vuelve prejuicioso.

Chakra Laríngeo o Quinto Chakra
Está centrado alrededor de la garganta. Influye en la expresión y la comunicación, el oído y la telepatía. Tiene 16 pétalos. Gobierna la tiroides, los aparatos bronquial y vocal, los pulmones, el canal alimenticio y el oído interno (la

clarividencia). *Este centro es responsable del rejuvenecimiento y la longevidad.*
A niveles puramente físicos, las dolencias de este centro incluyen el vértigo, la anemia, alergias, fatiga y asma. Existe confusión y el ser se desintoniza.

Tercer Ojo o Sexto Chakra
Se encuentra en el entrecejo. Tiene 2 divisiones compuestas, cada una en 48 pétalos, o sea, un total de 96. Este centro pertenece al mundo del espíritu en donde residen los superiores y permanentes principios del hombre. En el cuerpo físico, el tercer ojo gobierna la glándula pituitaria, el cerebro izquierdo, el ojo izquierdo, las orejas, nariz y el sistema nervioso en general. Cuando se activan todos los rayos, el individuo desarrolla la templanza, despierta ideas de dignidad, grandeza, veneración y sentimientos delicados, produce la clarividencia positiva.
Su despertar otorga la evolución espiritual y el dominio del espíritu sobre la materia. Su desequilibrio hace que el ser sea ilógico, demasiado intelectual, distraído, olvido, miedo al futuro.

Chakra Coronario o Séptimo Chakra
Se encuentra en la cabeza en la parte superior. Es el loto de mil pétalos, en el que se manifiesta ampliamente la Divinidad. El hombre se hace uno con su Íntimo. No entra en funcionamiento a menos que el individuo haya hecho un trabajo espiritual consciente. Es un chakra que vibra con altísima rapidez, hasta cubrir la parte superior de la cabeza pudiéndose ver en algunos casos un aura dorada. Cuando se activan todos los rayos, el individuo por primera vez entiende que la creación no tiene límites y que es uno con su

potencialidad. En este punto se convence que posee el poder de la transmutación. La maestría a este nivel implicará la eventual trascendencia del propio Cuerpo Causal.

Pares
El esplénico y el laringeo trabajan juntos y pertenecen a la creatividad. El Plexo Solar y el Tercer ojo están relacionados con la visión y la inteligencia. El cardíco y el Coronario expresarán dimensiones cósmicas. Cada chakra expresará la misma función en una frecuencia más baja.
Las enfermedades, están relacionadas también a la incapacidad de absorber, transmutar o integrar frecuencias energéticas. Cuando una energía entra en un chakra y se ve bloqueada, buscará expresarse mediante una disociación sicológica. En cambio cuando una energía ya está dentro de un chakra pero se expresa de manera negativa se manifiesta eventualmente a través de problemas físicos.

Chakras Interdimensionales
Existen cinco centros de energía fuera del cuerpo que están localizados en otras dimensiones del ser. Aunque existen en el presente son invisibles e inaccesibles a nuestros sentidos.
Estos chakras aparecen en pares. El primero estaría localizado a más o menos 30 cm. sobre la cabeza y 30 cm bajo los pies; el segundo alrededor de 90 cm en ambas direcciones y el tercer par a un metro. El cuarto y quinto par sobrepasaría nuestros conceptos tridimensionales y se extenderían hacia el infinito arriba y abajo. Cuando aumentamos nuestra vibración podemos percibirlos, sentirlos y ser partícipes de ellos.

Hay también un octavo, noveno, décimo, onceavo y doceavo chakra que operan con o sin nuestra participación consciente. Todos están ubicados por encima y por debajo del cuerpo.

Existen varias técnicas para el nivelamiento de nuestros centros, entre ellas la cromoterapia, ejercicios físicos, técnicas de visualización, etc. En realidad, todas estas técnicas colaboran para que nuestros centros funcionen correctamente.

El alma

Hay una cuestión difícil de resolver y es la referente a la posición de la mente y del alma. Habitualmente se confunde cerebro con mente, y esta con alma. La razón de la primera de las confusiones nace con el estudio del cerebro y de las consecuencias de una anomalía estructural, sea por enfermedad, accidente o genética. Cuando ello ocurre nuestra mente está confusa, siendo la razón por la cual se cree que los pensamientos y la inteligencia están anclados en el cerebro. Pero queda un asunto difícil de resolver y es en qué parte del cerebro están las emociones, pues cuando estamos tristes nos duele el corazón, irritados el estómago, estresados los músculos, angustiados nos falta la respiración, y si estamos eufóricos nuestra columna vertebral se yergue. Salvo el dolor de cabeza que lo percibimos en zonas próximas al cerebro (nuca y frente), el cerebro nunca nos duele con las emociones. Así que debemos considerar que hay otro lugar o lugares donde radican los sentimientos. En mi libro PSICOLOGÍA CUÁNTICA explico esto con detalle.

La posición del alma, su peso y protagonismo es la segunda gran incógnita, siendo lo más habitual en el mundo científico negar su existencia. Eso nos lleva a considerarles como científicos ignorantes, pues investigar en lo desconocido debería ser su gran reto. Negando burlonamente su existencia no tienen problemas para reconocer su ignorancia.

Mi conclusión es que el cerebro ciertamente es el centro organizador de los cinco sentidos corporales, pero que no almacena las sensaciones ni determina el carácter. Esto es una labor de todo el conjunto orgánico, especialmente del sistema endocrino, lo que nos permite ser tan diferentes unos de otros, tan personales. Y referente al alma no puedo dar una respuesta que valga para todos, aunque muy probablemente no sea una zona corporal ni etérea, sino una conexión con el todo el universo. Por tanto, no existe un lugar donde habita dentro de nuestro cuerpo, sino un lazo que nos mantiene unidos en la conciencia universal y divina, si es que realmente existe Dios.

Realizar nuestros deseos

Se ha considerado que la felicidad consiste en vivir en continuo placer, porque para muchas personas el placer es concebido como algo que excita los sentidos, pero no todas las formas de placer se refieren a lo anterior, pues lo que excita los sentidos son los placeres sensuales. Existen otras formas de placer que se refieren a la ausencia de dolor o de cualquier tipo de aflicción, y ello nos lleva a considerar que ningún placer es malo en sí, sólo que los medios para buscarlo pueden ser inconvenientes, sea por el riesgo asumido o por erróneos.

Entre los deseos, algunos son naturales y necesarios, algunos naturales y no imprescindibles, y otros ni naturales ni necesarios, sólo motivados por inclinaciones sociales. La disposición que tengamos hacia cada uno de estos casos determina nuestra aptitud para ser felices o no.

Dentro de los deseos naturales y necesarios encontramos las necesidades básicas físicas, como alimentarse, calmar la sed, el descanso, el cobijo y la sensación de seguridad.

Dentro de la clase de naturales pero no imprescindibles están, la conversación amena, la gratificación sexual, las artes, la naturaleza, etc.

Dentro de los placeres innaturales e innecesarios están la fama, el poder social o político, la ostentación, etc.

Algunas recomendaciones entorno a todas estas categorías de deseos son:

Debemos satisfacer los deseos naturales necesarios de la forma más económica y cómoda posible.

Podemos perseguir los deseos naturales innecesarios hasta la satisfacción de nuestro corazón, no más allá.

No debemos arriesgar la salud, la amistad o la economía en la búsqueda de satisfacer un deseo innecesario, pues esto sólo conduce a un sufrimiento futuro. Abandonar a la familia en pos de la realización espiritual, sería un ejemplo.

Hay que evitar por completo los deseos innaturales no necesarios, pues el placer o satisfacción que éstos producen es efímera. En el rostro de un banquero, un dirigente político, o un famoso de televisión, no encontrarán la expresión de felicidad que les debería corresponder. Solamente verán soberbia, vanagloria, desprecio por el débil, amor por los bienes materiales.

Basándonos en investigaciones científicas de psicológica cognoscitiva, parece ser que la felicidad en la búsqueda del placer, "la vida placentera", conlleva a un mayor índice de insatisfacción. Siempre esperamos mayor satisfacción en la persecución de un deseo, que cuando lo logramos materializar. Se ha comprobado también que aquellos que basan su felicidad en la vida comprometida (la razón de la existencia) y la vida espiritual, cuentan con un índice de mayor satisfacción en la vida. La "felicidad auténtica" es un concepto superior al simple hecho de no sentir dolor, sentir placer, o no sufrir enfermedades psicológicas.

FILOSOFÍA PARA UNA VIDA PLENA
Lucio Anneo Seneca

1. Nuestra vida se extiende mucho para quien sabe administrarla bien.
2. ¿Se atreve alguien a quejarse de la soberbia del otro cuando él mismo nunca tiene tiempo libre para sí?
3. Nada puede ejercitarse bien por un hombre ocupado, ni la elocuencia, ni las artes liberales, pues cuando un espíritu es distraído, no cobija nada muy elevado, sino que todo lo rechaza como si fuese inculcado a la fuerza.
4. A los hombres más poderosos, los que están situados en altos cargos, se les escapan palabras en las que anhelan el descanso; lo alaban, lo prefieren antes que a todos sus bienes.
5. Hay que suavizar todas las cosas y hay que sobrellevar todas con buen ánimo.
6. Aquel que dedica todo el tiempo a su propia utilidad, el que dirige cada día como si fuese el último, ni suspira por el mañana, no lo teme.
7. Debe conservarse con sumo cuidado lo que no se sabe cuando va a faltar.

8. El mayor impedimento para vivir es la espera, porque dependiendo del mañana se pierde el hoy.

9. Este camino de la vida, continuo y apresuradísimo, que, en vela o dormidos, recorremos al mismo paso, no es visible a los hombres ocupados sino hasta que han llegado al final.

10. Es propio de una mente segura y tranquila el recorrer todas las partes de su vida. Los espíritus de las personas ocupadas, como si estuviesen bajo un yugo, no pueden volver, ni mirar hacia atrás.

11. El tiempo presente sólo pertenece a los hombres ocupados, el cual es tan breve que no puede atraparse, y este mismo se les sustrae, turbados como están en sus muchas ocupaciones.

12. Hay que ser indulgentes con el espíritu, y hay que darle descanso una y otra vez.

13. Es ocioso aquel que tiene sentido para su ocio.

14. No son ociosos aquellos cuyos placeres encierran buena parte de trabajo.

15. De todos, sólo son ociosos quienes tienen tiempo libre para la sabiduría, pues no sólo defienden bien su vida: cualquier tiempo lo añaden al suyo.

16. La vida mas breve y más llena de inquietudes es la de aquellos que olvidan el pasado, miran con indiferencia el presente, temen el futuro.

17. La vida de quienes preparan con un gran esfuerzo lo que poseerán con un esfuerzo mayor es desgraciadísima. Con gran trabajo consiguen las cosas que quieren, con ansiedad mantienen las que han conseguido, entretanto no hay ningún cálculo del tiempo, de ese que no van a tener nunca más.

18. No esperes hasta que las circunstancias te dejen en libertad, sino sepárate tú mismo de ellas.

19. Es enemigo de la serenidad un compañero perturbado y que se lamenta de todo.

20. Hay que pensar cuánto más leve sea el dolor de no tener que el de perder, y comprenderemos que a la pobreza le corresponde un tormento menor en cuanto es menor la posibilidad de mermar.

21. Habituémonos a desprendernos de la pompa y a valorar la utilidad de las cosas, no sus adornos.

22. En todas partes es un vicio lo que es excesivo.

23. Da entrada a la razón en las dificultades: pueden ablandarse las circunstancias duras, dársele amplitud a las estrechas y las graves oprimir menos a quienes las soportan con elegancia.

24. No envidiemos a los que están situados por encima de nosotros: las cosas que parecían más excelsas se derrumbaron.

25. Quien tema a la muerte, no hará nunca nada por un hombre vivo, pero quien sepa que este hecho estaba pactado en el mismo momento en que fue concebido, vivirá según la ley de la naturaleza, y, a su vez, con la misma fortaleza de espíritu, se mantendrá firme para que ninguna cosa que le suceda sea inesperada.

26. Es más tolerable y más fácil no adquirir que perder.

27. Que no se apodere de nosotros la precipitación, vicio en extremo enemigo de la serenidad.

28. Quien se dedica a muchas cosas, a menudo entrega a la suerte el dominio de sí mismo.

29. Es propio del hombre reírse de la vida antes que lamentarse.

30. Es mejor aceptar con tranquilidad las costumbres públicas y los defectos humanos, y que no se escapen involuntariamente ni la risa ni las lágrimas.

31. En tus males conviene que te conduzcas de tal modo que des al dolor sólo cuanto la naturaleza ordene, no cuanto ordene la costumbre.

32. No es grata y segura la vida de quienes viven siempre bajo una máscara.

33. Hay que mezclar y alternar estas cosas: la soledad y la compañía de la multitud.

34. No hay que tener la mente en la misma tensión constantemente.

35. Hay que dar un alivio a nuestros espíritus: tras haber descansado surgen los mejores y más vivos proyectos.

36. A través de las ocupaciones se pasa la vida.

37. Ante todas las cosas es necesario evaluarse a uno mismo, porque las más veces nos parece que podemos más de lo que en verdad podemos.

38. Los patrimonios, causa máxima de las aflicciones humanas.

39. La mejor medida del dinero es no caer en la pobreza ni alejarse demasiado de la pobreza.

40. ¡Qué tarde es comenzar a vivir cuando hay que abandonar la vida!

Como conclusión, parece probable que las creencias místicas más razonadas, aquellas en las cuales la fe no se impone, sino que se adquiere, podrían constituir uno de los pilares de la buena longevidad. Independientemente de su origen y de estar supeditada o no a un dios, las largas horas de meditación y sosiego, la relajación impuesta por los ejercicios y rezos, podrían constituir la clave de la longevidad. También es posible que la creencia en la inmortalidad que proporcionan algunas religiones ejerza una poderosa fuerza cuántica en las personas, manteniendo el cuerpo en perfecto equilibrio. Si como se ha dicho repetidas veces en este libro, se necesita un convencimiento férreo de que llegaremos a centenarios para alcanzar esa edad, las creencias místicas supondrían el mejor impulso generador de longevidad, más incluso que la vida saludable. Mientras que existan todavía misiones en la vida a completar, nuestra fuerza interior nos permitirá vivir el tiempo necesario para realizarlas.

Tercera parte

CAPÍTULO 1

EL SISTEMA INMUNITARIO Y LOS ANTIOXIDANTES EN LA LONGEVIDAD

La valoración analítica sanguínea actual es una trampa en la cual la mayoría de los médicos se encuentran cómodos, pues establecen sus valoraciones en base a lo que es "normal" o lo que se sale de lo "normal". Aquella persona cuyos datos no correspondan a la estadística media necesitará tratamiento, incluso aunque no manifieste síntomas. Ciertamente es cómodo miran una analítica delante de un paciente y fijarse en esas cruces de referencia que nos indican que un dato está fuera de lo "normal". Pero así estamos olvidando el concepto de "diferencia", el que determina lo que debería ser correcto para ese paciente en ese momento de su vida.

Recordemos que el sistema inmunitario está constituido por una gran variedad de células y moléculas capaces de reconocer y eliminar un número ilimitado de diferentes agentes extraños al organismo, entre los que se incluyen no sólo los microorganismos invasores sino también las células de nuestro cuerpo que constantemente se nos están malignizando. Las células del sistema inmunitario, los leucocitos, tienen una amplia capacidad funcional y presentan

317

múltiples y complejas formas de comunicación. Los mecanismos que utilizan estas células para llevar a cabo su función, lo que se denomina "respuesta inmunitaria", se basan en el reconocimiento de lo extraño, el antígeno; en la activación frente a ese antígeno, hecho que está perfectamente regulado (pues una activación no controlada del sistema inmunitario puede ser la causa de patologías y mortalidad); y en la destrucción de lo extraño (la infección o las células malignizadas). Con estas propiedades el sistema inmunitario es idóneo para encargarse del reconocimiento de nuestra propia integridad, de lo que constituye nuestro "yo", y de este modo poder defendernos de lo extraño a cada uno de nosotros. Por todo lo indicado resulta evidente que una adecuada función leucocitaria sea fundamental para el correcto funcionamiento corporal.

El sistema inmunitario, al tener un papel relevante en el mantenimiento de la homeostasis corporal (la regulación del ambiente interno para mantener una condición estable y constante) se considera actualmente un claro sistema regulador, en igualdad de condiciones con los sistemas reguladores clásicos como el sistema nervioso y el endocrino. Un hecho que merece la pena destacar es que el sistema inmunitario no trabaja aisladamente, sino que lo hace en conexión con esos otros sistemas reguladores del organismo: el sistema nervioso, el sistema linfático y el sistema endocrino. La comunicación bidireccional entre estos sistemas reguladores se confirmó científicamente en los años setenta con los trabajos de Besedovsky y sus colaboradores, al observar cómo los niveles de glucocorticoides se elevaban durante la respuesta inmunitaria, produciendo un efecto supresor sobre la misma. Posteriormente, éstos y otros investigadores confirmaron esa conexión. De este modo se estableció un sistema neuro /inmuno /endocrino que permite el mantenimiento de la homeostasis corporal, y por tanto de la salud de los individuos. La demostración científica de esa comunicación, ha permitido comprender, en base a los datos experimentales, toda una serie de hechos observados en la vida cotidiana. Es evidente que las situaciones de depresión, estrés emocional o ansiedad, provocadas por ejemplo por la pérdida de trabajo o de un ser querido, entre otras, se acompañan de una mayor propensión a padecer desde procesos infecciosos hasta cánceres o enfermedades autoinmunes, lo que supone que el sistema inmunitario se encuentra deteriorado y consecuentemente hay una peor salud y menor longevidad. Por el contrario, situaciones agradables que nos hagan felices, o una "visión optimista" de la vida nos ayuda a superar enfermedades que tienen una base inmunitaria y, en general, a tener mejor salud. Por otra parte, se ha confirmado que alteraciones en el sistema inmunitario, como puede suceder en un proceso infeccioso, modifican la funcionalidad del sistema nervioso pudiendo llegarse, en algunas situaciones extremas, a estados psicóticos. Hoy se sabe que las células de los tres sistemas comparten receptores para los mediadores típicos de los otros. Así, cualquier incidencia que podamos ejercer en el sistema inmunitario repercutirá en los sistemas nervioso y endocrino, y a la inversa.

Por tanto, para tener una buena homeostasis y consecuentemente una buena salud es necesario disponer de un buen sistema inmunitario, un buen sistema nervioso y un buen sistema endocrino, sin olvidar al sistema linfático, así como de una buena comunicación entre los mismos. Al envejecer lo que sucede es que esos sistemas y la comunicación entre los mismos se deterioran y por ello se altera la homeostasis y se da más morbilidad y más mortalidad.

Cambios en el sistema inmunitario con la edad

¿Qué sucede en el sistema inmunitario al avanzar la edad? Con el envejecimiento se produce un deterioro -un cambio, para ser más exactos-, en el sistema inmunitario, suceso que se denomina inmuno /senescencia. Este hecho es evidente ya que al envejecer tienen lugar una mayor incidencia de infecciones, fenómenos autoinmunes y cánceres, patologías que indican la presencia de un sistema inmunitario poco eficiente. Además, el mayor porcentaje de muertes en la vejez tiene lugar por procesos infecciosos. Tal es la importancia de una correcta inmunidad en el mantenimiento de la salud que una de las teorías sobre el por qué se produce el envejecimiento, la "teoría inmunitaria", hace responsable de las alteraciones que tienen lugar en el organismo con el paso del tiempo a los cambios que acontecen en el sistema defensivo. No obstante, puede ser entendible que, a pesar de haberse producido en los últimos años un aumento en los estudios sobre inmuno /senescencia, dado lo complejo y heterogéneo que es el envejecimiento y el sistema que nos ocupa, no se sepa todavía adecuadamente lo que sucede en el sistema inmunitario al envejecer, ni el papel que los cambios en este sistema con la edad ejercen en el proceso de envejecimiento general del organismo. Debemos tener en cuenta lo que nos cuentan los análisis de sangre, que no es mucho o al menos no sabemos interpretarlos adecuadamente. Si evaluamos los cambios en el sistema inmunitario del anciano como un deterioro estaremos sacando conclusiones falsas. Nuestras células no deberían tener las mismas características y apariencia a lo largo de nuestra vida, pero la tendencia es establecer comparaciones entre el cuerpo de un joven con el del anciano. Según esta apreciación, lo perfecto suele estar en la juventud, mientras que en la ancianidad hay decrepitud. Nadie parece estar interesado en cambiar la terminología gramatical. Simplemente poniendo "cambio", donde antes decíamos "deterioro" estaremos ya en el camino de solucionar la mayoría de las patologías de la ancianidad. Y si el conjunto celular de una persona de 70 años no tiene que ser igual al de otra de 20 años ¿por qué utilizamos los mismos tratamientos? ¿Por qué debemos imitar el cuerpo de un joven?

Aunque las células inmunitarias modifican su capacidad funcional al avanzar la edad, no todas parecen manifestar un claro deterioro. Las hay que se encuentran más activadas y otras no muestran cambios sustanciales al envejecer. Por todo ello, todavía existen bastantes controversias sobre las modificaciones que experimenta la respuesta inmunitaria con el envejecimiento. Ante los datos existentes sobre este tema, se asume que con la edad se da una "reestructuración" que afecta a cada componente del sistema inmunitario y a las interacciones entre los mismos. En este sentido, deberíamos cuanto antes establecer en la valoración de los métodos analíticos lo que es "normal" o distinto según la edad. Se evitarían medicar a personas longevas que no necesitan tener sus células sanguíneas igual a las de un joven.

Aunque hay una tendencia general de las células a envejecer, la evolución de los cambios a lo largo de la vida es diferente de unas funciones a otras. Hay funciones que aumentan

321

continuamente con la edad, y otras que disminuyen significativamente en la vejez, indicando no un deterioro sino la ausencia de cambios. Se ha comprobado que en el ser humano la mejor respuesta tiene lugar en la década de los treinta en el hombre y en la de los cuarenta en la mujer, disminuyendo posteriormente de forma significativa hasta la década de los setenta. Recordemos que es en esa década en la que tiene lugar la máxima mortalidad en el ser humano. Sin embargo, la proliferación de los linfocitos y la producción de IL-2 (respuesta favorable ante las células malignas), se encuentran en la mayoría de las personas de ochenta, noventa y cien años en al mismo nivel que los adultos. Esto nos demuestra lo que ya han apuntado algunos autores, que los individuos que llegan a esa avanzada edad son los que tienen un sistema inmunitario más adecuado, concretamente unos linfocitos T en buen estado funcional. Esto puede deberse a que tales células se mantienen mejor, bien per se o como consecuencia de otros factores que repercuten en ese correcto funcionamiento. Sea debido a uno u otro motivo, el hecho es que esos resultados siguen acreditando al sistema inmunitario como un excelente marcador de salud y longevidad.

Resumiendo lo comentado, se puede decir que con el paso del tiempo el sistema inmunitario cambia, se "reestructura" como han indicado algunos investigadores, razón por la cual la valoración de este sistema debe hacerse en función de la edad. Resulta curioso que, en general, los cambios en el sistema inmunitario con la edad se manifiestan, por una parte, con una respuesta diferente en aquellos aspectos que nos podrían resultar más beneficiosos, y por otra parte con una exagerada respuesta de actividades que, aunque en principio tengan una función defensiva, pueden resultar perjudiciales al producirse en exceso. Es el caso de la capacidad de adherencia a sustratos tisulares, las cuales se relacionan con un estado de oxidación en el individuo, lo que podría manifestar la presencia de esa oxidación en la vejez, hecho que se comentará más adelante.

Hasta el momento lo que teníamos era una serie de parámetros estandarizados para la mayoría de los enfermos, tanto en ratones como en humanos. Como antes hemos dicho, para mejorar la precisión y el entendimiento de los resultados analíticos se debería enviar al patólogo o analista el historial clínico del paciente, lo que le impulsaría a buscar datos diferentes.

Una vez comprobado que a lo largo de la edad tienen lugar cambios en la función inmunitaria y que la misma puede suponer un excelente marcador de la edad biológica del individuo y consecuentemente de su longevidad, muchas investigaciones gerontológicas, se encaminan a conocer cuáles son las causas de esos cambios, los mecanismos que subyacen al deterioro inmunitario. Es evidente que cuando se conozcan esas causas se podrán llevar a cabo estrategias que intenten retardar tales alteraciones inmunitarias y de este modo mantener una mejor salud y asegurarnos una mayor y mejor longevidad.

A pesar de los todavía escasos trabajos al respecto, pero en base a ellos y a nuestras aportaciones se podría afirmar que la inmuno /senescencia tiene lugar por las mismas causas, antes comentadas, que producen el envejecimiento de todos los componentes celulares de nuestro organismo: por la oxidación debida a la necesaria utilización del oxígeno y la acción nociva de los radicales libres (RL) en cantidades no controladas.

Un hecho que hay que comentar es que, ante la toxicidad del oxígeno, las células han desarrollado una serie de defensas antioxidantes que impiden la formación de radicales o neutralizan a los mismos una vez generados. A pesar de lo indicado, hay que tener en cuenta que el oxígeno es imprescindible para la vida y que las ROS (oxidantes), en determinadas cantidades, son necesarias para muchos procesos fisiológicos fundamentales para la supervivencia del individuo. Por tanto, el funcionamiento de nuestro organismo se basa en un perfecto equilibrio entre niveles de pro-oxidantes (ROS) y de antioxidantes. Es la pérdida de este equilibrio, por un exceso en la producción de los primeros o una menor disponibilidad de los segundos, lo que conlleva el estrés oxidativo que subyace a la enfermedad y al envejecimiento. Si no hubiera radicales libres, la acumulación celular ocasionaría una saturación y un rápido desequilibrio orgánico que llevaría a la muerte en pocos días. Los leucocitos activados son una fuente importante de oxidación.

Participación del sistema inmunitario en los procesos de envejecimiento: teoría de la oxidación /inflamación

Debemos tener presente que las células inmunitarias en el ejercicio de su función defensiva llevan a cabo una respuesta inflamatoria, produciendo factores que mantienen la inflamación y la oxidación que permitirá la eliminación de lo extraño o dañado. Dado que tales factores oxidantes y proinflamatorios se encuentran aumentados al envejecer, se está elaborando una nueva teoría del envejecimiento, "la teoría inflamatoria". De este modo, se podría establecer un "círculo vicioso" que fomentaría aún más el estrés oxidativo. Un planteamiento que sustentaría esta teoría inflamatoria

/oxidativa, podría ser el hecho de que nuestro sistema inmunitario con el paso del tiempo se ha tenido que ir enfrentando a numeroso agentes extraños, lo que ha creado un desgaste de su equilibrio oxidantes /antioxidantes a favor de los primeros, dándose un "estrés oxidativo crónico" que, aunque generalizado en todas las células del organismo, sería más exagerado en las inmunitarias por su papel productor de factores oxidantes e inflamatorios en su trabajo cotidiano. Ese aumento de factores oxidantes e inflamatorios afectaría con el tiempo a todas las células del organismo.

Por otra parte, como consecuencia del daño oxidativo que las células inmunitarias van experimentando con el envejecimiento se daría una pérdida de la capacidad reguladora de las mismas sobre su propio equilibrio, lo que conduciría al circulo vicioso antes mencionado o mejor aun, a una "espiral viciosa", puesto que realmente la situación se va agravando y no se vuelve nunca al mismo estado oxidativo /inflamatorio. Las células inmunitarias comenzarían entonces a reaccionar de forma inadecuada, no siendo capaces de enviar las adecuadas señales reguladoras al resto del organismo.
La comunicación entre los sistemas nerviosos y endocrinos sería incorrecta. De hecho, ya hay aportaciones experimentales que comprueban cómo al envejecer no sólo se altera la respuesta del sistema nervioso, la del endocrino y la del inmunitario, sino también la capacidad de comunicación entre ellos. Pudiera ser que el deterioro funcional que experimentan las células inmunitarias con el envejecimiento las hace "sordas" a los mensajes que le llegan del sistema nervioso.

Ingestión de compuestos antioxidantes

Una vez que se tiene una cierta aproximación a los mecanismos que subyacen a la inmuno /senescencia se pueden establecer estrategias que incidiendo en los mismos permitan el mantenimiento de una mejor función inmunitaria al envejecer. En este contexto una de las estrategias que parecen más evidentes hace referencia a la utilización de compuestos antioxidantes. Actualmente está claramente sustentada en abundantes datos experimentales, que la administración de antioxidantes, muchos de los cuales tienen también un carácter antiinflamatorio, puede equilibrar el balance celular entre niveles de oxidación e inflamación con los de las defensas antioxidantes, reduciendo el estrés oxidativo.

Los compuestos antioxidantes, los cuales presentan la propiedad de impedir la producción de ROS o de neutralizarlas y por tanto de controlar la oxidación, pueden ser endógenos o exógenos. Los primeros se encuentran en nuestro organismo para salvaguardar la existencia de unos niveles de ROS necesarios para el funcionamiento corporal, evitando una superproducción o acumulo de las mismas y consecuentemente los procesos patológicos que las ROS desencadenan. Cuando tiene lugar una disminución de los niveles de antioxidantes endógenos, lo que suele manifestar un gasto de estos compuestos en la neutralización del exceso de ROS, los mismos se pueden aumentar incorporándolos a nuestro organismo a través de la dieta o mediante la suplementación de cantidades apropiadas de antioxidantes exógenos.

Dentro de estos antioxidantes exógenos, de los que hoy se conoce ya una lista considerable, son posiblemente los más conocidos la vitamina C, la E y los carotenos, aunque otros, entre los que se puede mencionar el ácido lipoico, los flavonoides y aquellos de tipo tiólico (que aumentan los niveles intracelulares de glutatión reducido, GSH) se están incorporando a la ya larga lista de estos compuestos. La base del efecto beneficioso en la vejez de antioxidantes como los mencionados es precisamente su capacidad de aumentar el poder reductor, protegiendo frente al daño oxidativo asociado al envejecimiento. Así, durante la actuación de las células inmunitarias éstas van consumiendo sus reservas de antioxidantes. Esto explicaría, tanto en animales de experimentación como en el ser humano, la mejoría de la capacidad funcional del sistema inmunitario, en la edad adulta, tras la incorporación in vitro o la suplementación in vivo con diferentes antioxidantes exógenos como la vitamina C, la vitamina E, el GSH y tioles como la tioprolina o la N-acetilcisteina.

Si consideramos que al envejecer se producen mayores niveles de ROS junto a frecuentes estados de malnutrición y una clara disminución de los niveles de defensas antioxidantes, parece evidente que la suplementación con este tipo de compuestos podría tener un efecto beneficioso en la neutralización de dicho estrés oxidativo, consiguiéndose el equilibrio oxidante /antioxidante perdido. Por tal motivo, se han efectuado una serie de trabajos encaminados a comprobar si la administración de antioxidantes podría tener un efecto estimulador de la funcionalidad de nuestro sistema defensivo durante la vejez, habiéndose obteniéndose hasta el momento resultados muy prometedores al potenciarse el estado de salud y evitarse muchas de las patologías derivadas del estrés oxidativo. Precisamente, una de las observaciones que más acreditan la teoría oxidativa del envejecimiento es la comprobación del aumento en la esperanza de vida de algunos animales de laboratorio tras la ingestión de ciertos antioxidantes en la dieta. Además, el efecto beneficioso de los antioxidantes es más manifiesto en las células inmunitarias de individuos envejecidos que en las de los adultos, siendo necesario una mayor dosis de los mismos a medida que avanza la edad. Así, en la población española la ingestión de vitamina C y vitamina E mejoró significativamente la funcionalidad de las células inmunocompetentes en personas mayores. Esta mejoría supone recuperar los niveles de función inmunitaria que presentan los adultos de 30 a 35 años, momento de la vida con la respuesta inmunitaria más idónea, y se manifiesta con una estimulación de aquellas funciones que se encontraban deprimidas y con una disminución de las que estaban muy activadas. Los efectos reguladores de esas vitaminas tienen una duración aproximada de seis meses, ya que los ancianos recuperan la mayoría de los valores funcionales iniciales tras permanecer ese tiempo sin ingerir antioxidantes. La capacidad moduladora de los antioxidantes en la función inmunitaria es más evidente en aquellos individuos que la tienen más deteriorada, hecho que lo hemos comprobado tanto en humanos como en animales de experimentación. En ancianos con depresión o cardiopatías la suplementación con vitaminas antioxidantes resultó más efectiva mejorando su sistema inmunitario que en los individuos sanos de la misma edad, que, aunque con un sistema defensivo propio de la vejez, se encontraba en mejores condiciones que el de las personas enfermas.

Puesto que la mejoría que ejercen los antioxidantes en la función inmunitaria supone aumentar las funciones que están disminuidas y reducir las que están muy estimuladas, estos compuestos no se manifiestan como estimuladores inmunitarios indiscriminados, más bien restauran los niveles más apropiados para cada función, en situaciones en las que se encuentran alteradas por un estrés oxidativo, actuando pues como inmunomoduladores. El papel regulador afectaría no sólo al sistema inmunitario sino también a los otros sistemas reguladores. De hecho, es ya claramente aceptado el papel de los antioxidantes como restauradores de un gran número de funciones nerviosas. Además, en los ratones prematuramente envejecidos la ingestión de antioxidantes mejora la respuesta conductual, lo que prueba que el estrés oxidativo que subyace al deterioro del sistema inmunitario, pero también al del sistema nervioso, se neutraliza con la administración de antioxidantes. Por lo indicado podemos plantear a los antioxidantes como una herramienta útil para neutralizar o enlentecer el deterioro homeostático que tiene lugar en el envejecimiento, explicando así su papel en la reducción de la morbilidad y mortalidad que acontecen con al avanzar la edad. En el capítulo siguiente se analizan los mejores antioxidantes.

CAPÍTULO 2

SUSTANCIAS ANTIENVEJECIMIENTO

Aunque la mayoría de las personas sienten un gran interés por encontrar la "fuente de la eterna juventud", aquella sustancia que nos garantice larga vida a cambio de ningún esfuerzo, los intentos por encontrar una analogía del Santo Grial han sido infructuosos. No obstante, y sin que la lista que describimos a continuación pudiera dar lugar a desmesuradas ilusiones y errores de apreciación, hay una larga serie de nutrientes y plantas medicinales que han demostrado utilidad para conservar la salud durante el paso de los años, y si hay salud probablemente llegaremos a longevos.

El lector deberá consumir de manera continuada varios de estos complementos que describimos a continuación, pues la mayoría de ellos poseen una larga reputación como rejuvenecedores. Los experimentos efectuados con ellos en personas voluntarias han demostrado su gran eficacia, y otros son producto de recomendaciones ancestrales muy fiables. Una vez demostrada su efectividad como factores de longevidad e inocuidad, se han puesto a la venta en algunos países y en otros están prohibidos, así que sugerimos a la persona interesada en algunos de ellos que los adquiera a través de Internet en firmas de reconocido prestigio.

REJUVENECEDORES GENERALES

DHEA

Fue aislada por el médico alemán Adolf Buternandt en 1931 en la orina humana, pero tuvieron que pasar veinte años para que gracias al trabajo de los investigadores Mijeon y Plager se encontrara en la sangre y se detectara su origen en las glándulas suprarrenales. En ese mismo año se confirma que los niveles de esta hormona disminuyen tanto en la mujer como en el hombre a medida que se envejece y se estudian los resultados de la administración de esta sustancia tanto por vía oral como por inyección intravenosa. En un principio las pruebas se realizan tan sólo en varones, sin experimentar con esta sustancia en mujeres.

Ya en la década de los 70 se empiezan a constatar de una manera más palpable los efectos beneficiosos de esta sustancia en los animales (ratas y ratones), a los cuales se suministra dicha hormona a través de la alimentación. Así se llega a comprobar que los animales sometidos al experimento vivían más, al mismo tiempo que adelgazaban y tenían más energía y vigor. A pesar de estos descubrimientos, su utilización en la clínica humana se demoró hasta el 1994, cuando el profesor Samuel Yen de la Universidad de San Diego, California publicó los resultados positivos de sus experimentos, confirmando el efecto anti-envejecimiento de esta hormona. Así, el profesor Samuel Yen constata que la administración de la DHEA en pacientes de edad madura conlleva una serie de cambios no sólo biológicos, sino físicos y psicológicos muy beneficiosos. A partir de este momento la DHEA se presenta ante la prensa como la revolucionaria hormona de la juventud.

Lo que ahora sabemos es que la dehidroepiandrosterona es una hormona producida por las glándulas suprarrenales y es la precursora de las hormonas esteroides testosterona y estrógenos. El DHEA disminuye con el avance de la edad tanto en hombres como en mujeres y existen numerosos estudios que indican que administrado por vía oral puede mejorar las funciones neurológicas e inmunes, así como los desórdenes ocasionados por el estrés y proteger contra algunos tipos de cáncer y enfermedades cardiovasculares.

Realmente se trata de una hormona endógena que actúa como precursora de las hormonas sexuales masculinas y femeninas, precisamente aquellas que comienzan a disminuir después de los 30 años, siendo más baja en algunas personas con anorexia, enfermedades renales en etapa terminal, diabetes tipo 2 (diabetes que no depende de la insulina), SIDA, insuficiencia suprarrenal y en pacientes gravemente enfermos. Los niveles de DHEA también se pueden reducir de forma drástica por un determinado tipo de drogas, entre las que se incluyen la insulina, los corticosteroides, los opiáceos y el danazol.

La podemos encontrar también con el nombre de androstenediona, clenbuterol, dehidroepiandrosterona, DHA, DHAS, metiltestosterona, nandrolona y oxandrolona, siendo sintetizada a partir del extracto de Ñame silvestre (diosgenina).

Podríamos considerar al DHEA como una pre o pro hormona, siendo esta la razón por la cual se ha comercializado como un complemento dietético. Una vez ingerida interviene en la formación y excreción de ciertas hormonas sexuales. Nuestro organismo comienza a producir pequeñas cantidades de esta hormona a la edad de 7 años hasta los 25 años que es cuando alcanza su máximo nivel para después decrecer su producción un 20% cada diez años.

Sus efectos a corto plazo son notorios, mejorando la vitalidad y bienestar de una manera espectacular, fortaleciendo el sistema inmunológico, reduciendo los malestares de la menopausia, y ayudando con la prevención de osteoporosis, así como la mejora de las funciones neurológicas, memoria, y la calidad del ciclo de sueño.

A largo plazo encontramos mejoras en la respuesta positiva contra el cáncer, a las enfermedades cardiovasculares, a la diabetes, a la obesidad, al lupus eritematoso sistémico, y al Alzheimer. Otros estudios clínicos realizados en la universidad de California en San Diego, indican que incrementa la masa y fuerza muscular. El mismo estudio demostró que las personas que recibían este tipo de tratamiento presentaban una sensación física y psíquica de bienestar. La dosis diaria recomendada es de 25 a 50mg en una toma por la mañana.

Estos son los efectos reconocidos, siendo más notorios en las personas de más edad:

Anti-envejecimiento y longevidad.
Aumento de energía y vigor.
Mejora del apetito sexual.
Preserva la masa muscular e incrementa el funcionamiento atlético.
Mejora el equilibrio de la insulina (enfermos de diabetes).
Mejora el estado y la densidad de los huesos (enfermos de osteoporosis).
Desarrolla la memoria y el sistema cognitivo.

Combate enfermedades de tipo degenerativo como el Alzheimer y el Parkinson.

Puede mejorar el bienestar, la calidad de vida, la capacidad en los ejercicios, el apetito sexual y el nivel hormonal en personas con función adrenal insuficiente (enfermedad de Addison).

Depresiones.

La mayoría de los ensayos clínicos que investigan el efecto de la DHEA en la pérdida de peso o grasa apoyan su uso para este propósito.

Lupus sistémico eritematoso

Se han observado incrementos en la densidad mineral ósea.

Investigaciones iniciales recomiendan el uso de DHEA por vía intravaginal para promover la regresión de las lesiones cancerosas en el cuello del útero.

Fatiga crónica.

Enfermedades terminales.

Enfermedad de Crohn

Demencia

Insuficiencia cardiaca

VIH/SIDA

Trastornos de ovulación y menopausia acompañada de dolor vaginal, osteoporosis, oleadas de calor, alteraciones emocionales como fatiga, irritabilidad, ansiedad, depresión, insomnio, dificultades de concentración y memoria o una disminución en el apetito sexual.

Esquizofrenia, así como síntomas de ansiedad y síntomas depresivos y negativos que la acompañan.

Disfunción eréctil y disminución de la libido en hombres y mujeres.

Síndrome de Sjogren (ojos secos)

En forma tópica para combatir el envejecimiento de la piel

Precauciones

Esta hormona se puede recetar a varones que se hayan sometido previamente a controles de próstata, y a mujeres en periodos menopáusicos, aunque está contraindicada en casos de cáncer o predisposición.

En medicina deportiva se considera sustancia doping.

PREGNENOLONA

Se obtiene a partir del metabolismo del colesterol, presentando un potencial muy variado como precursor de numerosas e importantes hormonas naturales. La Pregnenolona es la sustancia básica para la producción de hormonas sexuales (estrógeno, testosterona), las hormonas del estrés (cortisona, cortisol) y de la DHEA. Teniendo en cuenta que la cantidad de Pregnenolona producida por el organismo desciende con la edad, las funciones metabólicas que dependen de hormonas esteroideas se verán de la misma forma reducidas. El aporte regular de un complemento de Pregnenolona puede reactivar las funciones metabólicas, tener efectos positivos sobre numerosas enfermedades, y proteger contra el envejecimiento debido a la edad. Por eso, la Pregnenolona está considerada –igual que la DHEA– una hormona antienvejecimiento.

Su metabolismo es muy complejo. Todos los miembros pertenecientes a esta clase de substancias con base hormonal, presentan una característica común: la estructura químicamente definida de esteroides. La Pregnenolona es el primer metabolito de lípidos de origen alimenticio –los colesteroles–, y constituye el elemento de construcción más importante para que el organismo pueda realizar la síntesis de las hormonas esteroideas. Como la Pregnenolona es un precursor, el organismo puede producir gracias a ella la cantidad de elementos esteroideos que necesita en cada momento. La cantidad de Pregnenolona endógena (puesta a disposición por el organismo) desciende con la edad, sin que se pueda identificar claramente una regresión específica de sexo.

La Pregnenolona puede presentarse en el cuerpo sin ser modificada, o ser transformada en dehidroepiandrosterona (DHEA) y actuar como tal. Pero si se necesita, puede ser transformada en progesterona y utilizada como tal (la progesterona regula algunas funciones sexuales femeninas como el ciclo de menstruación). Esta transformación en DHEA o en progesterona se lleva a cabo en función de la necesidad física o psíquica, derivadas de enfermedades o de condiciones particulares (menopausia); y permite la síntesis de otras hormonas (hormonas del estrés, hormonas sexuales). Una administración conjunta de Pregnenolona y de DHEA aumenta la eficacia de las dos substancias, ya que la Pregnenolona es un precursor directo de la DHEA.
Algunos efectos de la Pregnenolona, como la mejora de las funciones cognitivas, se atribuyen directamente a la acción de la Pregnenolona. Otros muchos efectos se deben a la acción indirecta de las hormonas intermediarias derivadas de la Pregnenolona.

Se utiliza, además de su efecto como antienvejecimiento, en:

Enfermedades inflamatorias de las articulaciones (artritis).
Cansancio crónico, estrés y agotamiento

337

Depresiones, estados de ansiedad e insomnio.

Memoria. Protege contra los problemas de la función cerebral y de las demencias asociadas con la edad, como por ejemplo la enfermedad de Alzheimer. Las personas jóvenes y las personas sanas también pueden sacar provecho de las virtudes estimulantes de la Pregnenolona a nivel de rendimiento cerebral.

Afecciones ginecológicas. Al tratarse de un precursor de las hormonas sexuales femeninas (progesterona y estrógeno), un aporte de Pregnenolona puede estabilizar la función sexual de la mujer, por ejemplo en caso de molestias de la menstruación o de la menopausia.

Se recomienda un tratamiento con Pregnenolona a todos los diabéticos de más de cuarenta años, a veces conviene administrarla a pacientes más jóvenes y a pacientes que sufren diabetes juvenil. Varios ensayos han probado que la Pregnenolona renueva las células beta del páncreas y puede ser así eficaz contra la diabetes.

La Pregnenolona (con o sin DHEA) puede ser igualmente utilizada de manera óptima en colaboración con la melatonina: La Pregnenolona activa la energía y la capacidad de rendimiento durante el día; la melatonina garantiza la regeneración de la energía durante la fase de reposo nocturno. Las dos hormonas garantizan el equilibrio energético, la resistencia al estrés y la regeneración. Éstas aumentan la resistencia a las perturbaciones de la salud en todos los sistemas del organismo hasta bien entrada la edad madura.

Precauciones:

El producto sólo puede ser utilizado a partir de los 25 años de edad en dosis entre 15 a 200 mg/ día. No administrar a personas afectadas de epilepsia.

ACETIL- L- CARNITINA

La acetil-L-carnitina es un éster del aminoácido L-carnitina (Lisina + metionina), que a su vez puede ser sintetizado por el cuerpo a partir de la lisina y la metionina. La acetil-L-carnitina misma se forma a partir de una enzima transferasa en el hígado, los riñones y el cerebro humanos. En lo que se refiere a sus efectos biológicos, la acetil-L-carnitina aumenta la absorción de la acetil-CoA en las mitocondrias, las centrales nucleares de las células, durante la oxidación de los ácidos grasos. Así, se estimula la producción de acetilcolina y se favorece la síntesis de las proteínas y de los componentes de las membranas celulares.

Debido a estos efectos bioquímicos basales, la L-carnitina y su éster se convierten en una especie de carburante para la disposición de energía en las células. Por eso una carencia de esta sustancia en todas las células del cuerpo se hace evidente, siendo esta sustancia muy necesaria en tejidos sobrecargados (musculatura, músculo cardíaco, cerebro, etc.) que pueden fallar.

El mecanismo exacto de acción de la acetil-L-carnitina todavía no ha podido ser descifrado. Según estudios realizados recientemente, el éster actúa como un parasimpatomimético debido a sus similitudes estructurales con la acetilcolina. Así, la acetil-L-carnitina actúa como un neurotransmisor colinérgico que estimula el metabolismo neuronal en las mitocondrias. Grupos de investigadores atribuyen ese efecto colinérgico de la acetil-L-carnitina al bloqueo de la inhibición posináptica. Según otros autores, ese efecto obedece a una estimulación directa de la sinapsis. Es significativo el hecho de que la acetil-L-carnitina puede estabilizar la fluidez de las membranas, mediante la regulación de los niveles endógenos de esfingomielina. Esto se puede relacionar con el aumento del metabolismo energético celular en las mitocondrias. La acetil-L-carnitina se manifiesta como una reserva de sustratos para producir nueva energía. El mantenimiento de unos niveles adecuados de acetil-L-carnitina puede ser la clave para evitar una muerte excesiva de células neuronales. También se ha demostrado que la acetil-L-carnitina podría favorecer la eficacia de algunos factores de crecimiento neuronal en determinadas regiones del cerebro.

De forma natural, la acetil-L-carnitina aparece sobre todo en el cerebro, pero también en otros tejidos. Por eso, existe esta sustancia como suplemento nutricional. Aunque es difícil constatar una verdadera carencia de acetil-L-carnitina, puesto que lo sintetiza el propio cuerpo, con la edad desciende el nivel del éster en los tejidos.

La Acetil-L-Carnitina (ALC) es un compuesto estimulante similar a un aminoácido. Se ha demostrado que produce una mejoría de las funciones cognitivas en personas mayores sanas y en pacientes con enfermedad de Alzheimer y fortalece al músculo cardíaco. La idea que la ALC puede disminuir el envejecimiento proviene de la evidencia de que la ALC mejora la función mitocondrial en varias maneras. Las mitocondrias son las centrales de energía de las células, donde se produce toda la energía necesaria para mantener los procesos vitales. Se ha especulado que la causa del envejecimiento está determinada por una declinación de la producción de energía por las mitocondrias.

En general, se ha demostrado que un aporte extra de acetil-L-carnitina puede resultar útil en:

Enfermedad de Alzheimer: En muchas investigaciones clínicas se ha podido comprobar que la acetil-L-carnitina puede influir positivamente en pacientes con demencia cognitiva del tipo Alzheimer.

Depresión: En pacientes con depresión grave un suplemento de acetil-L-carnitina puede contribuir a un cambio en el ciclo circadiano de la secreción glucocorticoide y a un aumento del nivel de cortisol total.

Trastornos circulatorios cerebrales: Existen estudios relacionados con la isquemia cerebral y la repercusión que muestran resultados positivos del suplemento de acetil-L-carnitina. Estos estudios también han demostrado que la sustitución de acetil-L-carnitina puede mitigar las consecuencias neurológicas de estas enfermedades.

Trastornos cardiovasculares: Al igual que la L-carnitina, la acetil-L-carnitina favorece el transporte de ácidos grasos para la producción de ATP en las mitocondrias de la musculatura esquelética y del músculo cardiaco, protegiendo de la acción nociva de los radicales libres.

Consecuencias negativas de la diabetes: Un suplemento intravenoso de acetil-L-carnitina en los diabéticos podría aliviar los dolores neuropáticos y mejorar la función nerviosa periférica. La sustancia posee efectos positivos sobre trastornos metabólicos y funcionales derivados de la polineuropatía diabética.

Abuso del alcohol: Numerosos estudios atribuyen tanto a la L-carnitina como a la acetil-L-carnitina un efecto de desintoxicación etílica del hígado.

COENZIMA Q10

También conocida como ubiquinona, se trata de uno de los elementos más importantes en la producción de energía, estando presente en cantidades significativas en el corazón y el hígado, esencialmente en las mitocondrias, lugar en donde se produce ATP, la molécula encargada de ceder la energía necesaria en todos los procesos celulares. Además, se ha comprobado su gran capacidad antioxidante, capaz de lograr un proceso reversible en los procesos oxidativos anormales, lo que representa un gran potencial terapéutico en las terapias antienvejecimiento, enfermedades malignas y como potenciador del rendimiento deportivo. Sin embargo, la absorción de CoQ10 oral a través del intestino es muy baja, y por ello se ha sugerido que para que tenga valor terapéutico se necesitan altas dosis (1200 mg/por día).

El Coenzima Q-10 ayuda al resto de enzimas a realizar su función, y participa en numerosos procesos corporales. Se ha comprobado una gran similitud entre las propiedades antioxidantes de la vitamina E y las de la coenzima Q-10, jugando ambas un papel muy importante en la generación de energía celular, siendo también un estimulante del sistema inmunitario, de la circulación, ayudando por ello a proteger el sistema cardiovascular.

Se extrae de la caballa, salmón, sardinas, nueces y carnes.

Si la tomamos en pastillas, en mejor unirla a ácidos grasos esenciales para mejorar su biodisponibilidad.

Se emplea ampliamente en:

Como coadyuvante en el tratamiento del cáncer de mama, aunque requiere dosis altas.

Para reducir la frecuencia de arritmias cardíacas, mejorar la función ventricular izquierda, y prevenir la deficiencia congestiva cardiaca. Además, la Q10 mantiene la coordinación y la fuerza del corazón.

Estabiliza la tensión arterial sistólica.

Algunos ensayos clínicos muestran un aumento del HDL ("colesterol bueno") y disminución del LDL ("colesterol malo"), aunque no parece impedir el desarrollo de las placas ateroscleróticas en los vasos sanguíneos.

Impide la toxicidad de las antraciclinas, medicamentos que se emplean para tratar el cáncer y que inducen afecciones cardiacas.

Mejora levemente la fecundidad.

Alivia los síntomas del SIDA.

Previene la progresión de la enfermedad de Parkinson si se emplea dosis de 1200 mg/por día.

Para tratar la enfermedad de Huntington (una alteración neurológica degenerativa).

Contribuye a mejorar la salud de las encías y dientes, especialmente si están afectados de periodontitis.

Disminuye los efectos perniciosos de la radioterapia en el cáncer de pulmón.

Parece eficaz para prevenir las jaquecas en unión a la vitamina B2.

Ataxia de Friedreich. Las investigaciones preliminares parecen ser prometedoras en el tratamiento de esta enfermedad.

Varios estudios han demostrado beneficios de la coenzima Q10 en personas con diagnóstico de insuficiencia cardiaca crónica (con o sin cardiomiopatía), incluidos los receptores de transplantes. En algunas partes de Europa, Rusia y Japón, la Q10 se considera una terapia estándar para pacientes con insuficiencia cardiaca congestiva.

A menudo se recomienda la Q10 en pacientes con enfermedades mitocondriales, entre las que se incluyen miopatías, encefalomiopatías y síndrome de Kearns-Sayre.

En las distrofias musculares se han descrito cierto mejoramiento en la capacidad para efectuar ejercicio, en la función cardiaca y sobre todo en la calidad de vida.

Con el paso del tiempo la capacidad de biosíntesis de la coenzima Q10 desciende considerablemente, por lo que en las personas mayores su deficiencia se puede acusar de forma notable si tenemos en cuenta que:

Frena en envejecimiento.

Es capaz de aumentar la energía y la tolerancia ante el esfuerzo.

Mejora la función inmune.

Tiene una potente actividad antioxidante.

Es capaz de actuar frente a los efectos tóxicos de algunos fármacos.

También puede ser de utilidad en:

Esclerosis lateral amiotrófica, asma, parálisis de Bell, dificultades para respirar, cáncer.

Síndrome de Ménière.

Fatiga crónica.

Ataxia cerebral, síndrome de fatiga crónica, enfermedad crónica de obstrucción pulmonar.

Sordera, disminución de la motilidad de los espermatozoides (astenozoospermia idiopática), gingivitis, caída del cabello (alopecia por quimioterapia).

Palpitaciones irregulares del corazón, hepatitis B, colesterol alto, corea de Huntington, enfermedades del sistema inmunológico, infertilidad.

Insomnio, insuficiencia renal, inflamación de las piernas (edema), longevidad, enfermedad hepática o agrandamiento del hígado.

En los enfermos de Alzheimer la unión de la coenzima Q10 con el hierro y la vitamina B6 puede minimizar los síntomas de demencia y retrasar de forma progresiva la pérdida de memoria.

Cáncer de pulmón, enfermedad del pulmón, degeneración macular, síndrome de Melas, diabetes mellitus y sordera de herencia materna.

Prolapso de la válvula mitral, nutrición parenteral, obesidad, síndrome Papillon-Lefevre, enfermedad de Parkinson.

Bajo rendimiento físico, prevención del daño muscular causado por las drogas "estatinas" que reducen el colesterol, trastornos psiquiátricos.

Reducción de los intervalos QT, disminución de los efectos secundarios de la droga fenotiazina, disminución de los efectos secundarios de los antidepresivos tricíclicos.

Úlcera estomacal.

Ayuda a adelgazar al mejorar la combustión de las grasas de reserva.

Contraindicaciones

Puede disminuir la eficacia del anticoagulante warfarina.

Puede disminuir la eficacia de doxorubicina, un medicamento empleado para las enfermedades del corazón.

No la use si está embarazada o amamantando.

La Q10 puede bajar los niveles de azúcar en la sangre.

La Q10 puede reducir la presión arterial.

Se recomienda precaución en las personas con enfermedades hepáticas o que toman medicamentos que pueden causar daño al hígado.

En teoría, la Q10 puede alterar los niveles de las hormonas en la tiroides como la levotiroxina, aunque esto no se ha probado en humanos.

NADH

La nicotinamida adenina dinucleótido (NAD) es una coenzima que encuentra en todas las células vivas. El compuesto es un dinucleótido, ya que consta de dos nucleótidos que se unieron a través de sus grupos de fosfato, con un nucleótido que contiene una base de adenina y nicotinamida.

En el metabolismo la NAD participa en reacciones redox llevando a los electrones de una reacción a otra. La coenzima por lo tanto puede encontrarse en dos formas en las células: NAD como un agente oxidante que acepta electrones de otras moléculas, y como NADH, que puede ser utilizado como un agente reductor de donar electrones. Estas reacciones de transferencia de electrones son la principal función del NAD. Sin embargo, es también utilizado en otros procesos celulares, en particular, como sustrato de las enzimas para añadir o eliminar grupos de sustancias químicas de las proteínas, de modificaciones post.

En el organismo, la NAD puede ser sintetizada a partir de los aminoácidos triptófano o ácido aspártico. Como alternativa, los componentes de las coenzimas son tomados de los alimentos a partir de la vitamina niacina. Algunos compuestos NAD también se convierten en fosfato de nicotinamida adenina dinucleótido (NADP), similar a la NAD pero con diferentes funciones en el metabolismo.

El NADH tiene un rol importante en la generación de ATP (adenosina trifosfato), la forma en el organismo utiliza la energía y ha demostrado ser efectiva para el tratamiento del Parkinson y Alzheimer, en estudios realizados en Europa. También es necesaria para la regeneración del glutatión oxidado.

El NADH se deriva de la nicotinamida (o vitamina PP):, siendo indispensable para millares de reacciones bioquímicas y encontrándose en estado natural en todas las células del organismo. Su presencia es especialmente crucial en el cerebro, el sistema nervioso central, los músculos y el corazón. En realidad, cuanta más cantidad de NADH tenga una célula, más puede producir energía para funcionar eficazmente.

El NADH se encuentra en el tejido muscular del pescado, el pollo y la carne de res, así como en los productos alimentarios hechos con levadura. Sin embargo, se desconoce si el organismo puede absorber o usar de manera eficiente el NADH de estos alimentos. También está disponible como suplemento nutricional.

El NADH parece ser una molécula químicamente inestable que se descompone rápidamente. Por este motivo, se han desarrollado técnicas para estabilizar el NADH que se vende en comprimidos. En la actualidad, se desconoce cuáles de los productos de NADH comercialmente disponibles son los más eficaces.

En estudios de investigación se han usado 10 mg al día, tomados sólo con agua y con el estómago vacío.

Los estudios demuestran que:

Es un antioxidante potente que regenera la coenzima Q10 y el ácido alfa lipoico
Estimula la producción de los neurotransmisores noraldrenalina, dopa y serotonina, mejorando así el carácter, la concentración y la rapidez de la reflexión
Mejora la memoria celular
Es especialmente útil para las personas que sufren de cansancio crónico, depresión, hipertensión, y enfermedades de Alzheimer y Parkinson
Es útil para mejorar la resistencia de los atletas.

Puede ser empleada para:

Aumentar la producción de energía celular (cada molécula de NADH produce 3 moléculas de ATP).
Intervenir en la regulación celular y reparación del ADN.
Potenciar el sistema inmunitario (aumenta de forma especialmente notable la Interleukina-6).
Como antioxidante. Actúa regenerando los antioxidantes naturales de nuestro organismo.
Estimula la biosíntesis de la dopamina, la adrenalina y la noradrenalina. Tiene un efecto positivo sobre las funciones fisiológicas como la fuerza, el movimiento, la coordinación, el estado de alerta, las funciones cognitivas, el estado anímico, el deseo sexual y la secreción de la hormona de crecimiento.
Proteger contra los efectos dañinos del alcohol (el NADH interviene en la enzima alcohol deshidrogenasa, presente en la metabolización del alcohol).

Mejorar las facultades atléticas (al aumentar el transporte de oxígeno a los tejidos, disminuir el tiempo de reacción y mejorar la agudeza mental y la capacidad de alerta). El NADH aumenta la energía atravesando la membrana celular y alcanzando el citoplasma de la célula dando como resultado un aumento de energía en forma de ATP. Al incrementar la producción de ATP en la célula y estimular la biosíntesis de dopamina, permite combatir las alteraciones funcionales del cerebro y la somnolencia provocada por el jet-lag (alteración del reloj interno por cambios bruscos de horario).

Mejorar resultados en pruebas o exámenes cognitivos, en la mejora del estado de ánimo y en disminuir la somnolencia.

Potencia la memoria (está constatado que el aumento de dopamina, adrenalina y noradrenalina incrementan las funciones cognitivas).

Aprovechar el efecto antienvejecimiento. Debido a su potente acción antioxidante y a su intervención para reparar el ADN, una mayor cantidad de NADH protege frente a enfermedades degenerativas como la arteriosclerosis, el cáncer, la diabetes y las enfermedades autoinmunes, entre otras.

Síndrome de fatiga crónica (SFC).

Depresión.

ATP (TRIFOSFATO DE ADENOSINA)

Es la principal fuente de energía de los seres vivos y se alimenta de casi todas las actividades celulares, entre ellas el movimiento muscular, la síntesis de proteínas, la división celular y la transmisión de señales nerviosas. Se origina por el metabolismo de los alimentos en unos orgánulos especiales de la célula llamados mitocondrias.

El ATP se comporta como una coenzima, ya que su función de intercambio de energía y la función catalítica (trabajo de estimulación) de las enzimas están íntimamente relacionadas. La mayoría de las reacciones celulares que consumen energía están potenciadas por la conversión de ATP a ADP, incluso la transmisión de las señales nerviosas, el movimiento de los músculos, la síntesis de proteínas y la división de la célula.

La energía adquirida por las células se conserva en ellas para ser utilizada principalmente cuando se requiera en forma de adenosín trifosfato (ATP). Tanto si proviene de la luz solar o de la oxidación de compuestos orgánicos, se invierte en la formación de ATP, en una proporción muy alta. El ATP es entonces el "fluido energético" que pondrá en marcha las demás funciones de la célula.

El metabolismo tiene dos componentes, uno de degradación y otro de síntesis; en pocas palabras, la fase degradativa produce ATP y la de síntesis lo utiliza. El ATP es probablemente la molécula más utilizada del organismo; esto ha hecho que un gran número de grupos de investigación en el mundo se hayan interesado en estudiar los mecanismos de síntesis de este compuesto.

SAW PALMETTO (varones)
Palma enana

La actividad farmacológica principal del extracto de Saw Palmetto es la inhibición de la enzima 5a Reductase y la consiguiente reducción de la hormona DHT, causante en gran medida de la inflamación de la próstata, uretra y la alopecia o calvicie.

Saw Palmetto tiene una específica acción desinflamatoria sobre la próstata y la uretra disminuyendo considerablemente los malestares y permitiendo la permanencia del deseo sexual.

En un estudio clínico que se realizo a 350 pacientes con Hiperplasia Prostática benigna que estuvieron en tratamiento con Saw palmetto se observó después de 9 semanas de tratamiento una reducción del 47% en la frecuencia en la que se levantaban a orinar por la noche, un aumento de 53% en el chorro de orina y una reducción del 44% en la orina que queda en la vejiga (orina residual).

La principal ventaja del Saw palmetto sobre estos elementos es que Palmetto no ocasiona ningún efecto colateral por ser un producto 100% natural además de ser más económico.

Se recomienda el uso del Saw palmetto en varones mayores de 20 años con objeto de mantener y prevenir problemas de próstata.

Algunos síntomas relacionados con la HBP son:

Dificultades para orinar
Dificultades para iniciar la micción.
Chorro más débil.
Retención Urinaria.
Necesidad de orinar más seguido.
Despertarse varias veces en la noche para orinar.
Eyaculación Prematura.
Goteo de orina al acabar
Eyaculación dolorosa.
Dolores de espalda.
Dolores de testículos.

La hormona (DHT) y la calvicie:
Los hombres con alopecia androgenética o calvicie tienen niveles altos de un derivado hormonal denominado DHT

(Dihidrotestosterona) en el cuero cabelludo. Los receptores del organismo que captan la DHT se encuentran por lo general en próstata, hígado y piel (junto a los folículos pilosos) en los folículos sebáceos.

Algunos estudios han demostrado que el Saw palmeto tiene los mismos efectos que los medicamentos utilizados contra este tipo de calvicie. Saw palmeto en sus dosis indicadas comienza a dar resultados satisfactorios a partir de 12 semanas de uso continuo.

DONG QUAI (mujeres)
Angelica sinensis

El Dong quai (*angelica sinensis*), que también se conoce como angélica china, se ha usado por miles de años en la medicina china, coreana y japonesa, y sigue siendo una de las plantas más populares en la medicina china para las afecciones de salud en las mujeres. A esta planta se le llama "ginseng femenino" por el uso que se le da en trastornos ginecológicos (tales como menstruación dolorosa o dolor pélvico), recuperación o dolencias de alumbramiento y fatiga /bajas energías. También se ha usado para la vigorización de *xue* (que se traduce de forma imprecisa como "la sangre") para afecciones cardiovasculares e hipertensión, inflamaciones articulares, dolores de cabeza, infecciones y dolores nerviosos. Sin embargo, sigue siendo confuso si el Dong quai produce los mismos efectos que los estrógenos del cuerpo o bloquea la actividad de éstos.

En la medicina china, el dong quai es el que se usa más a menudo en combinación con otras hierbas y se usa como un componente de fórmulas para la deficiencia hepática, *qi* deficiencia de balance y deficiencia del bazo. Se cree que presenta un mejor efecto en pacientes con un perfil *yin*, y se considera una hierba de calentamiento leve. Se cree que el dong quai regresa el cuerpo al orden correcto al vigorizar la sangre y armonizar las energías vitales. El nombre dong quai se traduce como "regreso al orden" por las supuestas propiedades restaurativas que posee.

Aplicaciones

Amenorrea (ausencia de período menstrual): Existen datos de que el dong quai corrige esta enfermedad.
Artritis: El dong quai se ha usado de forma tradicional en el tratamiento de la artritis, siendo más eficaz junto con otras plantas medicinales tradicionales, incluso en osteoartritis y artritis reumatoide.
Dismenorrea (menstruación dolorosa): Junto con el Agnus cactus y el aceite de Onagra, logra la curación en la mayoría de las enfermas.

Púrpura trombocitopénica idiomática: Un estudio demostró una gran utilidad en personas afectadas de esta enfermedad.
Dolor de cabeza por migraña menstrual: Unida al *tanaceto* soluciona la mayoría de los casos de jaquecas o migrañas.

Síntomas menopáusicos: El dong quai se usa en fórmulas chinas tradicionales para síntomas menopáusicos. Se ha planteado que esta hierba puede contener "fitoestrógenos" (químicos con efectos similares a los estrógenos del cuerpo).
Disminución de la libido: Es ahora la aplicación más requerida, siendo de efecto más notorio en las mujeres menopáusicas.

GEROVITAL
Procaína (GH3 y KH3)

Ana Aslan nació en Braila (Rumania) el 1 de enero de 1897 y los resultados de sus investigaciones en los procesos de envejecimiento fueron tan espectaculares que asombraron a médicos y a científicos de todo el mundo. En 1946, había descubierto las múltiples acciones de una sustancia conocida y usada en terapéutica: la procaína, una sustancia que había probado con un estudiante con artritis reumática con muy buenos resultados, siendo fue el comienzo de su fuerte interés en lo que llegaría a ser el medicamento Gerovital H3.
Entre los años 1952 y 1974, la doctora Ana Aslan fue profesora y directora del Instituto de Geriatría de Bucarest (Rumanía), y, finalmente, desde 1974 directora general del Instituto de Gerontología y de Geriatría. En 1985 (con 88 años de edad), la Dra. Ana Aslan estaba en la cumbre de su celebridad. Títulos, órdenes, medallas, distinciones, premios... iban entrando a su despacho mientras su terapia del envejecimiento para el organismo y la piel, daba la vuelta al mundo. Sus enfermos eran innumerables tanto anónimos como famosos (De Gaulle, Hö Chi Minh, Tito, Sukarno, Indira Gandhi, Marlene Dietrich, Silvester Stallone, Zsa Zsa Gabor, Omar Sharif...).
Treinta y cinco años de investigación y sus estudios en más de 300.000 personas se convirtieron en una poderosa evidencia para Gerovital. En reconocimiento por esta cualificada investigación acerca del envejecimiento y enfermedades relacionadas, recibió cerca de 40 premios nacionales e internacionales. El único premio que la faltó para que su colección estuviera completa fue el Premio Nóbel de Medicina.

Sus logros se materializaron en dos productos básicos:

Gerovital H3

Con el paso de los años, las membranas celulares van perdiendo los lípidos que contribuyen a mantener su elasticidad; en consecuencia, se vuelven más rígidas y tienden a romperse. La falta de oxigenación de las células se traduce en una pérdida de la luminosidad de la piel; ello se debe a que la circulación sanguínea se va haciendo más lenta y le llegan menos nutrientes. También la alteración de la circulación linfática produce sus efectos sobre el cutis. Este sistema paralelo a los vasos sanguíneos es el encargado de purificar los tejidos de las grandes macromoléculas que no pueden ser eliminadas a través de la sangre.

En cuanto a la flaccidez, que se debe a la pérdida de la elasticidad de la dermis, produce como consecuencia una caída de la piel y una pérdida de la nitidez del óvalo facial.

Gerovital H3 en loción y crema contiene principios activos extraídos del pepino e iones de magnesio que les confiere las siguientes propiedades:

Acción regeneradora y nutritiva.

Aumentan la conductividad eléctrica al nivel de las células epiteliales y mejoran el aporte de oxígeno, fenómeno que favorece el efecto regenerador y nutritivo sobre la piel.

Acción vasodilatadora.

Estimula el riego sanguíneo, un factor indispensable para que el oxígeno y las distintas sustancias nutritivas lleguen a la piel y ésta pueda deshacerse de sus productos de desecho.

Acción inhibidora de la insolubilidad de los precursores del colágeno.

Impiden la formación de colágeno insoluble que afecta los mecanismos bioreguladores de la piel.

Acción eutrófica.

Aumenta la elasticidad y la resistencia de las membranas de las células epiteliales, lo que se refleja en una recuperación de la turgencia y la tersura de la piel.

Acción reguladora del pH de la piel.

Favorece la producción del manto ácido, una delicada película que protege la piel e impide la proliferación bacteriana.

Acción tonificante.

Gracias a su contenido en ácido hialurónico, la loción presenta notables efectos tonificantes.

Prevención de las manchas del embarazo.

KH3

Este es un preparado en cápsulas, aunque en algunas clínicas rumanas se aplica en inyectable. El tratamiento debe hacerse al menos durante 5 meses seguidos, con un intervalo de 2 a 4 semanas sin medicación. Se requiere un tratamiento anual.

Una capsula contiene: Procaína HCL 50,0mg, Hematoporfirina 0,2mg, Carbonato de Magnesio 30,0mg, Fosfato de sodio h 0,60mg, Cloruro de Potasio 0,6mg, Fosfato de Magnesio H 0,6mg.

Se emplea en personas de edad avanzada en:

Disminución de la capacidad física y psíquica

Disminución de la circulación cerebral y sus consecuencias como déficit de la memoria, perdida de la concentración, declinación de la vigilancia

Trastornos de la audición y de la circulación causadas por la edad

Disturbios en la circularon periférica

Elasticidad vascular reducida
Dolor como consecuencia de artropatías
Envejecimiento de la piel.

L-ARGININA

Este es otro de los aminoácidos no esenciales que, sin embargo, son ampliamente utilizados en todo el mundo desde su síntesis. Precursor del aminoácido ornitina y de la urea, es un constituyente esencial de la hemoglobina, de las proteínas elastina y colágeno, así como de la formación de la insulina pancreática y del Glucagón, compuesto éste último empleado en medicina. Sintetizado parcialmente por el aminoácido esencial citrulina, la arginina se piensa que es capaz de estimular la producción de la hormona hipofisaria Somatotropa, la cual es la máxima responsable del crecimiento humano mientras dura la actividad de la glándula pituitaria. Sin embargo, estudios posteriores han demostrado que esta facultad puede extenderse a edades muy superiores e incluso a la vejez, lo que explicaría su uso cada vez más extendido en los tratamientos rejuvenecedores. Esta propiedad y el hecho de que forme parte del líquido seminal han motivado un creciente interés por este aminoácido tanto en la dietética como en medicina.

Funciones orgánicas:

La mayoría de las posibilidades terapéuticas que se nombran a continuación no han sido confirmadas por todos los investigadores y esto nos deja la duda de cuál es el factor o las circunstancias que motivan el que este aminoácido haga efecto en algunas personas y en otras no. Su unión al aminoácido Lisina, el cual comparte muchas de sus acciones terapéuticas, tampoco proporciona resultados más estables que cuando se emplea en solitario.

Se trata de un precursor del óxido nítrico, una molécula producida por la enzima óxido nítrico sintasa en muchos tejidos y que en el endotelio vascular se comporta como vasodilatadora, antiaterogénica y antiagregante plaquetaria. El estudio detallado de esta reacción enzimática indica que el óxido nítrico sintasa tiene una gran afinidad por su sustrato, la arginina, que se encuentra en concentraciones altas en el endotelio. Por tanto, resultaba sorprendente que el funcionamiento de esta enzima estuviera condicionado por las variaciones en las concentraciones de arginina debidas al aporte nutricional. A esto se le llamó "paradoja de la arginina". Sin embargo, se ha demostrado recientemente la existencia de un inhibidor endógeno del óxido nítrico sintasa denominado dimetilarginina asimétrica. Este compuesto disminuiría la formación del óxido nítrico por inhibición competitiva con el sustrato natural, la arginina. De ahí la importancia de la suplementación con arginina para contrarrestar este efecto. Además de la arginina, existen otros componentes de la dieta que pueden influir también en la síntesis de óxido nítrico por el endotelio vascular.

En la mujer la L-Arginina estimula la vasodilatación del clítoris, aumentando su capacidad de erección, que es en el estado que se vuelve más sensible al roce y, en consecuencia genera placer y propicia el orgasmo.

En el varón, aumenta la vasodilatación de los vasos sanguíneos del pene y la llegada de sangre.

Estas son algunas de sus aplicaciones más confirmadas:
Precursor de la síntesis del Óxido Nítrico (NO)

Ayuda a bajar la presión sanguínea

Estimula la formación de la hormona del crecimiento, aunque se cree que solamente cuando existe déficit. En este sentido un niño cuya genética le obligue a ser de estatura pequeña no crecerá más con su administración.

Estimula el desarrollo de la masa muscular en los adultos por su efecto favorable a la síntesis de las proteínas.

Ayuda a bajar de peso en los pacientes cuyas grasas corporales se movilicen poco como energía, especialmente si la unimos a la Carnitina.

Mejora la respuesta del sistema inmunitario, especialmente de los linfocitos de la serie T3 e impide la proliferación de células malignas aún no metastásicas. También impide la acumulación excesiva de amoníaco cerebral, por lo que ayuda a eliminar rápidamente el alcohol etílico en las borracheras.

Favorece la acción de otros aminoácidos, especialmente los ramificados de cadena larga y aquellos cuya acción es decisiva en el cerebro.

Junto a la vitamina E ayuda a la producción del líquido seminal, favoreciendo la proliferación y madurez de los espermatozoos.

Protege al hígado de la acción de los tóxicos e impide su degeneración grasa.

Mejora la cicatrización de las heridas y restablece la piel normal en las quemaduras.

Tiene un importante efecto rejuvenecedor masculino por sus efectos sobre la esfera genital, la próstata, la calidad de la pared arterial y el metabolismo del calcio.

Colabora en el aprovechamiento del manganeso corporal, el cual es uno de los oligoelementos más importantes.

Controla los niveles de colesterol.

Tiene algún efecto positivo en la memoria del anciano, especialmente unido a la Glutamina.
Mantiene los tendones con buena elasticidad.

Otras aplicaciones no carenciales:
Estrés, cansancio extremo, envejecimiento prematuro y desgaste físico en los deportistas.
Golpes o traumatismos en personas mayores.
Consumo de alcohol continuado, junto a vida sedentaria y exceso de colesterol en sangre.
Deportistas que utilizan anabolizantes hormonales.
Obesidad y vida sedentaria con exceso de grasas animales en la dieta.
Coma insulínico.
Fibrosis cística.

Otros datos de interés

Es un aminoácido indispensable cuya producción en situaciones de estrés es insuficiente, encontrándose niveles disminuidos en casos de lesiones y heridas.
A nivel fisiológico la arginina tiene de forma resumida las siguientes funciones:
Es necesario para el catabolismo de la urea.
Estimula la liberación de hormonas anabólicas y factores de crecimiento. También se ha demostrado su efecto en la secreción de hormonas prolactina, vasopresina, insulina, somatostatina, y aldosterona.
Interviene en el proceso de cicatrización y ejerce una actividad reguladora del mismo. Es un proceso muy complejo en el que interviene el óxido nítrico.

Sirve como sustrato en la síntesis de poliaminas a partir de la ornitina.

La arginina proporciona el grupo amidino para la síntesis de la creatina, interviniendo de manera fundamental en la reserva de fosfatos de alta energía y en la regeneración del ATP muscular.

Efectos inmunomodeladores:
Incrementa la acción fagocitaria (neutralizadora) de los polimorfonucleares.
Disminuye la adhesión leucocitaria.
La actividad bactericida de los macrófagos activados depende de la arginina.
Estimula la diferenciación y proliferación de los linfocitos T, mediante la producción de óxido nítrico.
Es el único sustrato para la síntesis del óxido nítrico, de gran importancia en los enfermos críticos.

Otros efectos:
Aumento del peso del timo (glándula endocrina que posiblemente se atrofie en la madurez) con incremento del número de linfocitos totales, así como de la respuesta blastogénica (crecimiento celular).
La inmunidad celular se encuentra incrementada en sujetos que recibían suplementos de arginina.
En personas con infecciones, se produce con la administración de arginina, un aumento de la síntesis de proteínas de fase aguda, y una mejoría de la supervivencia.
En quemaduras hay una disminución de la mortalidad cuando la arginina constituye el 4% del aporte energético.
Hay una recuperación morfológica de la mucosa gástrica, con mayor eficacia de la flora bacteriana, y con un incremento de

la proliferación celular, en personas aquejadas de gastroenteritis y lesiones.

Hay una cicatrización acelerada y aumento del colágeno de las heridas.

Hay una reducción significativa de las complicaciones infecciosas.

Se recomienda realizar una mezcla inmunoestimuladora con arginina, RNA y ácidos grasos poliinsaturados omega 3.

En algunas publicaciones se asegura que la ornitina y arginina, unidas a un programa de entrenamiento de fuerza, pueden incrementar la masa magra muscular y la secreción de hormonas del crecimiento, pero esto no siempre es posible. Aunque estos activadores de las hormonas del crecimiento pueden incrementar la masa magra muscular en personas de edad con deficiencia de esta hormona, no ocurre así en individuos jóvenes entrenados a nivel de fuerza.

La producción de ion amonio se considera una de los factores determinantes de la fatiga, y la administración de arginina tendría efectos positivos sobre el rendimiento al reducir dicha producción.

JALEA REAL

Nos encontramos con el rejuvenecedor por excelencia y el de mayor venta en el mundo entero. Cuando la Jalea Real se comercializó en todo el mundo constituyó un impacto entre la población y su consumo llega ya a las personas de cualquier edad y condición física.

Estas son algunas de sus virtudes más reconocidas:

Mejora el estado general del cuerpo, aumentando la capacidad física y mental.

Mejora el humor y el optimismo.

Especialmente recomendable para ancianos y niños.

Provoca un aumento del metabolismo basal de un 2,4%, rebaja las tasas de azúcar en sangre un 34% a las tres horas de ingerirla, lo mismo que las cifras altas de colesterol.

Influye favorablemente en la angina de pecho, la arteriosclerosis, la anemia y la astenia.

Ayuda a controlar las alergias, potencia las defensas naturales y la producción hormonal, siendo un moderado estimulante sexual.

Se le atribuyen propiedades para mejorar las bronquitis, tosferina, los dolores de cabeza y la ansiedad.

Por su riqueza en nutrientes es adecuada en el acné, la caída del pelo y las dermatitis en general.

Ayuda en las dismenorreas, la distrofia muscular, el estreñimiento, las hemorroides y las varices.

Tiene efectos positivos en las hernias recientes, el herpes, las náuseas y la falta de apetito.

Se recomienda una dosis diaria de 1.000 mg de jalea real en ampollas bebibles, o 500 mg de jalea real liofilizada en cápsulas.

PRÓPOLIS

El Própolis o Propóleos, es una resina elaborada por las abejas para proteger el interior de la colmena de bacterias, parásitos y polvo ambiental. Aunque no se trata de un rejuvenecedor en el sentido estricto, se recomienda su uso continuado durante los cambios de estación, especialmente en invierno. Su efecto sobre el sistema inmunitario es tan notorio que evita las enfermedades infecciosas más comunes y minimiza las ya declaradas.

Se compone de:

Ácidos orgánicos (benzoico y gállico).
Ácidos aromáticos no saturados (caféico, cinámico, p-cumárico, isofenílico y fenílico).
Esencias aromáticas (vainillina e isovainillina).
Flavonoides, flavonas, flavonoles (quercetina, butelenol, rhamnacina, ermanina), flavononas (pinoccembrina, pinostrobina, sakuranetina).
Minerales como el aluminio, plata, bario, boro, cromo, cobalto, cobre, fósforo, sílice, estaño, hierro, magnesio, manganeso, molibdeno, níquel, plomo, selenio, estroncio, titanio, vanadio y zinc.
Respecto a las vitaminas encontramos la A como provitamina, la niacina, la B-1 y el ácido nicotínico.
También aparecen taninos, cumarinas y terpenos.

Propiedades

Aunque es un producto milenario y sobre el cual se han realizado ya numerosas investigaciones (cientos de ellas empíricas y otras in vitro), todavía no se conocen todas sus posibles acciones, ni sus contraindicaciones y ni siquiera su dosificación exacta. En extracto se recomiendan 20 gotas tres veces al día, y las cápsulas dos cada ocho horas en caso de infección, o solamente dos en el desayuno como estimulante de las defensas.
Si importante es la acción del Própolis sobre las bacterias, el hecho de que también tenga un efecto muy positivo sobre el

sistema inmunitario le hace doblemente interesante. Hasta ahora no se conocen entre los antibióticos químicos obtenidos por síntesis, ninguno que sea capaz de fortalecer el sistema defensivo y tener efecto antibacteriano. Es más, lo que suele ocurrir es que en la medida en que un antibiótico es eficaz contra las bacterias, aumentan su efecto depresor sobre las células del sistema inmunitario.

Estas son las conclusiones sobre la actividad del Própolis sobre el sistema inmunitario:

Uno de los mejores índices de la respuesta inmunológica del organismo es la reacción plasmocitaria, y en este sentido los experimentos han demostrado que el extracto de Própolis estimula esta reacción y con ella la formación de anticuerpos en los órganos linfáticos, tanto regionales como periféricos.
Es probable que estimule la actividad de los macrófagos, factor que contribuye a la desaparición de las bacterias del lugar de la infección.
Cuando se administra Própolis conjuntamente con antibióticos las defensas naturales quedan menos afectadas e incluso en algunos casos aumentadas y, por tanto, más eficaces.
Asociándolo con antitoxinas específicas se potencia la formación de anticuerpos (específicos y no específicos), la acción fagocitaria y el contenido de gammaglobulinas.
La acción inmunológica del Própolis depende mucho de su forma galénica y en este sentido son más eficaces los extractos hidroalcohólicos, mientras que mezclado con etanol pierde parte de sus propiedades, aunque parece que conserva su acción antibacteriana.

La absorción, asimilación y disponibilidad del Própolis es muy alta, comprobándose que aumenta la fagocitosis (proceso por el cual las amebas y los fagocitos engloban y digieren otros cuerpos), que produce un equilibrio en los monocitos y un aumento de los linfocitos T3.

Como resumen, éstas serían las propiedades del Própolis:

Su efecto antibiótico es bactericida y bacteriostático y se manifiesta especialmente contra estafilococos, estreptococos, salmonellas, proteus vulgaris y otros.
Tiene una acción local anestésica comparable a la novocaína.
Las propiedades antifúngicas son debidas a la presencia de los ácidos caféico, pinocembrina y pinobanksina.
Tiene propiedades como antiinflamatorio y cicatrizante.
Influencia muy positiva en los procesos inmunológicos, tanto como preventivo como curativo, incluso en enfermedades virales y quizá tumorales.
Favorece la labor fagocitaria, la formación de anticuerpos y antitoxinas e incrementa la resistencia a las infecciones.

POLEN

Su riqueza alimenticia es tal que solamente 100 gramos de polen equivalen en aminoácidos esenciales a 500 gramos de carne de vaca o 30 huevos, a lo que hay que añadir que tanto su valor biológico, como su Utilidad Neta, son superiores a los demás alimentos procedentes de mamíferos.
Es fácil comprobar también la gran riqueza en azúcares, los cuales llegan a constituir el 85% del total, siendo éstos de fácil y rápida asimilación, en parte por estar unidos a

sustancias claves para su metabolismo, como son la vitamina B-1 y el calcio.

También es de destacar la presencia importante de vitamina A y E, así como una cantidad significativa de ácidos grasos insaturados contenidos en la cutícula que los rodea. Entre estas grasas están los fitosteroles, sustancias cuyo parentesco químico con las hormonas sexuales es notorio.

Otros componentes igualmente importantes son los deoxirribósidos, cuya misión es la maduración intelectual de los seres en crecimiento, y el Factor Inhibidor de la Estreptolisina, sustancia cuya propiedad antibiótica es notoria, actuando incluso en virus en estado de maduración y en la mayoría de las infecciones del aparato digestivo y pulmonar.

Aplicaciones

Tratamiento de las **prostatitis** y la hipertrofia prostática, utilidad que ya ha sido ampliamente experimentada por la medicina oficial con rotundo éxito. Unido a ciertas normas dietéticas y controlando las posibles infecciones urinarias, los enfermos se ven pronto libres de las molestias en la micción y al sentarse, prueba inequívoca que la inflamación ha remitido. Es imprescindible tomar una dosis alta en ayunas, al levantarse, resultando conveniente unirlo a las pipas de calabaza.

Efecto **antidepresivo** importante, sin efectos secundarios, aunque de acción algo lenta. No posee efectos sedantes ni euforizantes y es compatible con cualquier otro tipo de medicación.

Efecto **energético** importante gracias a sus azúcares de absorción inmediata.

Estados de debilidad crónica o por enfermedades.

Desnutrición o mal nutrición, bien sea por motivos alimentarios o por mal absorción. Tres dosis de polen al día pueden proporcionar suficientes nutrientes para mantener con vida a personas que no pueden ingerir otros alimentos. Este factor es sumamente importante en alpinistas, espeleólogos y cualquier otro profesional que necesite llevar consigo alimentos para sobrevivir varios días o semanas.

Afecciones digestivas diversas, tanto diarreas, como estreñimiento (regula la flora intestinal).

Tratamiento **rejuvenecedor**, no solamente por la aportación de tanta cantidad de nutrientes, sino por la combinación equilibrada de todos ellos. Si tenemos en cuenta que cada grano de polen es capaz de generar una vida, entenderemos que en el ser humano debe tener propiedades importantísimas como nutriente. En los ancianos la mejora es más notoria que en los jóvenes, aportando una gran vitalidad, alegría, energía muscular y mejor circulación cerebral.

Efecto potente sobre la piel a la cual mejora, da color y contribuye a eliminar las arrugas, controlando tanto la piel seca como la grasa.

Acción afrodisíaca eficaz y continuada, especialmente en el varón. Aumenta la cantidad de semen y la potencia. Hay estudios que demuestran que también mejora la fertilidad, tanto en número de espermatozoides como en su calidad.

Es una ayuda para casos crónicos de anemia.

También posee, entre otras, la virtud de controlar la hipertensión, acelerar el bronceado, mejorar las funciones hepáticas, cicatrizar las úlceras duodenales, agudizar la visión nocturna, potenciar la inteligencia y la memoria, al mismo tiempo que se comporta como un adaptógeno para situaciones de estrés.

Puede emplearse como preventivo de las infecciones invernales. Una compañía farmacéutica comercializó una mezcla de aspirina y polen para el tratamiento de la gripe con bastante éxito, mientras que otra mezcló polen, Própolis y vitamina C como preventivo, con el mismo resultado satisfactorio. Con estas mezclas se realizaron experimentos en fábricas y casi ningún empleado tuvo que dejar de trabajar ese invierno a causa de la gripe.

Tratamiento preventivo de las **alergias** al polen primaveral. Para ello se deberán tomar pequeñas dosis desde el mes de enero hasta el comienzo de la polinización, aproximadamente en mayo. Es bien sabido que el polen ingerido no suele producir alergia, sino que evita la predisposición a padecerlas, ya que insensibiliza al organismo contra los efectos alérgicos. Lo que parece probable es que el polen no sea el responsable en sí mismo de las alergias primaverales, sino las numerosas partículas (algunas proteicas) que se adhieren a él en su viaje por el aire. El polen muy purificado no parece tener ningún efecto alergénico, mucho menos el ingerido, ya que en este caso los jugos gástricos neutralizan sus posibles efectos secundarios. No obstante, ante un caso de fuerte reacción alérgica se deben hacer pruebas con un simple grano, masticándolo lentamente.

Para disminuir los efectos secundarios en los tratamientos por radioterapia, en especial los que afectan al hígado y hematíes.

Potenciación de la memoria y la capacidad de concentración.

Para los atletas por su efecto **anabolizante** inocuo y su gran poder energético.

Aumento del apetito.

Ligero efecto normotensor, especialmente en casos de tensión arterial alta.

Efecto antibiótico en enfermedades broncopulmonares.

Prevención de **adenomas prostáticos**.
Mejoramiento de hemorroides y varices.
Mejoría del asma bronquial de tipo alérgico.
Aporte de nutrientes esenciales para embarazadas, lactantes y niños con poco desarrollo.
Mejora de la visión en lugares oscuros.
Estabilización de los trastornos psíquicos menores, como la ansiedad, el estrés, y el nerviosismo.

BACOPA MONNIERI

La Bacopa es una hierba que se usa para la memoria y la mejora mental. Muchas fórmulas mentales incluyen este extracto herbal combinada con otras hierbas y nutrientes utilizados para la memoria y mejorar la mente.
Los beneficios del realce mental se notan a menudo en unas pocas horas o unos pocos días, dependiendo de la dosis utilizada y lo sensible que se sea a las hierbas.
Composición
Contiene muchos compuestos incluyendo bacopasaponinas y componentes menores como saponinas triterpenoides y glucósidos jujubogenin.
Dosis
 Los adultos pueden utilizar una dosis de Bacopa hierba de entre 200 mg a 500 mg un par de veces a la semana.

DMAE

En tres experimentos, la droga DMAE prolongó la vida de animales de laboratorio en un 49.5% cuando se les administró la medicación en el agua. La DMAE (dimetiletanolamina o dimetilaminoetanol) es el precursor de la acetilcolina, un neurotransmisor. En estado natural se encuentra en pescados como la sardina o la anchoa.

El DMAE se ha vuelto popular como suplemento dietario y, en combinación con el Gingko Biloba como tratamiento para mejorar la memoria.

Se ha visto también eficaz en el tratamiento de alteraciones neurológicas ocasionadas por el envejecimiento y en la reducción en la acumulación de pigmentos asociada con la edad en neuronas, células musculares y células de la piel. Estudios en humanos han demostrado que la centrofenoxina o DMAE puede mejorar tanto el aprendizaje como la memoria y por ello es comúnmente utilizada como "droga inteligente".

Se ha utilizado con éxito en el tratamiento de diferentes problemas cognitivos y perturbadores, incluidos la hiperactividad/déficit de atención (TDAH) y lagunas de memoria.

En animales, la ingestión de DMAE aumenta los niveles de colina en el cerebro, aumentando su capacidad para producir acetilcolina, lo que redunda en una mejora de la memoria.

En estudios realizados en niños que padecían TDAH, el DMAE tuvo efectos beneficiosos comparables a los obtenidos con Ritaline. Incrementó la capacidad de atención, la memorización a corto plazo y la capacidad de aprendizaje.

También se emplea como tratamiento interno para revertir el envejecimiento de la piel.

ANTIOXIDANTES Y ENZIMAS

La respiración en presencia de oxígeno resulta esencial en la vida celular de nuestro organismo, pero como consecuencia de la misma se producen unas moléculas, los radicales libres, que ocasionan a lo largo de la vida efectos negativos para la salud por su capacidad de alterar el ADN (los genes), las proteínas y los lípidos o grasas.

Radical libre es un átomo o molécula que posee uno o más electrones no apareados girando en sus órbitas externas. Esta condición, químicamente muy inestable, le vuelve muy activo puesto que el electrón impar busca otro electrón para salir del desequilibrio atómico. Para esto quita un electrón a cualquier molécula vecina, es decir que "oxida" la molécula, alterando su estructura y convirtiéndola a su vez en otro radical libre deseoso por captar un electrón. Se genera así una reacción en cadena.

Al tomar electrones de los lípidos y proteínas de la membrana celular, estos elementos no podrán cumplir sus funciones básicas, entre ellas el intercambio de nutrientes o descartar los materiales de deshecho celular, haciendo imposible el proceso de regeneración y reproducción celular. Así, los radicales libres contribuyen al proceso del envejecimiento.

Puesto que en nuestro cuerpo hay células que se renuevan continuamente (piel, intestino, huesos…) y otras que no (células hepáticas, neuronas…), con los años, los radicales libres pueden producir una alteración genética sobre las primeras, aumentando así el riesgo de padecer enfermedades degenerativas, y reducir la funcionalidad de las segundas (las células que no se renuevan), lo que nos lleva al envejecimiento. Hábitos tan comunes como practicar ejercicio físico intenso y competitivo, el tabaquismo, el consumo de dietas ricas en grasas saturadas y la sobreexposición a las radiaciones solares, así como la contaminación ambiental, aumentan la producción de radicales libres.

Afortunadamente no todos los radicales libres son peligrosos pues, por ejemplo, las células del sistema inmune crean radicales libres para matar bacterias y virus, pero si no hay un control suficiente por los antioxidantes, incluso las células sanas pueden ser dañadas.

ANTIOXIDANTES

Se definen como antioxidantes a aquellas sustancias que presentes a bajas concentraciones respecto a las de un sustrato oxidable (biomoléculas), retardan o previenen su oxidación. El antioxidante, al chocar con el radical libre cede un electrón, se oxida y se transforma en un radical libre débil no tóxico.

Afortunadamente en estos últimos años se ha investigado científicamente el papel que juegan los antioxidantes en las patologías cardiovasculares, en numerosos tipos de cáncer, en el Sida e incluso otras directamente asociadas con el proceso de envejecimiento, como las cataratas o las alteraciones del sistema nervioso. Los estudios se centran principalmente en la vitamina C, vitamina E, beta-carotenos, flavonoides, selenio y zinc. La relación entre estos antioxidantes y las enfermedades cardiovasculares y, probablemente, las cerebrovasculares, está hoy suficientemente demostrada. Se sabe que la modificación del "colesterol malo" (LDL-c) desempeña un papel fundamental tanto en la iniciación como en el desarrollo de la arteriosclerosis (engrosamiento y dureza anormal de las cubiertas internas de los vasos sanguíneos debido a un depósito de material graso, que impide o dificulta el paso de la sangre). Los antioxidantes pueden bloquear los radicales libres que modifican el colesterol malo, reduciendo así el riesgo cardiovascular. Por otro lado, los bajos niveles de antioxidantes pueden constituir un factor de riesgo para ciertos tipos de cáncer.

Se ha demostrado que el organismo posee un número de mecanismos a través de los cuales produce y a la vez limita, la producción de especies reactivas de oxígeno. La defensa antioxidante protege a los tejidos del daño oxidativo a través de enzimas como la superóxido dismutasa, la glutatión peroxidasa, la glutatión reductasa y la catalasa. Un exceso de radicales libres suele iniciar el daño de la pared vascular y en este proceso se encuentra implicado el colesterol de LDL. Se ha demostrado una disminución en la incidencia de enfermedades cardiovasculares con suplementos individuales de antioxidantes.

Todo ello nos lleva a afirmar que los radicales libres son protagonistas de numerosas enfermedades que provocan reacciones en cadena; estas reacciones sólo son eliminadas por la acción de otras moléculas que se oponen a este proceso tóxico en el organismo, los llamados sistemas antioxidantes defensivos. Un primer grupo trabaja sobre la cadena del radical inhibiendo los mecanismos de activación, un segundo grupo neutraliza la acción de los radicales libres ya formados, por tanto detiene la cadena de propagación. En este grupo pueden encontrarse enzimas como las anteriormente citadas, que producen peroxidasas particularmente importantes, como la glutatión peroxidasa

EL complejo A, C, E, SELENIO

Supuso en su momento la mezcla de antioxidantes más empleada, aunque ahora ha caído algo desuso, pero no en eficacia. Se recomiendan tratamientos anuales, especialmente cuando existan enfermedades degenerativas o una aceleración del proceso de envejecimiento.

ACIDO ALFA LIPOICO

El Acido Alfa Lipoico es un suplemento nutricional que funciona como un potente antioxidante. Se trata de una sustancia natural producida en pequeñas cantidades por nuestro organismo, que juega un rol importante en el metabolismo de los azúcares y provee energía a las células. Tiene una acción protectora de la función hepática y es importante en el tratamiento de la neuropatía diabética.

En los años 80 el Alfa-Lipoico fue descubierto como un poderoso antioxidante y hay quienes sostienen que es el antioxidante ideal. Esto se debe a que restaura la habilidad de otros antioxidantes para barrer los radicales libres incrementando su efectividad. Particularmente ocurre esto con la vitamina E que es reciclada en el organismo cada vez que neutraliza a un radical libre, evitando que lesione las membranas celulares. También restaura la acción de la vitamina C, el glutatión y la Coenzima Q10.

Es considerado como el "antioxidante universal" ya que además de tener sus propias acciones antioxidantes da paso a todas las células (mitocondrias) permitiendo así tener mayor capacidad para atrapar los radicales libres donde estos estén.

La formación principal de radicales libres es originada por diferentes causas como son el stress, la contaminación del medio ambiente, alcohol, cigarros, alimentos procesados y fármacos. Siendo estos los principales causantes de muchas enfermedades como artritis, cáncer, problemas cardiacos, y envejecimiento prematuro.

También se sabe que este antioxidante puede mejorar el sentido del olfato.

Beneficios del Acido Alfa Lipoico:

Importantes estudios han demostrado que el Acido Alfa Lipoico, en la dieta de Diabéticos tipo II aumenta un 30% los niveles saludables de insulina, incrementando notablemente la utilización de glucosa en la sangre.

En pacientes con cataratas mejora notablemente la agudeza visual, ya que estimula la producción del antioxidante glutatión y este a su vez protege nuestros ojos para que no se desarrolle dicha catarata.

Neuropatía Diabética: Se ha demostrado científicamente que el Acido Alfa Lipoico, reduce los síntomas de neuropatía diabética, principalmente dolor, entumecimiento en extremidades inferiores y ardor. La dosis recomendada para pacientes con dicha enfermedad es de 600 mg 3 veces al día, disminuyendo así los síntomas en un 50%.

Glaucoma: Enfermedad que ocasiona daño en el nervio óptico, que puede llegar a resultar una ceguera, dicha enfermedad afecta principalmente a gran número de americanos. A pacientes con estado I y II de glaucoma de ángulo abierto se les administro 75 mg de Acido Alfa Lipoico por dos meses, dichos resultados fueron muy satisfactorios, mejorando así la función visual en dichas personas.

El Acido Alfa Lipoico entra al cerebro y protege directamente las células donde más lo necesita, una vez en el cerebro el Ácido Lipoico incrementa los niveles de glutatión protegiéndolo de los radicales libres. Investigaciones han probado que niveles bajos de glutatión en el cerebro se asocian con desordenes cerebrales como: Parkinson, Alzheimer y Demencia.

Ayuda a mejorar la salud cardiaca aumentando la eficiencia del músculo cardiaco.

Protege las arterias capilares y venas.

El Acido Alfa Lipoico se considera como el mejor antioxidante que protege al hígado, también es muy importante para enfermedades como la hepatitis C. En Europa es usado para intoxicaciones de drogas, hepatitis alcohólica, intoxicaciones originadas por veneno y pacientes sometidos a radiaciones

ÁCIDO TIÓCTICO

El ácido tióctico (también llamado ácido lipoico), es un compuesto sulfurado que actúa como factor de crecimiento en algunos microorganismos y como coenzima o grupo prostético en los tejidos de los mamíferos. En algunos países, el ácido tióctico se asocia a preparados multivitamínicos y en otros países, en los que se comercializa sin asociar, se utiliza como suplemento alimentario. Se le considera como un factor nutriente esencial. Se utiliza como antioxidante, como quelante del cobre en la enfermedad de Wilson y detoxicante hepático en el envenenamiento por algunas setas y metales pesados.

Mecanismo de acción
La acción beneficiosa del ácido tióctico se debe a su elevado poder antioxidante que le permite capturar numerosos radicales libres como los radicales hidroxilo, hipocloroso y oxígeno. El ácido tióctico atraviesa fácilmente las membranas celulares actuando tanto en medios lipófilos como hidrófilos, por lo que puede actuar frente al estrés oxidativo y prevenir el daño celular a muchos niveles. También actúa indirectamente regenerando o reciclando otros antioxidantes presentes en la sangre. Así, por ejemplo, la vitamina E oxidada es reducida

por el ácido lipoico volviéndose nuevamente eficaz como antioxidante. De igual forma, la vitamina C y el glutatión son regenerados por el ácido tióctico. Algunos estudios preliminares en los que se administró ácido tióctico como suplemento alimentario en pacientes con deficiencia de CD4+ (unos linfocitos que juegan un importante papel en la inmunidad), mostraron un aumento de los niveles plasmáticos de vitamina C y de glutatión.

En el hígado, el ácido tióctico participa en numerosas reacciones metabólicas aumentando los niveles de glutatión, siendo este probablemente el mecanismo de sus efectos detoxicantes y regeneradores hepáticos. En algunos estudios, administrado con la silimarina, el ácido tióctico mostró reducir las transaminasas elevadas por alcoholismo, fármacos o hepatitis.

Como otros derivados sulfurados (glutation, penicilamina, cisteamina, etc.), el ácido tióctico es capaz de secuestrar los metales pesados. Se ha utilizado sobre todo en el tratamiento de la enfermedad de Wilson (un desorden metabólico que ocasiona depósitos de cobre en varias partes del cuerpo).

Estudios

Algunos estudios señalan que el ácido tióctico tendría propiedades *in vitro* e *in vivo* como agente antiretrovírico, actuando a un nivel diferente del de los antivirales derivados de los nucleótidos. *In vitro*, sus efectos son sinérgicos con los del AZT (zidovudina). Sin embargo, sus efectos en la clínica no son conocidos, debidos probablemente a que, por tratarse de un producto fuera de patente, no interesa a las grandes multinacionales hacer estudios sobre él.

Finalmente, hay que destacar que en algunos países europeos el ácido tióctico se ha empleado empíricamente durante muchos años para el tratamiento de la polineuropatía diabética. Se han realizado varios estudios clínicos controlados que han demostrado sin lugar a dudas, la eficacia del ácido tióctico reduciendo el dolor y las contracturas observadas en la polineuropatía diabética. De hecho, su uso como medicamento en esta indicación está aprobado en Alemania. Aunque no existen estudios que lo avalen, probablemente el ácido tióctico debe ser útil en las neuropatías producidas por el SIDA.

Indicaciones

Con la excepción de su uso para el tratamiento de la polineuropatía diabética, en el que las dosis recomendadas son de 300 mg una o dos veces al día, no existen otras recomendaciones, aunque se puede emplear en hepatopatías (transaminasas altas), infecciones víricas (incluido el SIDA), enfermedad de Wilson (intoxicación genética por cobre), y envenenamiento por metales y setas. También para potenciar la acción de otros antioxidantes, especialmente vitaminas C y E.

En Alemania, para el tratamiento de la neuropatía diabética se comercializa una especialidad con el nombre de Thioctacid. En otros países se comercializan cápsulas con 100 o 200 mg de ácido tióctico como suplemento alimentario.

CISTEÍNA (y Procisteína)

Este aminoácido no esencial, es importante para la producción de enzimas contra los radicales libres, como la glutatión peroxidasa. El hígado y nuestras defensas lo utilizan para desintoxicar el cuerpo de sustancias químicas y otros elementos nocivos. La cisteína, que se encuentra en carnes, pescados, huevos y lácteos, es un detoxificante potente contra los agentes que deprimen el sistema inmune, como el alcohol, el tabaco y la polución ambiental.

Aminoácido azufrado, posee unas interesantes propiedades como antioxidante, además de ser un elemento decisivo en la eliminación del mercurio. Sintetizado a partir del azufre, la serina y la metionina, todos ellos nutrientes azufrados, es, sin embargo, el más activo de todos, empleándose abundantemente en medicina como homocisteína. Su forma primaria, la cisteína, es el paso previo para formar cistina, aunque ambas pueden tener las mismas propiedades terapéuticas dada su fácil conversión.

Funciones orgánicas

Su papel como antioxidante ya le confiere propiedades muy interesantes en la lucha contra la formación de radicales libres y toda la patología que conlleva. Forma parte del glutatión reducido, enzima que posee propiedades muy importantes para el tratamiento de las enfermedades hepáticas, las cataratas incipientes, las alergias y la fatiga, sin olvidar su efecto como rejuvenecedor.

La cisteína interviene en la formación de la coenzima A, en la maduración de los linfocitos macrófagos (aquellos que digieren a las bacterias) y que evitan los residuos tóxicos que quedan después de una invasión bacteriana, actuando como un agente conductor de ciertos metales pesados los cuales elimina a través del aparato digestivo.

Actúa como eficaz mucolítico en todas las enfermedades bronquiales, manteniendo la elasticidad del tejido bronquial evitando la fibrosis pulmonar.

Al formar parte de las numerosas proteínas corporales, como las del pelo, uñas, elastina y colágeno, mantiene la integridad y la salud de la piel y tejidos anexos, por lo que es normal verle incluido en numerosos productos cosméticos.

Es un protector de numerosos nutrientes, como los aminoácidos taurina, alanina y glicina, así como de la piridoxina, por lo que se considera un catalizador importante para el aprovechamiento de ellos y recomendándose su utilización conjunta en casos de avitaminosis o carencias proteicas. Como antioxidante protege además de todo tipo de radiaciones negativas, sean procedentes de los rayos X o ultravioleta.

Es un eficaz agente contra los efectos perniciosos del tabaco, bien sea a través de su acción sobre la mucosa bronquial, limpiando los bronquiolos de elementos mucosos, o actuando directamente sobre la nicotina.

Estimula la síntesis de las proteínas, ayuda a la absorción del hierro, evita la acumulación excesiva de cobre en los tejidos y contribuye a formar las sales biliares.

Su presencia es importante en la diabetes por su acción sobre el factor de tolerancia a la glucosa y el metabolismo del cromo, actuando en la digestión a través de las enzimas digestivas.

Aplicaciones no carenciales:
Intoxicación por metales pesados, radiaciones o tabaco.
Deficiencias de antioxidantes o vitaminas B-6 y Biotina.
Fallos en el sistema inmunitario de los macrófagos.
Enfermedades bronquiales que cursen con mucosidad abundante y fibrosis.
Carencia de elasticidad en la piel, el pelo o las uñas.

Enfermedades cutáneas con descamación, eczemas o piel seca.
Heridas que no cicatrizan por falta de elasticidad cutánea.
Quemaduras.
Falta de grasas en la alimentación, especialmente insaturadas.
Riesgo de formación de trombos por hiperviscosidad sanguínea.
Poca elasticidad en la pared venosa.

Nota:
Para los problemas de piel hay que administrarla como L-cistina.
Es útil administrarla unida a otros aminoácidos azufrados, entre ellos la metionina, ya que así se facilita su absorción, en unión también a la vitamina B-6, la B-1 y la C.

GLUTATIÓN PEROXIDASA

Su actividad está estrechamente ligada a la presencia de selenio y al superóxido dismutasa y la catalasa.
Cuando los organismos han sido expuestos a fármacos, radiaciones, sustancias oxido-reductoras, estará disminuida la síntesis de glutatión, llegando a ser insuficientes sus concentraciones y reduciéndose las posibilidades defensivas de la célula frente a estos radicales libres.
Una dieta equilibrada puede llegar a aportar unos 150 mg de GSH al día.

Funciones corporales
Una de las funciones más importantes del glutatión es proteger a la célula contra la acción de los radicales libres H2

O2, además de proteger a los lípidos de la membrana celular de la peroxidación.

Resulta de utilidad en la recuperación de las vitaminas C (ácido ascórbico) y E (alfa-tocoferol), después de participar en la eliminación de radicales libres generados in situ o a distancia. El GSH interviene además en la detoxificación de compuestos xenobióticos, el almacenamiento y transporte de cisteína, la regulación del balance redox de la célula, el metabolismo de los leucotrienos y las prostaglandinas, la síntesis de los desoxirribonucleótidos, la función inmunológica y la proliferación celular.

Indicaciones:

Cáncer. Parece ser que este compuesto induce la resistencia al daño oxidativo, ya que la eliminación de esta resistencia revierte la capacidad de metástasis. En pacientes con cáncer del pulmón se observó una relación inversa entre la sensibilidad a la quimioterapia y la abundancia de GSH.

Obesidad. Se plantea que la ingestión de dietas ricas en grasa favorece la disminución de la actividad de la glutatión peroxidasa en el corazón y otros órganos, lo mismo que del selenio. En conclusión, dietas altas en grasas y en colesterol inducen un desbalance de la defensa antioxidante lo cual provocará un aumento en el peso.

Úlcera péptica. La participación de la enzima en esta enfermedad es relevante ya que en ensayos realizados se encontró un déficit enzimático, tanto en el tejido hepático, como en la mucosa gástrica.

Enfermedad de Parkinson. Esta enfermedad se caracteriza por una disminución de las concentraciones de glutatión peroxidasa en la sustancia nigra del cerebro.

Ejercicio físico y envejecimiento. Se ha demostrado que durante el ejercicio físico y el envejecimiento, el sistema antioxidante sufre una importante alteración. Las enzimas antioxidantes SOD y CAT del hígado y el miocardio muestran una disminución general a edades mayores, mientras que las enzimas relacionadas con el hígado y en las mitocondriales del corazón, aumentan significativamente. Tanto el envejecimiento como el ejercicio intenso pueden provocar estrés oxidativo al organismo. La suplementación con Glutatión previene en parte los daños ocasionados por la oxidación.

SUPERÓXIDO DISMUTASA (SOD)

Una de las enzimas antioxidantes más importante es la superóxido dismutasa o SOD. La SOD es verdaderamente el mecanismo maestro de defensa de las células para atrapar a los radicales libres y prevenir las enfermedades.
Una mutasa es un tipo de enzima que inicia la reorganización de los átomos en una molécula, y la función primaria de la SOD es convertir al radical libre superóxido (O_2) en peróxido de hidrógeno, un radical libre menos dañino. Entre los radicales libres, el superóxido es el más poderoso y peligroso. Esto es porque debido a su estructura química requiere 3 electrones para reequilibrarse. Cuando arrebata esos 3 electrones de otras moléculas, se crea un desequilibrio aún mayor que cuando hay un desequilibrio convencional producido por un solo electrón. También tiende a reequilibrarse así mismo más rápidamente creando más superóxidos con el potencial de causar mucho más daño. La especie de oxígeno reactivo (ROS) ha sido asociada con toda clase de enfermedades degenerativas, artritis, cáncer, la

enfermedad de Alzheimer y la enfermedad de Parkinson. Además, el superóxido junto con el óxido nítrico nos lleva a la generación de peroxinitrito, el cual es principalmente responsable de la muerte de las células. Debido a que el superóxido es tan potencialmente dañino, la SOD existe en 2 formas en la célula. En las mitocondrias, las cuales son las estructuras productoras de energía de la célula, la SOD está presente como un enzima que contiene manganeso. En el citoplasma de la célula, el cobre y el zinc son los metales principales encontrados en la estructura de la SOD. La presencia de la SOD en ambos lugares, en la mitocondria y el citoplasma asegura que mucho del superóxido sea convertido en peróxido de hidrógeno.

La superóxido dismutasa ha provocado un gran interés por parte de los investigadores médicos desde su descubrimiento en 1968. Primero se utilizó en forma inyectable para tratar la artritis en adultos y problemas respiratorios en los infantes y para servir como una terapia coadyuvante en el tratamiento del cáncer.

Mientras en el pasado se usaron fuentes bovinas para obtener SOD inyectable, hoy tenemos la SOD/gliadina: la primera fuente oralmente accesible y vegetariana de la SOD y un avance revolucionario en el desarrollo de los complementos alimentarios.

Funciones corporales:

Actúa neutralizando los radicales superóxido convirtiéndolos en peróxido de hidrógeno en concentraciones inferiores a 10, siempre en presencia de cinc.

La SOD es imprescindible para todos los organismos aerobios, habiéndose establecido una correlación entre los niveles de SOD y el índice la longevidad.

Aplicaciones terapéuticas:

Artritis. Varios estudios apoyan la idea de que los radicales libres contribuyen al daño en las articulaciones encontrado en la artritis. Al reducir los niveles de radicales libres, la SOD puede retrasar el desarrollo y el progreso de la artritis.

Asma. Aunque no se conocen las causas exactas del asma, la investigación ha sugerido que ciertos radicales libres ROS, incluyendo el superóxido, pueden dañar al tejido pulmonar y ocasionar problemas asmáticos. Un estudio hace algunos años sugiere que la SOD complementaria puede contrarrestar el daño tisular relacionado con el peróxido, y prevenir enfermedades pulmonares crónicas y otros problemas relacionados con la deficiencia respiratoria.

Alergias. En un estudio clínico se encontró que la SOD puede reducir la severidad de un ataque de asma provocado por alergenos y otros agentes químicos. Los investigadores han encontrado que los niveles adecuados de la SOD reducen el efecto constrictor de los alergenos y hace más fácil la respiración.

Cáncer. Los radicales libres ROS pueden alterar el ADN y la membrana de las células resultando en un código genético mutado dentro de la célula. Esto al final nos puede llevar al cáncer.

La SOD puede inhibir la metástasis, retrasar el crecimiento tumoral y prevenir el daño celular inicial que puede llevarnos al cáncer. Además, la SOD puede ayudar a proteger y reparar el tejido sano que es dañado por los tratamientos de quimioterapia y radioterapia.

Algunos estudios han demostrado que la SOD no solamente inhibe la propagación de los tumores, sino que además cuando se combina con la quimioterapia la hace más efectiva.

Por otro lado, la evidencia muestra que la SOD reduce la efectividad de ciertas sustancias químicas que son responsables de la reproducción de los genes dañados que pueden llevarnos a la generación de células malignas.

Inclusive una sola exposición a la radiación UV puede causar una disminución importante en la SOD antioxidante hasta por 72 horas después de dicha exposición. Un estudio clínico implica que la SOD no solo puede prevenir el cáncer de la piel lo mismo que otras enfermedades dermatológicas, sino que puede realmente aumentar la capacidad del cuerpo para producir más SOD.

Un estudio sugiere que la SOD usada en conjunto con la terapia de radiación no sólo puede prevenir el daño inmediato de la radiación, sino también protege contra el daño que puede ocurrir más tarde.

En un estudio clínico de pacientes con cáncer tratados con radiación, se demostró que la SOD ayuda a aliviar -y a veces hasta revertir- la fibrosis inducida por la radiación. Lo mismo se demostró en otro estudio con relación a la quimioterapia.

En nuestras investigaciones hemos logrado constatar que los niveles inferiores de la SOD están asociados con tumores agresivos y metales tóxicos.

La SOD, finalmente, es una de las defensas importantes preliminares contra la invasión y la propagación del cáncer en los leucocitos y mejora las acciones de otros medicamentos anticancerosos.

LICOPENO

El licopeno es un pigmento vegetal, soluble en grasas, que aporta el color rojo característico a los tomates, sandías y en menor cantidad a otras frutas y verduras. Pertenece a la familia de los carotenoides como el *b*-caroteno, sustancias que no sintetiza el cuerpo humano, sino los vegetales y algunos microorganismos, debiéndolo tomar en la alimentación como micronutriente.

El licopeno es uno de los primeros carotenoides que aparecen en la síntesis de este tipo de compuestos, constituyendo la base molecular para la síntesis de los restantes carotenoides. Su obtención por síntesis química aún no está totalmente establecida y, a diferencia de otros carotenoides como el β-caroteno producido a gran escala por síntesis, el licopeno se obtiene fundamentalmente a partir de fuentes naturales, y muy especialmente tomates. Sin embargo, los sistemas de extracción son costosos y el licopeno presenta una baja estabilidad, lo que ha limitado su utilización como colorante alimenticio.

Cada vez existen más que sugieren que el consumo de licopeno tiene un efecto beneficioso sobre la salud humana, reduciendo notablemente la incidencia de las patologías cancerosas sobre todo de pulmón y próstata, así como para prevenir afecciones cardiovasculares y envejecimiento. También existen evidencias científicas de que previene el síndrome de degeneración macular, principal causa de ceguera en la gente mayor de 65 años.

Un estudio realizado por investigadores de la Universidad de Harvard, reveló que el consumo de licopeno redujo en un 45% las posibilidades de desarrollar cáncer de próstata en una población de 48.000 sujetos que tenían en su dieta por lo menos 10 raciones semanales de tomate o subproductos de éste. La investigación duró seis años. Otras investigaciones descubrieron que el licopeno también reduce los niveles de colesterol en forma de lipoproteína de baja densidad (LDL), que produce aterosclerosis, por lo que la ingesta de tomates reduce la incidencia de enfermedades cardiovasculares.

Los primeros estudios se centraron en los beneficios que aportaban en la prevención de ciertos cánceres, mostraban que aquellas personas que lo consumían con frecuencia estaban menos expuestas a cánceres que afectaban al sistema digestivo y al reproductor tales como el de colon y de próstata.

Otros posteriores venían a demostrar las propiedades del antienvejecimiento del licopeno. Un ejemplo es el llevado a cabo con un grupo de 90 monjas, en el sur de Italia, con edades comprendidas entre los 77 y los 98 años. Aquellas con índices mayores de licopeno en la sangre tenían una mayor agilidad a la hora de realizar todo tipo de actividades.

PLANTAS MEDICINALES

Esta relación se refiere a aquellas plantas medicinales que se deberían incluir dentro de la lista de suplementos antienvejecimiento, utilizándose de manera continuada durante toda la vida.

AJO
Allium sativum

Partes utilizadas:
Se emplea el bulbo turgente y bien maduro.
Composición:
Un enzima como la aliinasa, inulina, aceite esencial con aliicina que se transforma en disulfuro de alilo y vitaminas A, B, C y nicotinamida. También hierro, fósforo, calcio, proteínas y carbohidratos.

Usos medicinales:

Es antiséptico, balsámico, antihelmíntico, hipotensor y diurético. Se le reconocen propiedades como rejuvenecedor y restaurador arterial. A pesar de que sus acciones han sido demostradas en repetidas ocasiones por los mejores investigadores, el uso del ajo sigue estando muy limitado a sus aplicaciones culinarias. En el mercado de la herbodietética existen perlas a base de su aceite o incluso con ajo puro pulverizado y seco, las cuales nos pueden servir para utilizarlo con eficacia sin que notemos su profundo olor en el aliento. Su mejor aplicación es para la arteriosclerosis, los zumbidos de oído, la hipertensión arterial y la pérdida de memoria en la vejez. Es eficaz también por su efecto antibiótico en las enfermedades del aparato bronquial ya que al eliminarse por el aliento ejerce un efecto local muy poderoso como bactericida. Se le reconocen propiedades contra el cáncer. Mejora también la diabetes, la gripe y los enfriamientos, teniendo en estos casos un efecto bactericida potente. Elimina los parásitos intestinales, previene la trombosis y alivia la claudicación intermitente.

Otros usos:

Su jugo neutraliza el veneno de los insectos. Aplicado directamente en el diente dolorido calma el malestar, lo mismo que si lo introducimos en la oreja en casos de otitis. Mezclado con los alimentos fomenta la puesta de huevos de las gallinas.

Se le reconocen propiedades contra el cáncer, estimula el sistema inmunológico y ayuda a reducir los ataques de asma alérgica, recomendándose para el tratamiento del SIDA.

Para evitar el mal aliento por su consumo es útil masticar perejil o hinojo.

Toxicidad:

No tiene toxicidad, pero su tolerancia gástrica es mala.

No debe ser consumido por las mujeres lactantes ya que provoca cólicos en los bebés.

Por sus propiedades anticoagulantes debe evitarse su consumo por personas que estén con tratamiento médico con estos medicamentos.

ASTRÁGALO
Astragalus membranaceus

Botánica:

Especie perenne, de la familia de las alubias y los guisantes, algo leñosa en la base, de gran porte (hasta casi un metro de altura). Las hojas están divididas en numerosos foliolos (entre 10 y 20 pares). Las flores se agrupan (habitualmente más de 20), muy juntas, en cabezas rodeadas de una pilosidad lanosa, blanquecina. Aparece en matorrales instalados sobre terrenos calizos caldeados.

Partes utilizadas:

Hojas.

Composición:

Contiene flavonoides, polisacáridos, saponinas, aminoácidos y minerales, además del principal principio activo conocido como astragalán, un polisacárido que ha demostrado inhibir la replicación de algunos virus.

Usos medicinales:

Intensifica la fagocitosis de los sistemas retículo-endoteliales, estimula la producción natural de interferón por el cuerpo humano y, además, potencia la actividad de este importante inmunomodulador. Aumenta la actividad de los Linfocitos T. Puede disminuir la hiperactividad inmune en pacientes con lupus eritematoso sistémico, esclerosis múltiple y miastenia gravis. Estimula la producción de interferón y mejora la mobilidad de los espermatozoides.

Se recomienda en cualquier enfermedad que cause daños en el sistema linfático, hepático y defensivo en general. También, y de modo especial, en Cáncer y SIDA.

Restaura la longitud de los telómeros cromosómicos, lo que le hace la planta más importante en cuanto a su efecto en la longevidad.

CARDO MARIANO
Silybum marianum

Partes utilizadas:
Se emplean las semillas.
Composición:
Silimarina, silibina, histamina y flavonoides.

Usos medicinales:
Es el mejor hepatoprotector conocido, capaz de regenerar al hepatocito. Es eficaz también como colagogo, antitóxico, digestivo y aperitivo. Se emplea con éxito en la cirrosis, las insuficiencias biliares, las malas digestiones y como tónico hipertensor. Tiene acciones positivas en las hemorragias digestivas, nasales y vaginales. Alivia la gripe, la cistitis, las jaquecas, las alergias, y contribuye a eliminar cálculos renales y vesiculares.
Otros usos:

Su sinergia se da con el diente de león. Es eficaz para los mareos y vómitos en los viajes. Se le atribuyen buenos efectos como cardiotónico y en la insuficiencia venosa. Posee un efecto antioxidante 10 veces superior a la vitamina E, contribuyendo también a disminuir los niveles de colesterol. Actúa como antihemorrágico en la insuficiencia hepática.
Toxicidad:
No tiene toxicidad.

CÚRCUMA
Curcuma longa

Composición:
Principio amargo, resina, almidón y ácidos orgánicos.
Partes utilizadas:
Las raíces y hojas

Usos medicinales:
Se emplea como tónico estomacal pues estimula la producción de jugos gástricos, siendo adecuado para abrir el apetito y en la hipoclorhidria. Es colagoga, carminativa y reduce el colesterol. Es un potente antiinflamatorio.
Otros usos:
Forma parte de la salsa curry, mezclada con coriandro, jengibre, comino, nuez moscada y clavo.
Toxicidad:
Tiene efecto anticoagulante.

DIENTE DE LEÓN
Taraxacum officinale

Partes utilizadas:

En infusión se emplean las hojas.
Composición:
Hojas: flavonoides, vitaminas y cumarinas.
Raíces: inulina, resina y amargos.

Usos medicinales:
Colagogo y colerético, digestivo, depurativo. Las hojas tiernas y jóvenes son un exquisito plato como ensalada, además de muy nutritivo. El único requisito es lavarlas bien para quitarles ligeramente su amargor.

En medicina natural se emplea preferentemente como colagogo y colerético, además de utilizarse en todas las hepatopatías, siendo uno de los mejores remedios que existen para estas patologías. Disuelve y elimina los cálculos biliares y es un excelente e inocuo diurético. Se puede emplear también en arteriosclerosis, estreñimiento, obesidad, reumatismo y gota, así como en las enfermedades de piel.

Otros usos:
Con sus raíces tostadas se prepara en muchos lugares de Iberoamérica un sucedáneo del café mucho más saludable y barato. En épocas de penuria económica algunos pueblos han podido sobrevivir comiendo solamente ésta planta en su totalidad. La savia del látex aplicada directamente elimina las verrugas.

Toxicidad:
No tiene toxicidad.

ECHINACEA
Echinacea angustifolia

Partes utilizadas:
Flores y raíz

Composición:
Resina, equinaceína, equinacósido, inulina, glucosa, betaína, fructosa, fitolelanos y aceite esencial.

Usos medicinales:
Antibiótica y antitérmica. Es un excelente antibiótico natural que estimula, además, el sistema defensivo. Baja la fiebre, es antiinflamatorio y analgésico, pudiéndose emplear incluso en afecciones vírales. Estimula la producción de interferón, inhibe las enzimas hialuronidasas en las bacterias, aumenta la actividad de los fagocitos séricos y tisulares, acelera y refuerza los fibroblastos, y eleva los niveles de properdina, indicador de la respuesta del organismo ante una infección.
Externamente conserva las mismas propiedades en gargarismos, heridas infectadas, quemaduras y como cicatrizante. Puede producir sudor y un aumento de la saliva. Se puede emplear como preventivo de enfermedades infecciosas de invierno.
Es eficaz en la inflamación de los ganglios linfáticos, los abscesos, mastitis, fiebre puerperal, erisepela, úlceras varicosas.
Otros usos:
Se le ha encontrado sinergia con el tomillo. Parece que puede ayudar a aumentar la cantidad de glóbulos rojos en los pacientes con cáncer que están siendo radiados. Es eficaz en las picaduras de insectos. Se recomienda emplear la raíz fresca.
Toxicidad:
No tiene toxicidad.

ESPINO BLANCO
Crataegus oxycantha

Partes utilizadas:
Se emplean las flores.
Composición:
Contiene purinas, colina, ácidos triterpénicos, crataególico, flavonoides, quercetol, ácido caféico, antocianinas, histamina, aminopurinas, taninos y vitamina C.

Usos medicinales:
Hipotensor, cardiotónico, calmante y antiespasmódico. Es el remedio de elección en toda la patología cardiaca, en especia la insuficiencia. Regula la tensión arterial alta y baja, la tensión descompensada y corrige las taquicardias y palpitaciones, especialmente de origen nervioso. Mejora la arteriosclerosis, el exceso de colesterol, y los espasmos vasculares. La corteza se empleaba contra la malaria. Su acción está más en la continuidad que en la dosis, ya que, dosis más altas no tienen mejores efectos.
Otros usos:
Es una buena planta para elaborar deliciosos y útiles vinos medicinales. Con la madera se hacen útiles de torno y ebanistería. Se emplea contra el insomnio y los vértigos.
Toxicidad:
No tiene toxicidad. A dosis altas puede originar bradicardia.

GINKGO
Ginkgo biloba

Partes utilizadas:
Se emplean las hojas.
Composición:
Antocianinas, flavonoides y ginkgólidos.

Usos medicinales:

Excelente venotónico en varices y hemorroides. Mejora la circulación cerebral, la insuficiencia circulatoria y la fragilidad capilar, siendo especialmente importante en ancianos.

Se comporta como un poderoso antioxidante, aumentando la cantidad de oxígeno disponible para el cerebro, al mismo tiempo que evita la coagulación excesiva de la sangre. Se cree que el Ginkgo también puede ayudar a mejorar la transmisión de información en las células cerebrales, el tiempo de reacción en pruebas de memoria, siendo especialmente eficaz en los pacientes con Alzheimer.

Otros usos:

Eficaz afrodisiaco por un aumento del volumen sanguíneo en los cuerpos cavernosos del pene, ejerciendo también como un moderado antidepresivo.

Toxicidad:

No tiene toxicidad.

GINSENG
Panax quinquefolium

Partes utilizadas:

Se emplea la raíz de seis años.

Composición:

Ginsenósidos, panaxósidos, ácido panáxico, saponina, fosfatos, estrógenos y las vitaminas C y B.

Usos medicinales:

Estimulante nervioso, hormonal y muscular, así como hipoglucemiante ligero, antiespasmódico y afrodisíaco. Es la planta medicinal más utilizada en todo el mundo y de la que todavía no conocemos todas sus propiedades. Se emplea con éxito en los decaimientos, agotamiento nervioso, estrés, fatiga intelectual, mala memoria y riego sanguíneo cerebral disminuido. También para corregir los problemas nerviosos y hormonales de la menopausia, para aumentar las defensas inespecíficas, en la disminución prematura de la potencia sexual, como regulador de la presión sanguínea y en las diabetes no estabilizadas.

Toxicidad:
A pesar de que no tiene toxicidad, no hay que sobrepasar la dosis de dos gramos diarios.

JENGIBRE
Zingiber officinale

Partes utilizadas:
Se emplea la raíz
Composición:
El aroma es debido a una esencia que contiene los terpenos siguientes: cineol, felandreno, citral y borneol. El gusto acre y ardiente proviene de los fenoles siguientes; gingerol, shogaol y zingerona.

Usos medicinales:
Alivia las náuseas y los mareos producidos por los viajes, también los vómitos matutinos de embarazada, y aquellos que son ocasionados por intolerancias medicamentosas. Es antiespasmódico, mejora la digestión de las grasas, y se emplean en las enfermedades producidas por frío, pues genera calor interno. Se le atribuyen propiedades para

estimular las defensas, como antiinflamatorio y para reducir el colesterol y la hipertensión.

Otros usos:
Previene la formación de coágulos en la patología arterial. Para aliviar dolores de garganta, chupar un trozo de jengibre. Externamente se emplea su aceite para sabañones, enfriamientos renales y enfermedades reumáticas.
Toxicidad:
Estimula la menstruación, por lo que no debe ser empleado durante el embarazo. Puede ocasionar, igualmente, acidez estomacal.

SALVIA (para mujeres)
Salvia officinalis

Partes utilizadas:
Se emplean las hojas recogidas antes de la floración, aunque hay quien recomienda después.
Composición:
Flavonoides, tuyona, polifenoles, ácido caféico y ursólico. Vitaminas y sales minerales, además de estrógenos y asparragina.

Usos medicinales:
Es estrogénica, antisudoral y eupéptica. Corrige el exceso de sudación, mejora la falta de apetito, el cansancio y la atonía gástrica, es colagoga, antiasmática y emenagoga. Empleada preferentemente por la mujer es una planta que mejora una gran cantidad de funciones femeninas, especialmente las relativas a glándulas endocrinas y genitales. El aporte de estrógenos la convierte en la planta de elección en la

menopausia y la esterilidad. En uso externo es un eficaz agente para suavizar la piel y eliminar arrugas, y para lavados vaginales.

Otros usos:
Antiguamente se decía que donde crecía la salvia había salud y de ahí su nombre. Ciertamente es una planta muy equilibradora del organismo. La esencia, por su contenido en tuyona, implica que sea recomendada solamente por un experto.

Toxicidad:
No tiene toxicidad, pero no emplear en el embarazo o la lactancia por su contenido en hormonas.

UÑA DE GATO
Uncaria tomentosa

Composición:
Isopteropodina, taninos catéquicos, polifenoles, mitrafilina, hirsutina e Isopteropodina-Aloisomérica.

Usos medicinales:
Inflamaciones en general, artritis reumatoide, cistitis, úlceras gástricas. Infecciones víricas, enfermedades autoinmunes. Se le reconocen, especialmente, importantes acciones sobre el sistema inmunitario y en el aumento de los leucocitos. Los últimos estudios demuestran efectos benéficos en la mitosis celular y retrasa o impide la implantación de células tumorales.

Otros usos:
Cáncer, especialmente en presencia o riesgo de metástasis. Herpes, envejecimiento. Se le han encontrado efectos

intensos en la mejora del Alzheimer, especialmente unida al Ginkgo Biloba y al Romero.

Toxicidad:

Puede ocasionar trastornos digestivos. No emplear durante el embarazo o la lactancia por la presencia de alcaloides.

SUSTANCIAS PARA EL SISTEMA ARTICULAR

Complejo GLUCOSAMINA, CONDROITINA, MSM

Esta combinación popular de Sulfatos de Glucosamina y Condroitina, además de MSM, ayuda a mantener las articulaciones saludables y flexibles, nutriendo al cartílago y los tejidos que amortiguan los huesos. También ayuda a producir una respuesta anti-inflamatoria, produciendo flexibilidad y comodidad en las articulaciones. Es la combinación más popular en la actualidad para la salud de las articulaciones, con dos nutrientes naturales.

Glucosamina

La glucosamina (sulfato de glucosamina) es uno de los tres principales componentes estructurales que se encuentran en los productos más populares que ofrecen respaldo a las articulaciones y es el suplemento ideal para la salud de las articulaciones y los cartílagos. Funciona como lubricante a fin de aportar soporte nutricional a articulaciones sanas para tener mayor comodidad de movimiento, sirviendo igualmente para ayudar a la movilidad y la flexibilidad, al mejorar la amplitud de movimiento.

Es un componente estructural clave en los cartílagos, que nutre y revitaliza los componentes celulares en el interior de las articulaciones. Se extrae del caparazón de los camarones, la langosta y el cangrejo, como también de fuentes no animales.

Un estudio clínico demostró que las personas que tomaron sulfato de glucosamina después de dos semanas mejoraron significativamente la salud general de las articulaciones. Además, tuvieron calificaciones más altas en la escala de salud y en una escala libre de movilidad. La glucosamina demostró ser efectiva para la salud general de las articulaciones.

Otro estudio de tres años sobre los efectos del sulfato de glucosamina (212 sujetos que tomaron 1500 mg por día) demostró que el sulfato de glucosamina mantuvo los cartílagos de las rodillas saludables. Además, la glucosamina mejoró significativamente la salud de las articulaciones y la amplitud de movilidad comparada con el placebo.

Beneficios:

Ideal para la salud de las articulaciones y los cartílagos

Nutre y revitaliza los componentes celulares del interior de las articulaciones

Funciona como lubricante para mejorar la salud de las articulaciones

Contribuye a la movilidad y la flexibilidad al estimular mayor amplitud de movimientos

Condroitina

La condroitina (sulfato de condroitina) pertenece a una clase de moléculas muy grandes llamadas glucosaminoglicanos, los componentes estructurales clave en la formación del cartílago. El sulfato de condroitina se fabrica a partir de fuentes naturales, tales como el cartílago de bovinos y tiburón. En los humanos, el sulfato de condroitina es uno de los constituyentes principales del cartílago y brinda soporte estructural para los cartílagos y las articulaciones.

Un estudio de seis meses controlado por placebo que evaluó los efectos de 800 mg de sulfato de condroitina sobre las articulaciones de la rodilla demostró una diferencia significativa desde el punto de vista estadístico y favoreció al sulfato de condroitina en todos los parámetros evaluados, incluyendo la salud de las articulaciones y el tiempo de caminata.

Otro estudio controlado por placebo demostró que los sujetos que consumieron 1 gramo por día de sulfato de condroitina mejoraron considerablemente la salud de las articulaciones en general cuando fue comparado con el placebo.

Beneficios:

Brinda respaldo estructural para los cartílagos y las articulaciones

Lubrica y suaviza las articulaciones

Mejora la movilidad y flexibilidad de los movimientos de las articulaciones

MSM (también llamado metilsulfonilmetano)

El metilsulfonilmetano, o MSM, es una fuente natural de azufre, un mineral que es esencial para la formación del colágeno, del tejido conectivo, y de los cartílagos de las articulaciones saludables. El MSM, que contribuye de manera importante al mantenimiento de las articulaciones y los cartílagos, suministra ingredientes vitales que ayudan a los componentes celulares en sus articulaciones. Además de sus efectos beneficiosos en las articulaciones, el MSM puede funcionar como antioxidante tanto en los componentes solubles en grasa como solubles en agua del cuerpo.

Beneficios:

Es vital en la formación del colágeno, del tejido conectivo y de los cartílagos de las articulaciones.

Ayuda a los componentes celulares de las articulaciones.

NOTA: Las combinaciones de glucosamina, condroitina y MSM cuando son usados en las dosis apropiadas, pueden ser parte de un programa para mantener las articulaciones saludables.

Ácido hialurónico

El ácido hialurónico se encuentra en los tejidos conectivos del organismo, incluyendo los ligamentos y los tendones, donde funciona de manera natural como lubricante. Se trata de un componente natural del líquido sinovial dentro del tejido conectivo y su función natural es ayudar a mantener el líquido entre sus articulaciones, suministrando la amortiguación y lubricación necesarias para facilitar el movimiento.

El ácido hialurónico (HA) es un componente del espacio intercelular especialmente concentrado en el líquido sinovial que lubrifica las articulaciones, en el cartílago, en las válvulas cardiacas, en los fluidos de la oreja interna, en la dermis, en la epidermis y en los ojos. La mayoría de estos tejidos ejercen de hidratantes celulares y de separadores de entorno.

El H. A. constituye una matriz extra celular que permite lubricar, absorber los choques, transportar los nutrientes en las células y eliminar los desechos. La estructura única y la gran talla de los polímeros del H. A. lo hacen ideal para ejercer estas funciones. Con el paso de los años, el organismo fabrica cada vez menos H. A. y la toma de un suplemento podría tener importantes beneficios tanto en términos de longevidad como en calidad de vida. Un estudio llevado a cabo sobre 96 mujeres de entre 22 y 65 años mostró especialmente una mejoría espectacular de la hidratación, de la suavidad y de la firmeza de la piel, revelando así el inmenso potencial como agente cosmético interno. Otro estudio muestra que la toma continuada de H. A. ayuda a restaurar la movilidad de las articulaciones y a calmar los dolores asociados con la artrosis. Estos resultados son coherentes con todo lo que sabemos sobre el papel del H. A. en el organismo.

SUSTANCIAS PARA EL SISTEMA VASCULAR

ÁCIDOS GRASOS

Omega 3

Los ácidos grasos Omega 3 más importantes, desde el punto de vista alimenticio, son el alfa-linolénico, el ácido eicosapentaenoico (EPA) y el ácido docosahexaenoico (DHA), estos dos últimos presentes en los pescados azules. Otro ácido graso igualmente considerado como esencial es un ácido linoleico, al que ahora preferimos definir como Omega 6, que veremos más adelante. Estos ácidos grasos se han clasificado tradicionalmente como "esenciales" porque el cuerpo no puede fabricarlos con sus propios medios y porque desempeñan un papel fundamental en varias funciones fisiológicas. Consecuentemente, debemos estar seguros que nuestra dieta contiene suficientes cantidades de ácido alfa-linolénico y de ácido linoleico.

Las fuentes dietéticas del ácido alfa-linolénico incluyen las nueces, los cañamones, la soja y algunas verduras de hojas color verde oscuro. El ácido linoleico, por su parte, se encuentra en altas concentraciones en el aceite de maíz y de girasol. La mayoría de la gente consume una cantidad mucho más alta de ácido linoleico que de ácido alfa-linolénico, lo que tiene consecuencias importantes para la salud. La razón es que el cuerpo convierte el ácido alfa-linolénico en dos grasas Omega, el ácido eicosapentaenoico (EPA) y el ácido docosahexanoico (DHA), la primera que desempeña un papel en la prevención de las enfermedades cardiovasculares, mientras que el DHA es necesario para el desarrollo apropiado del cerebro y de los nervios.

Puesto que las membranas celulares se componen de grasa, su integridad y fluidez está determinada en gran parte por el tipo de grasa que comemos, pues no todas son saludables. Las grasas saturadas o hidrogenadas producen membranas celulares muy rígidas y poco porosas, lo que altera la salud en general. Sin embargo, las dietas ricas en Omega 3 producen membranas con un alto grado de fluidez y porosidad, permitiendo así el intercambio de nutrientes y oxígeno. Además, las pruebas de laboratorio sugieren que cuando los ácidos grasos Omega 3 se incorporan en las membranas celulares ejercen una ayuda contra el cáncer, al reparar el ADN dañado. Ciertos estudios publicados aseguran haberse demostrado que realmente protegen contra el cáncer mama y pueden revertir un proceso maligno recientemente iniciado. Aunque todos los ácidos grasos dietéticos se incorporan en las membranas celulares, determinando así cómo una célula responde y crece, los ácidos grasos omega 3 afectan el crecimiento de las células activando una enzima llamada sphingomyelinase, que genera la producción de ceramida, un compuesto que induce la expresión del gen humano p21 supresor del tumor, causando en última instancia la muerte de las células cancerosas.

En experiencias con animales alimentados con dietas ricas en aceite de maíz y aceites de pescado (conteniendo por tanto omega 3 y omega 6), se comprobó que al cabo de tres semanas de tratamiento el volumen y peso del tumor eran significativamente más bajos en ratones que ingirieron mayor cantidad de omega 3.

Aplicaciones resumidas

Los ácidos grasos Omega 3 pueden desempeñar un papel en la prevención y/o el tratamiento de las siguientes enfermedades:

Enfermedad de Alzheimer
Asma
Déficit de atención o hiperactividad
Desorden bipolar
Cáncer
Enfermedades cardiovasculares
Depresión
Diabetes
Eczema
Tensión arterial alta
Enfermedad de Huntington
Lupus
Dolores de cabeza
Esclerosis múltiple
Obesidad

Osteoartritis
Osteoporosis
Psoriasis
Artritis reumatoide

Omega 6

Se trata de ácidos grasos poliinsaturados que se encuentran preferentemente en los aceites de maíz y pepita de uva. Internamente, su consumo baja el nivel del colesterol total y del colesterol LDL (colesterol malo), pero también baja el nivel de colesterol HDL (colesterol bueno), por lo que necesita estar ajustado en relación al Omega 3 que debería ser de 5:1 a 10:1. Como el 10% de las calorías provenientes de estas grasas corresponde aproximadamente a 22 gramos de grasa poliinsaturada en una dieta de 2000 kcal, entonces, 18 a 20 gramos debieran provenir de aceites vegetales ricos en Omega 6 como el de maíz y al menos 2 a 3 gramos de la grasa ingerida al día debieran provenir de Omega 3, preferentemente de origen marino o bien de aceites vegetales como la soja. Nuestra dieta actual, sin embargo, posee un exceso de Omega 6 y un déficit de los Omega 3, ya que los Omega 6 están también presentes en las mayonesas, productos elaborados, y la mayoría de los aceites.
El ácido linoleico (18: 2), el ácido graso más corto de la cadena Omega 6, es un ácido graso esencial. El ácido Araquidónico (20: 4) es un ácido graso fisiológico significativo n-6 y es el precursor de las prostaglandinas y otras moléculas fisiológico activas. Cuando los niveles entre Omega 6 y 3 están descompensados, aumenta la probabilidad

408

de padecer ciertas enfermedades relacionadas con el metabolismo de las grasas.

Sus acciones son:
Impiden la acción de los Omega 3 (por desplazamiento), contrarrestando la acción de los n-3 a nivel cardiovascular.
Favorecen la vasoconstricción (disminuyendo el flujo sanguíneo y aumentando la tensión arterial).
Favorecen un buen aspecto de la piel

Omega 9

Los ácidos grasos omega 9 son un tipo de ácido graso considerados esenciales con amplios efectos biológicos positivos para la salud, como el alivio de la inflamación relacionada con la artritis reumatoide y los síntomas del síndrome premenstrual. Los efectos biológicos del Omega 9 son generalmente mediados por sus interacciones con los ácidos grasos omega y omega 6.
Los componentes esenciales de los omega 9, son:

Ácido oleico que es el componente principal del aceite de oliva y de otras grasas monosaturadas.
Ácido erúcico encontrado en la canola, las semillas del Erísimo y las semillas de mostaza.

Lamentablemente, a diferencia de los ácidos grasos Omega 3 y Omega 6, los ácidos grasos Omega 9 no se clasifican como ácidos grasos esenciales. Eso se debe a que pueden ser creados por el cuerpo humano a partir de grasas insaturadas por lo que no son esenciales en la dieta.

Este tipo de grasas monoinsaturadas desempañan un papel importante porque ayudan a establecer los nivelar de colesterol en sangre, refuerzan el sistema inmunológico y reducen la inflamación.

Otro dato sobre el Omega-9: si tu cuerpo no recibe la cantidad suficiente de los otros dos ácidos grasos antes mencionados –el 3 y el 6-, tu cuerpo puede utilizar, a modo de sustituto, el 9. De cualquier modo, siempre busca equilibrar la ingesta de todos ellos.

POLICOSANOL

El policosanol es una mezcla de alcoholes grasos algunos derivados de las ceras de plantas como la caña y el ñame así como la cera de abejas El alcohol de mayor prevalencia en el policosanol es el Octacosanol seguido por triacontanol. El octacosanol y las substancias relacionadas también se encuentran en el aceite de germen de trigo, los aceites vegetales, alfalfa y diferentes productos animales.

La cera de las abejas contiene substancias similares a aquellas encontradas en el policosanol. Sin embargo, las proporciones relativas de estos componentes son significativamente diferentes. De manera relativa los productos de cera de las abejas contienen poco octacosanol y un porcentaje alto de una sustancia llamada triacontanol. Esta diferencia en la composición química parece causar efectos medicinales significativamente diferentes. Estudios publicados en Cuba sugieren que los productos de cera de las abejas podrían ser útiles para el tratamiento de úlceras, pero no para reducir el colesterol o tratar la claudicación intermitente. Sin embargo, los fabricantes de los nuevos productos de cera de las abejas afirman que su extracto es diferente del tipo evaluado en esos estudios. Actualmente se encuentra en proceso un ensayo clínico doble ciego de este producto que podría resolver esta controversia.

El policosanol es tan eficaz como las estatinas para reducir el colesterol. Un estudio comparó la toma diaria de 5 mg de policosanol con la de simvastatina durante 8 semanas. El policosanol hizo bajar el colesterol LDL de un 21,1 y la estatina de un 26%. Otro estudio comparativo mostró que 20 mg de policosanol eran tan eficaces que 100 mg de aspirina para reducir el aumento de las placas. El policosanol disminuye el riesgo de trombosis, mejora la circulación de la sangre (que se ve reducida por las placas) hacia el cerebro y las extremidades, mejora el buen colesterol HDL y protege el colesterol aterógeno LDL de la oxidación. El policasanol también es eficaz contra los síntomas de claudicación intermitente, una molesta consecuencia de la arteriosclerosis, que reduce de un 50%. Mejora la capacidad aeróbica y quizás también la vida sexual de los pacientes cardiovasculares. Contrariamente a los medicamentos carece de efectos secundarios. Los estudios clínicos sobre el policosanol son muy numerosos y se realizan sobre más de 30.000 pacientes.

La eficacia del policosanol depende de su dosificación. Algunas personas se contentan de 5 mg por día. Una dosis de 10 mg por día rebaja el LDL de un 20 a un 25% al cabo de 6 o 8 semanas y una dosis de 20 mg de un 25 a un 30%. El buen colesterol HDL aumenta simultáneamente de un 15 a un 25%, lo que mejora admirablemente el ratio LDL y HDL.

SUSTANCIAS CONTRA EL ENVEJECIMIENTO CEREBRAL

DMAE

En tres experimentos, la droga DMAE prolongó la vida de animales de laboratorio en un 49.5% cuando se les administró la medicación en el agua. El DMAE se ha vuelto popular como suplemento dietario y, en combinación con el Gingko Biloba como tratamiento para mejorar la memoria o "fármaco inteligente".

Se ha visto también eficaz en el tratamiento de alteraciones neurológicas ocasionadas por el envejecimiento y en la reducción en la acumulación de pigmentos asociada con la edad en neuronas, células musculares y células de la piel.

Estudios en humanos han demostrado que la centrofenoxina o DMAE puede mejorar tanto el aprendizaje como la memoria y por ello es comúnmente utilizada como "droga inteligente".

La DMAE (dimetiletanolamina o dimetilaminoetanol) es el precursor de la acetilcolina, un neurotransmisor. En estado natural se encuentra en pescados como la sardina o la anchoa.

La DMAE se ha utilizado con éxito en el tratamiento de diferentes problemas cognitivos y perturbadores, incluidos la hiperactividad/déficit de atención (TDAH) y lagunas de memoria.

En animales, la ingestión de DMAE aumenta los niveles de colina en el cerebro, aumentando su capacidad para producir acetilcolina, lo que redunda en una mejora de la memoria.

En estudios realizados en niños que padecían TDAH, el DMAE tuvo efectos beneficiosos comparables a los obtenidos con Ritaline. Incrementó la capacidad de atención, la memorización a corto plazo y la capacidad de aprendizaje.

También se emplea como tratamiento interno para revertir el envejecimiento de la piel.

Vinpocetina

La Vinpocetina es otro de la nueva clase de "medicamentos inteligentes", con efectos similares a la Hydergina. Entre los beneficios clínicos observados se encuentran mejorías de mareos, migraña, fallas en la audición y visión, insomnio, inestabilidad de humor, vértigo, irritabilidad y nerviosismo. Mejora la circulación sanguínea en el cerebro y consecuentemente las funciones cognitivas y protege contra los accidentes cerebro-vasculares.

La vinpocetina un fármaco nootrópico que está relacionado con los alcaloides de la Vinca Minor, la planta Vincapervinca. Químicamente es el etiléster del ácido apovincamínico.

La vinpocetina posee un efecto similar a la papaverina cuando llega a los receptores del músculo liso de los vasos sanguíneos y se sabe que actúa en elementos musculares del sistema circulatorio mejorando la circulación cerebral en virtud de la vasodilatación que ejerce a ese nivel. Una de sus acciones es mejorar el aprovechamiento del oxígeno y la glucosa a nivel cerebral y ayuda a evitar la deformación de los eritrocitos. También inhibe la agregación plaquetaria.

Estudios efectuados en humanos han demostrado que con la administración de la vinpocetina el gasto cardíaco y la presión arterial medias permanecen sin cambio, en tanto que la resistencia cerebrovascular disminuye de manera importante y la fracción cerebral del gasto cardíaco se eleva marcadamente.

La dosis del fármaco debe individualizarse, sobre todo si se utilizan tranquilizantes u otros vasodilatadores dado que puede ocurrir hipotensión de grado variable según el peso y la altura del paciente.

La Vinpocetina se introdujo en la práctica clínica hace unos veinte años en Hungría para el tratamiento de los trastornos cerebrovasculares y síntomas relacionados. Desde entonces, su ingrediente activo, la vinpocetina, al lado de su utilización terapéutica, se ha convertido en un compuesto de referencia en la investigación farmacológica de los déficits cognitivos causados por la hipoxia y la isquemia, así como en las investigaciones celulares y bioquímicos relacionados con los nucleótidos cíclicos. En esta revisión de una encuesta se da en los datos experimentales obtenidos con vinpocetina y se hace un intento para delinear el mecanismo de droga de la acción.

Los primeros experimentos con vinpocetina señalan cinco principales acciones farmacológicas y bioquímicas:

(1) la mejora selectiva de la circulación de cerebros y la utilización de oxígeno sin alteración significativa en los parámetros de la circulación sistémica,

(2) una mayor tolerancia del cerebro a la hipoxia y la isquemia,

(3) la actividad anticonvulsivante,

(4) efecto inhibitorio sobre la fosfodiesterasa (PDE) de la enzima,

(5) mejora de las propiedades reológicas de la sangre y la inhibición de la agregación de trombocitos.

Estudios realizados en varios laboratorios confirmaron los efectos anteriores y ha demostrado claramente que ofrece la vinpocetina directa y significativa tanto en la neuroprotección in vitro e in vivo.

La vinpocetina tiene acción inhibitoria sobre la enzima fosfodiesterasa y evita la captación de adenosina por los eritrocitos. Se ha encontrado en estudios que, en el hombre, el 60% del fármaco administrado por vía oral llega a la circulación sistémica con una vida media en el suero de 6 horas.

En algunas personas puede presentarse una baja moderada de la presión sanguínea, taquicardia y extrasístoles. Pueden aparecer náuseas en algunas personas también. Un efecto molesto esperado es la prolongación del tiempo de excitabilidad ventricular.

Phosphatidilserina

Fosfatidilserina (abreviado DPT-L-Ser o PS) es un compuesto de fosfolípidos que se encuentra en el interior de las membranas celulares gracias a una enzima denominada flipasa. El factor más importante está en contribuir en reparar el daño de la membrana celular en edades avanzadas debido a distintos factores como son, los metales pesados, radicales libres (humo, abuso de alcohol y contaminantes), estrés, y deficiencias nutricionales.

De hecho, en estudios recientes, se ha encontrado que la fosfatidilserina puede ayudar a mejorar la memoria y las capacidades cognitivas, especialmente entre las personas de mayor edad.

Ayuda a las funciones cerebrales que tienden a desaparecer con la edad.

La PS aumenta el metabolismo de la glucosa en el cerebro y el número de receptores de los neurotransmisores.

El mayor número de lugares receptores explica el hecho de que los efectos potenciadores de la memoria de la fosfatidilserina se mantengan durante unos 3 meses después de tomarla.

Los estudios clínicos suponen que la PS puede apoyar ciertas funciones del cerebro que suelen debilitarse con el envejecimiento. 17 sobre los 25 estudios realizados sobre seres humanos han demostrado los beneficios siguientes:

• Mejora de los trastornos de memoria debidos a la edad.
• Mejora de las prestaciones cognitivas.
• Regulación del humor.
• Mejora de las capacidades de aprendizaje.
• Tiene propiedades neuroprotectoras y antioxidantes.

Según un informe publicado en mayo de 2003 por la Food de EE.UU. se afirmó que el consumo de fosfatidilserina puede reducir el riesgo de disfunción cognitiva en los ancianos.

También ha demostrado que acelera la recuperación en los atletas, previene el dolor muscular, mejora el bienestar, y puede poseer propiedades ergogénicas en atletas involucrados en el ciclismo, pesas y carreras de resistencia. Pudiera ser eficaz para combatir el estrés a causa de un aumento del cortisol endógeno, generando un equilibrio hormonal y disminuyendo el deterioro fisiológico que acompaña el sobreentrenamiento y / o estiramiento. En estudios recientes, el PS ha demostrado que mejora el estado de ánimo de las personas, y puede mitigar las enfermedades que cursan con hiperactividad o trastorno de la atención.

Numerosas confirmaciones químicas del estudio de la fosfatidilserina (PS) indican que a través de la acción de las membranas celulares la PS interviene en numerosas funciones indispensables de las neuronas:

Proceso homeostático indispensable para la supervivencia.

Proceso de mantenimiento, que contribuye a la renovación y reparación de la red neuronal

La PS está presente en todo tipo de células del organismo, y gran parte de su actividad está a nivel de las células nerviosas y también participa en el proceso inmunitario que facilita el reciclaje de las células viejas.

La PS incrementa el metabolismo de la glucosa en el cerebro y aumenta el número de lugares de neurotransmisores del cerebro. El número de lugares receptores podría explicar el hecho de que los efectos potenciadores de la memoria de la PS se mantengan hasta tres meses después de tomarla.

La PS esta químicamente relacionada con otros fosfolípidos, como son la fosfatidilcolina, fosfatidiletanolamina, y fosfatidilinositol. Estos fosfolípidos desempeñan un papel vital como componentes estructurales de las membranas celulares y como detergentes biológicos.

Un importante nutriente cerebral como es la PS, puede contraatacar la disminución de la habilidad cognitiva, relacionada con la edad. La Ps puede mejorar:

La memoria

El aprendizaje

La concentración

Estado anímico

En individuos con demencias o disminución de las funciones cerebrales asociadas con el envejecimiento.

GINKGO BILOBA
Ginkgo biloba

Partes utilizadas:

Se emplean las hojas.
Composición:
Antocianinas, flavonoides y ginkgólidos.

Usos medicinales:
Excelente venotónico en varices y hemorroides. Mejora la circulación cerebral, la insuficiencia circulatoria y la fragilidad capilar, siendo especialmente importante en ancianos.

Se comporta como un poderoso antioxidante, aumentando la cantidad de oxígeno disponible para el cerebro, al mismo tiempo que evita la coagulación excesiva de la sangre. Se cree que el Ginkgo también puede ayudar a mejorar la transmisión de información en las células cerebrales, el tiempo de reacción en pruebas de memoria, siendo especialmente eficaz en los pacientes con Alzheimer.

Otros usos:
Eficaz afrodisiaco por un aumento del volumen sanguíneo en los cuerpos cavernosos del pene, ejerciendo también como un moderado antidepresivo.

Toxicidad:
No tiene toxicidad.

Melatonina

La Melatonina es una hormona producida por la glándula pineal, localizada en el cerebro. La secreción de Melatonina ocurre durante la noche en reacción a la oscuridad, alcanzando un nivel máximo a media noche, y disminuye en la mañana. La síntesis y el poner en circulación de la Melatonina son inhibidos por la luz: es la hormona del ritmo circadiano.

La producción de Melatonina disminuye con la edad y aunque los niveles son abundantes en los niños, disminuyen con la pubertad y declinan regularmente, más de 90%, hasta los 70 años de edad.

La administración de melatonina a partir de los 40 años es un procedimiento de elección para frenar el deterioro que se produce con el envejecimiento y también algunas patologías degenerativas asociadas a la edad. Hoy día sabemos que el déficit de melatonina que aparece con la edad es una de las causas de los signos clínicos del estrés oxidativo y nitrosativo. La melatonina depura los radicales libres de oxígeno y frena la producción de NO, por lo que tiene actividad antiinflamatoria y antioxidante.

Se ha comprobado que la melatonina que produce la glándula pineal, situada en el centro del cerebro, depura los radicales libres de oxígeno y frena la producción de óxido nítrico, una doble actividad antioxidante y antiinflamatoria que protege del envejecimiento. Pero cuando su producción decae -en un 25 por ciento a partir de los 40 años-, comienzan a aparecer los signos del estrés oxidativo y nitrosativo que se agudizarán cuanto mayor sea el déficit de esta hormona que regula el ciclo circadiano. Los restantes órganos del cuerpo también producen melatonina, aunque con una función bien distinta, la de mecanismo de defensa contra cualquier tipo de toxicidad.

Investigaciones

En estudios efectuados en ratones con senescencia acelerada, los resultados demostraron que en aquellos animales tratados con melatonina se observó una reducción relevante de patologías asociadas con la edad.

Mientras que los ratones placebo eran incapaces de aprender nada nuevo a los diez meses, los tratados con melatonina seguían como en etapas anteriores y ni siquiera tenían apariencia de ratones viejos.

Otra investigación demostró que la melatonina aumenta la longevidad en dos modelos de ratón, uno de ellos con senescencia acelerada, ya que los animales tratados lograron vivir tres meses más. Aunque en los humanos es más importante tener calidad de vida durante el envejecimiento que prolongarla, se ha comprobado que con melatonina se lograban ambos factores.

Aplicaciones

Contra el insomnio: El suplemento de Melatonina es el mejor y más seguro de los inductores de sueño disponibles, haciendo efecto en una hora en 90% de las personas. El sueño facilitado por la Melatonina es natural, y de una mejor calidad que el sueño inducido por somníferos. Aquellos que usan el suplemento de Melatonina despiertan siempre descansados.

Jet lag: Se ha determinado que la Melatonina es una ayuda para librarse de los efectos causados por viajes en aviones y cambios de hora, así como también los efectos causados por el trabajo nocturno (grado /ritmo circadiano).

Antioxidante, antienvejecimiento: La Melatonina también influye positivamente el sistema reproductivo, cardiovascular y neurológico. Es un antioxidante que protege cada parte de la célula y cada célula del organismo, incluyendo las neuronas. La oxidación es también un factor principal del proceso de la vejez. De hecho, la Melatonina puede ser el producto más eficaz de salud preventiva.

Cuarta parte

ALIMENTACIÓN LONGEVA

No comas habitualmente ningún ser vivo que intente no ser comido

Hay una regla de oro cuando hablamos de alimentación saludable enfocada a lograr la mayor longevidad: una dieta hipocalórica. Sin ella ni siquiera una alimentación con productos biológicos nos puede asegurar la ausencia de enfermedades, ni tampoco llegar a centenarios.

La excesiva cantidad de calorías diarias que ingerimos, entre 2.500 y 3.500 sobrepasan con mucho las necesidades actuales del ser humano y corresponden a épocas muy lejanas en el pasado. Apenas si necesitamos ahora un régimen calórico superior a las 2.000 calorías, estando la cifra correcta entre 1.500 y 1.800 Kc. Por encima de esta cifra la excesiva producción de calor procedente del metabolismo energético consume prematuramente nuestras células, agotándolas en poco más de 80 años de vida. Y en este aspecto las calorías procedentes de las grasas saturadas son mucho más perjudiciales que las que proceden de los carbohidratos. En el primer caso y suponiendo que la superabundancia de carbohidratos desborde nuestras necesidades, el organismo no dispone de ningún reservorio donde almacenar el excedente, por lo que se ve obligado a transformarlo o quemarlo.

421

Vamos a poner un ejemplo simbólico: imagínense que tenemos que llenar la caldera de una calefacción de tren con carbón y que una vez llena hasta su límite seguimos echando carbón dentro. El exceso se caería al exterior sin posibilidad alguna de poder ser empleado, ocupando un sitio necesario para otros menesteres, además de ensuciar los alrededores. Además, este exceso de calorías disponibles terminaría dañando la estructura de la caldera (el cuerpo humano), acortando su vida útil y con frecuencia haciéndola explotar.

Pero hay una gran diferencia entre llenar excesivamente la caldera con carbón o madera, ya que en el primer caso (el carbón, equivalente a las grasas) la combustión es más lenta, deja más residuos y necesita que la máquina del tren se mueva más rápido para poder aprovechar este exceso de calorías. Sin embargo y aún cuando introduzcamos exceso de madera (equivalente a los carbohidratos), la combustión es rápida, deja pocos residuos y basta un pequeño movimiento del tren para que se queme con rapidez y admita más cantidad.

La razón de que ahora las grasas ocupen un lugar predominante en nuestra alimentación la tenemos en esa cifra histórica que nos dice que los seres humanos necesitamos que nuestra alimentación tiene que estar compuesta de un 60% de carbohidratos, un 30% de grasas y un 10% de proteínas. Esta proporción indudablemente sería cierta hace 500 años, cuando los seres humanos padecíamos con frecuencia hambrunas, el clima era mucho más frío y las mujeres parían con más frecuencia que ahora. En estos casos el cuerpo humano necesitaba tener zonas corporales con reserva energética. Ahora la situación ha cambiado, al menos en la mayoría de los países, y un sistema nervioso espoleado nos obliga a disponer de otro tipo de alimentación.

Las proteínas deben ocupar el lugar que antes tenían las grasas, al mismo tiempo que se necesita energía inmediata procedente de los hidratos de carbono. La insistencia en seguir considerando que necesitamos un 30% de grasas ha ocasionado la gran tasa de enfermedades cardiovasculares que padecemos, además de obesidad, diabetes, hepatopatías e insuficiencia renal. El riñón, además de no poder procesar este exceso de grasas, se encuentra con una abundancia de líquidos que apenas le sirven para filtrar y producir orina, como son los procedentes de las bebidas alcohólicas, entre ellas el vino y la cerveza. Nada hay que pueda ni deba sustituir al agua de bebida, elemento vital donde los haya.

Alimentos saludables

Cuando una persona interesada en la alimentación saludable intenta seleccionar fácilmente los alimentos más interesantes, la oferta del mercado es tan alta que se encuentra confuso. La publicidad, además, le suele llevar a conclusiones erróneas, como son aquellos anuncios que le dicen que el jamón serrano, el vino y el queso curado son saludables. Nada de esto es cierto, y se trata solamente de una manipuladora maniobra comercial dirigida al consumidor ignorante en nutrición.

Para dar unas pautas sencillas de entender y recordar, existe una sencilla tabla que nos permitirá seleccionar los alimentos que contribuirán a nuestra longevidad. Si miramos los alimentos disponibles, tanto de la tierra, como del mar, como los que corren o vuelan, nos daremos cuenta de las sensibles diferencias que existen con respecto al ser humano. Unos son más parecidos que otros, estando ahí señalada la idoneidad de un alimento: cuanto más alejado de nuestra composición orgánica y biológica, más saludable.

Preste especial atención a los siguientes puntos (los primeros puestos son los alimentos más perjudiciales):

Alimentos procedentes de primates
Como son los orangutanes, monos y gorilas, además del hombre. Aunque en occidente no se consuman alimentos procedentes de ellos, suelen ser comida habitual en otros lugares. Los *sesos de mono* y las *glándulas de gorila* constituyen un manjar en ciertas regiones de Asia y África, por mucho que nos escandalice. Respecto a la carne humana, la historia y los pueblos han condenado siempre el *canibalismo*, no sin razón. Incluso la costumbre de comerse a los recién fallecidos es práctica reprobable en todo el mundo, no por cuestiones éticas ni religiosas, sino porque los curanderos de entonces sabían ya la incompatibilidad que existía al comer alimentos similares a nuestra composición orgánica.

Alimentos procedentes de mamíferos
Principalmente la vaca, la oveja o el caballo. Son muy parecidos a nosotros en cuanto a que tienen mamas y un período de gestación similar, por lo que al ocupar el segundo lugar **no se deberían comer**, ni ellos ni los subproductos que generen. No existen diferencias en cuanto al sexo del animal, ya que tan perjudicial puede ser comer carne de vaca, como de toro, buey o ternera. El mal no está solamente en la cantidad de grasas que su carne contenga, sino en la procedencia, aunque puestos a valorar la calidad del alimento

424

el mal será menor en la medida en que exista menos cantidad de materia grasa, al ser éste el alimento más difícil de digerir. Por este mismo motivo, siempre será más perjudicial un trozo de *tocino o panceta* que una *morcilla*, valgan como ejemplo.

El *mal de las vacas locas* es un ejemplo más de la ignorancia del ser humano, al pretender convertir a un rumiante en un carnívoro. En el caso de las vacas la insensatez llegó al paroxismo al hacerle comer al animal miembros de su propia especie, en un intento demencial de convertirles en caníbales.

Alimentos que elaboran los mamíferos

Especialmente la **leche**, así como ciertas partes de ellos que no contienen carne, como ocurre con los huesos o la piel. Respecto a la leche de vaca, el alimento estrella para muchos "expertos" (¿en nutrición?), debemos decir que es vital para los cachorros y terneros de esos mamíferos, pero no para el hombre. El bebé humano debe consumir **leche de su madre**, no de un animal, por muy *"maternizada"* que nos la presenten. Una vez que la naturaleza retira la leche a la madre, el destete, el niño debería sustituir este alimento por otro igual de nutritivo, como por ejemplo los cereales. La leche, por tanto, es **para los bebés**, pues los adultos carecemos de una enzima del aparato digestivo llamada *renina*, la cual está presente en los niños y apenas en los adultos, manifestándose también con el paso de los años una marcada intolerancia a la lactosa y la caseína.

En cuanto a los alimentos lácteos, **queso, yogur, kéfir**, al intervenir en su elaboración y fermentación ciertos microorganismos, se transforman en un alimento menos perjudicial, especialmente el kéfir y el yogur. El queso, por el contrario, a causa de la alta concentración de grasas saturadas y proteínas, es un alimento desaconsejable.

425

Alimentos procedentes de las aves de corral o salvajes

Son el primer eslabón apto para el consumo humano y aunque no constituyen un alimento saludable se pueden tomar con moderación, lo mismo que sus productos. No obstante, y como se ha demostrado en los trasplantes, ni siquiera los músculos procedentes de ellos están libres de producir rechazos, por lo que en primer lugar deberíamos concentrarnos en comer sus huevos, bastante más saludables que la carne. En ciertos países es muy apreciada la **carne de avestruz**.

Mamíferos procedentes del mar

Básicamente no debemos comer nada de **ballena**, el **delfín** y la **foca,** ya que suponen un salto a una escala diferente en nuestra evolución, y cuentan con caracteres similares y hasta un comportamiento depredador y familiar parecido, aunque el hecho de vivir en un medio diferente al nuestro les hace más aptos para nuestro consumo que los mamíferos terrestres.

Reptiles

Tienen alguna similitud orgánica con los humanos pues poseen *pulmones*, pero que no son aptos para el consumo. En este aspecto, la maldición bíblica que pesa sobre ellos no es una casualidad, ni fruto de la imaginación, orientándonos desde hace milenios para que no los comamos. Otros animales no venenosos, como la **tortuga marina**, se pueden comer, lo mismo que sus huevos.

Gusanos

Es posible que la sola mención de ellos le resulte desagradable, pero hay quien los come, ya sea procedentes de la tierra o del mar. Si los come por error no se preocupe, no le pasará nada, aunque algunas especies pueden desarrollar los huevos en su intestino.

Anfibios

Su consumo es más una moda exótica que una necesidad, por lo que no constituyen motivo de estudio serio y los puede comer si su paladar se lo permite. Entre ellos tenemos a las **ranas,** pues los **sapos** y los batracios como las **salamandras** pueden contener toxinas para los humanos.

Peces en general

Son el mejor sustituto de la carne de mamíferos y no aportan ninguno de sus inconvenientes, salvo que se estropean con mayor rapidez.

Los puede consumir congelados y hasta crudos si es su gusto, pero tenga en cuenta que las proteínas solamente se digieren cuando se coagulan y para ello la acción del calor es la mejor solución. El pescado azul, de mar o río, es mucho más nutritivo que el blanco, aunque se debe tomar en menor cantidad. Peces más saludables son el salmón, la trucha, la caballa, el atún y el bonito.

Crustáceos

Como los **cangrejos** (de mar o río), las **langostas** o las **gambas**. No es una casualidad que la naturaleza les haya dotado de una coraza protectora y quizá nunca debieran ser un manjar para ricos o sibaritas de la cocina.

El hecho de que sean muy caros no les otorga mayor calidad nutritiva que a una patata, por ejemplo.

Moluscos

Entre ellos los **caracoles marítimos,** las **ostras,** las **almejas** y **mejillones**, así como los cefalópodos, **pulpos** y **calamares**. Empiezan a estar tan alejados de nuestra escala evolutiva que son adecuados para la alimentación y no suelen dar rechazos ni intolerancias por su ingestión, siempre que se consuman sanitariamente frescos. Nos proporcionan abundancia de proteínas y sales minerales.

Insectos

No se horrorice si hablamos de los insectos como fuente alimentaria para el hombre, ya que quizá, en un futuro, constituyan la mejor y más abundante despensa para nuestros descendientes.

Salvo excepciones, cada insecto posee en su interior todos los nutrientes esenciales para la vida, sin faltar uno solo. Que le resulten agradables o no es otro asunto, pero quede claro que se pueden comer, salvo las **arañas** y **escorpiones**, artrópodos nada recomendables. Tampoco son aptos para el consumo humano coleópteros como los **escarabajos** y la **cantárida** (utilizado como afrodisíaco), aunque en épocas de penuria y aislamiento han sido alimentos que han logrado mantener con vida a presos y habitantes de las cavernas.

Capítulo aparte están ciertos productos elaborados por las abejas, como la **miel,** el **polen** y la **Jalea real**, los cuales son un alimento de extraordinario interés para el hombre y que gozan de buenas propiedades curativas (los detallamos aparte). Otros insectos, como la **mosca**, no se consideran alimento válido para el hombre.

Zooplancton

Se trata del conjunto de organismos animales y vegetales que flotan y son desplazados pasivamente en aguas saladas o dulces. Es el producto formado por animales marinos y aunque todavía no constituye un alimento generalizado, son la gran reserva para los seres vivos.

Algas

Provistas de clorofila son el alimento perfecto, especialmente cuando el hombre deje de emplear grandes esfuerzos para mantener y comer animales terrestres en lugar de recoger las algas del mar que no necesitan cultivo ni grandes costes económicos para su cuidado y recolección.

Existen las variedades pardas, verdes y rojas, así como de procedencia marina, río o lago. Contienen un 50% de su peso en proteínas de un valor biológico superior a la carne, además de grasas, vitaminas y minerales, tan concentrados que con poca cantidad de alimento cubrimos nuestras necesidades. Se podrían obtener sin esfuerzo hasta cien mil millones de toneladas al año, cifra muy superior a la de los vegetales. Las algas de agua dulce tienen mejor sabor, son más nutritivas, pero al ser de menor tamaño son más difíciles de extraer y algo más caras.

Vegetales

Su valor como alimento es algo inferior al de las algas marinas y requieren mucho más trabajo, tanto en la siembra, como en el cuidado y recolección. Aún así, son casi el alimento perfecto para el hombre, aunque se necesita mezclarlos entre sí para conseguir todos los nutrientes necesarios. Se pueden consumir crudos o manipulados, y su tolerancia gástrica es excelente lo mismo que el sabor, admitiendo toda clase de mezclas y son capaces incluso de curar la mayoría de las enfermedades del hombre.

No es cierta esa creencia de que los vegetarianos están anémicos, pues las personas que eligen voluntariamente comer solamente productos de la tierra suelen tener una cultura alimentaria muy superior a la media y no cometen errores en su alimentación.

Si su elección es consumir solamente los productos de la tierra es una elección sabia, pero procure que sean integrales o al menos poco manipulados. Lávelos bien para eliminar los tóxicos ambientales y cómalos crudos o poco cocinados. Salvo con algunos alimentos como las espinacas, no tire nunca el agua de la cocción y añada un poco de sal marina para que se cocinen mejor.

Semillas

Son el alimento perfecto para la mayoría de los seres vivos, incluido el hombre. Contienen todo lo necesario para la vida, no son necesarias grandes cantidades para alimentarnos, se desarrollan al abrigo de la contaminación ambiental, se conservan durante largas temporadas sin deteriorarse y se pueden comer enteras, sin manipulación ni cocción alguna.

Cualquier ser humano podría sobrevivir perfectamente a partir de semillas. Como semillas de especial interés tenemos al **polen**, el cual sirve para fertilizar otras flores y plantas, constituyendo para el hombre un alimento completo en nutrientes. Solamente requiere una buena masticación o trituración previa para que se digiera y absorba en su totalidad.

430

La conclusión es sencilla: no consuma mamíferos ni los subproductos (lácteos, en especial), consuma alimentos vegetales todos los días en sus diferentes variantes, incorpore esporádicamente algo de pescado e incluso algún huevo, aumente grandemente el consumo de algas y beba agua natural, no embotellada en envases de plástico.

He aquí una lista de alimentos de especial interés:

Albaricoque

Fruto del albaricoquero, el cual procede de China, ha sido el fruto más renombrado desde aquella famosa novela "Horizontes perdidos", en la cual se narraba la longevidad tan extraordinaria de los habitantes del Sangri-la, consumidores asiduos del albaricoque.

De forma casi redonda y piel aterciopelada, el albaricoque posee una carne sabrosa, poco ácida, y en cuyo interior se encuentra una nuez de sabor un poco amargo, pero de grandes propiedades curativas. A pesar de tener fama de indigesto, si se come bien maduro y se mastica correctamente no existen problemas.

Es muy rico en vitamina A y B-15 y cien gramos proporcionan la mitad de los requerimientos diarios, aportando potasio y hierro, pudiéndose por tanto ser aplicado para curar anemias rebeldes, siendo sus efectos comparables al hígado de ternera. También es útil para los enfermos del estómago e intestinos, salvo que padezcan fenómenos dispépticos, siendo útil para corregir diarreas. En estado seco, junto a su piel (orejón), es adecuado para el estreñimiento.

Es una fruta muy adecuada en niños que padezcan raquitismo o problemas en el crecimiento, lo mismo que para combatir momentos de decaimiento, falta de apetito, insomnio y algunos estados depresivos.

Localmente son muy apreciadas sus propiedades como mascarilla facial de rejuvenecimiento.

Dátil

Es una de las frutas más completas en cuanto a cualidades nutritivas y con la cual se alimentan ciertas tribus nómadas durante largos períodos. Fruto del datilero o palmera datilera, este árbol crece en zonas desérticas de África y Asia, alcanzando en algunas zonas, como Argelia, Túnez y Egipto, cultivos enormes que son distribuidos posteriormente a todo el mundo.

Extraordinariamente rico en hidratos de carbono complejos, y por tanto directamente asimilables, es un alimento calórico por excelencia (255 calorías y un total de 60 gr de carbohidratos), así como muy rico en fibras (2,7 mg.) La escasa cantidad de grasas (0,4) así como de proteínas (1,4) le hacen ser un alimento especialmente energético, indicado para deportistas o personas debilitadas. Su valor nutritivo aumenta cuando se le consume seco o semiseco, variedad ésta que es la más habitual en el comercio.

Entre sus propiedades curativas están la de ser un buen mucolítico en los trastornos de aparato respiratorio y también un regulador del peristaltismo intestinal, gracias a su efecto laxante.

Miel

De la miel existen numerosas referencias históricas a esta sustancia. Además de las citas bíblicas, muchos otros pueblos, como los antiguos egipcios o los griegos, por ejemplo, se referían a la miel como un producto sagrado, llegando a servir como forma de pagar los impuestos. En excavaciones egipcias con más de 3.000 años fueron encontradas muestras de miel perfectamente conservadas en vasijas ligeramente tapadas. También existen registros prehistóricos en pinturas rupestres de la utilización de la miel. Son conocidas diversas variedades de miel que dependen de la flor utilizada como fuente de néctar y del tipo de abeja que la produjo, pero como éstas la fabrican en cantidad cerca de tres veces superior de lo que necesitan para sobrevivir, siempre fue posible, primeramente, recogerse el exceso de ésta para el ser humano y más tarde realizarse la domesticación de las abejas para el fin específico de obtener su miel, técnica conocida como apicultura.

La miel tiene muchas propiedades terapéuticas y se puede usar externamente debido a sus propiedades antimicrobianas y antisépticas, ayudando a cicatrizar y a prevenir infecciones en heridas o quemaduras superficiales. También es utilizada en cosmética (cremas, mascarillas de limpieza facial, tónicos, etcétera) debido a sus cualidades astringentes y suavizantes.

Debido a su contenido de azúcares simples, de asimilación rápida, la miel es altamente calórica (cerca de 3,4 kcal/g), por lo que es útil como fuente de energía. En épocas de penuria, muy probablemente se trate de uno de los alimentos más adecuados para garantizar la supervivencia, incluso como única opción.

Contiene, entre otros nutrientes: 20% de agua, carbohidratos 80-82 % (glucosa, fructosa, sacarosa), 0,3% de proteínas, además de ácidos orgánicos e inhibinas. Otros nutrientes son vitaminas B1, B2, B6, B12, C, K, ácido pantoténico, ácido fólico, bioflavonoides, potasio, calcio, cobre, hierro, fósforo, magnesio, manganeso, molibdeno, zinc, yodo, ácido glutámico, lisina, metionina y melatonina.

Piña

Su composición es rica en vitaminas, entre ellas la A (200 U.I.), la C (24 mg), la B1 (0,09 mg) y la PP (0,31 mg). También es muy rica en sales minerales como calcio, hierro, fósforo, sodio, yodo, azufre, cloro y magnesio, todos en proporciones altas. Contiene cantidades importantes de sacarosa (12 por 100) y glucosa (3,5 por 100), así como ácido cítrico y málico.

Si todos estos elementos nutritivos ya la confieren categoría de buen alimento, el resto de sus componentes la hacen ser un excelente producto medicamentoso, especialmente en los trastornos digestivos. Es la única fruta que contiene un enzima denominado ananasia, el cual actúa sobre los procesos digestivos disminuyendo su duración, aunque para ello es mejor consumirla antes de comenzar a comer. La ananasia tiene una fuerte propiedad proteolítica capaz de digerir los prótidos, sustituyendo con ventaja al ácido clorhídrico, lo que ha dado lugar a que se incorpore a numerosos productos farmacéuticos con el nombre de bromelina.

Sus propiedades curativas son éstas:

Favorece el desarrollo óseo de los niños, mejora los procesos reumáticos y artrósicos, así como la gota, gracias a su efecto favorecedor en la eliminación del ácido úrico (para esto, hay que tomarla después de comer carne.) Blanquea los dientes en formación, estimula la función hepática y pancreática, fluidifica la mucosidad branquial, y entona el estómago refrescándolo, cicatrizando y eliminando los fenómenos de putrefacción, ya que también restaura la flora intestinal.

434

Mezclada con la remolacha, cura las afecciones de garganta y tomada en ayunas hace bajar de peso. También es muy recomendable utilizarla en zumo en caso de fiebres, decaimiento matutino, neurastenia e intoxicaciones en general. Otras aplicaciones igualmente interesantes se cifran en la curación de la amenorrea (carencia de menstruación), en el asma emocional y las hemorroides. Localmente se puede hacer una buena mascarilla de belleza.

La única contraindicación sería el exceso de acidez estomacal, pero aun así se puede tomar muy diluida en agua.

Soja

Contiene un 35% de su peso en proteínas de un alto valor biológico, ácido linoleico, apenas un 4,5% de grasas de las cuales la mayoría son insaturadas, 25% de hidratos de carbono, vitaminas A, B y E, así como minerales. De su aceite se extrae la lecitina.

Las semillas contienen isoflavonas, especialmente Daidzeína (53%) y Genisteína (18%).

Propiedades

La mejor manera de consumirla es *germinada*, ya que así se duplican sus nutrientes, aunque también aumentan las purinas. Cocida aporta elementos nutritivos de primera calidad y puede ser consumida por la mayoría de las personas, incluidos los que padezcan cifras altas de colesterol.

El *Tofu*, o queso de soja, es el resultado de cuajar la leche de soja, el cual proporciona una gran digestibilidad, muy pocas calorías y alto porcentaje de proteínas asimilables. Su producto base, la leche de soja, está muy indicado en personas alérgicas a la leche, la lactosa o que necesitan dietas bajas en grasas.

El *Miso*, líquido conocido como "Salsa de soja" que se prepara mediante la fermentación de soja molida y granos de trigo, genera una gran cantidad de aminoácidos esenciales, además de lecitina y cibicolina. Se le han encontrado propiedades contra las radiaciones y para alcalinizar la sangre. Su gran cantidad de microorganismos, lactobacilos esencialmente, hace que favorezca la digestión de los alimentos, especialmente las legumbres.

Otro producto muy popular, la carne de soja, obtenido mediante presión extrema de la masa de soja, es rico en proteínas de alta calidad, no tiene olor ni sabor pudiéndose, lo que permite a la industria incorporarle el sabor que se precise, siempre a partir de hierbas. Tiene bajo precio y es muy digestivo.

Las semillas se emplean, por su contenido estrogénico, en los síntomas post-menopáusicos y la osteoporosis, existiendo estudios que demuestran un efecto benéfico en las afecciones tumorales hormonodependientes.

Uvas

Similar a la miel en cuanto a contenido en azúcares se refiere, la uva también ha sido considerada como alimento del dios Baco (Dionisio), a partir de la cual fabricó el vino y con este brebaje aseguró que quitaría las penas del mundo. También causó no pocas enfermedades, pero si evitamos su fermentación y tomamos este dulce alimento, incluso con su cáscara, tal cual nos lo ofrece la naturaleza, nos encontraremos casi con un alimento perfecto: equilibrado en nutrientes, en agua, suficientemente calórico y con propiedades antienvejecimiento. Hasta tal punto es así, que podría consumirse de forma exclusiva durante muchos días sin perjuicio para la salud.

La uva está compuesta por un 80% de agua y aporta alrededor de 70 calorías por cada 100 gramos, es decir, su densidad calórica es baja ya que aporta menos calorías en más volumen, lo cual contribuye a dar saciedad y a moderar la ingesta de otros alimentos. Dentro de su composición existen ciertas sustancias que pueden brindar grandes beneficios a la salud como son los compuestos fenólicos: antocianinas, taninos y flavonoides, cuya función principal es como antioxidantes. Los últimos estudios han conferido a la uva propiedades anticancerígenas debido a su alto contenido en sustancias que inhiben los efectos de los radicales libres. Asimismo, el resveratrol y demás flavonoides son capaces de mejorar la circulación sanguínea al producir vasodilatación e impedir la agregación plaquetaria, lo cual previene la formación de trombos o coágulos en la sangre.

Entre los minerales contenidos en la uva se destacan el potasio y el magnesio, los cuales están ampliamente involucrados en la contracción muscular y son esenciales para el adecuado movimiento del cuerpo. Además, en menor cantidad poseen hierro y ácido fólico, esencial para prevenir estados anémicos y evitar alteraciones del tubo neural en bebes en gestación si se consume durante el embarazo.

Se le han encontrado también propiedades beneficiosas como diurética, depurativa, mejorando las funciones del hígado y los riñones. Son laxantes, aunque para ello hay que comerlas con la piel y sus pepitas son ricas en un aceite esencial con propiedades para regular el colesterol, la arteriosclerosis y las enfermedades coronarias. También es útil en la albuminuria, la insuficiencia hepática, la gota y las enfermedades de piel.

La cura de uvas, consistente en comer solamente uvas durante todo el día, es un buen sistema para bajar de peso y depurarse, especialmente recomendado en las enfermedades febriles debilitantes. Esta cura tiene efectos rejuvenecedores en la piel.

Las *uvas pasas* poseen aumentadas todas las propiedades de las uvas ya que, además, se comen con la piel y las pepitas, por lo que son mucho más aconsejables. No obstante, dado que son un alimento muy concentrado no hay que abusar de ellas. Su efecto laxante es más acusado.

El *aceite de pepitas* es el aceite que se extrae de las pepitas, esas diminutas semillas que casi todo el mundo tira y hasta le molesta encontrarlas. Pero mediante un sistema de extracción en frío se consigue elaborar un aceite para uso directo, no es adecuado para cocinar, que aporta una gran variedad de sustancias esenciales. Contiene al menos un 57% de ácidos grasos esenciales, la mayor proporción de todos los aceites vegetales, al mismo tiempo que aporta cantidades significativas de vitamina E, provitamina A, provitamina D y lecitina. Tomado en ayunas reduce las tasas de colesterol, mejora la tersura de la piel, ayuda a controlar la obesidad y mejora las funciones biliares.

LOS DOS ELEMENTOS MÁS NECESARIOS DE NUESTRA ALIMENTACIÓN DIARIA

El agua, tan esencial como el aire

Este elemento, el segundo en importancia para la vida, no es valorado lo suficientemente por las personas, ni en ocasiones por los médicos, pues con frecuencia es sustituido por zumos o caldos vegetales que, aunque igualmente saludables, no pueden aportar las virtudes imprescindibles que el agua posee.

La obsesión por perder peso es tal que numerosas personas suprimen el agua en un intento de quitarse los kilos que le sobran y para ello recurren no solamente a dejar de beberla en las comidas, sino a tomar diuréticos para eliminarla, saunas para sudar, fajas antitranspirantes para quitarse celulitis y otros errores más. Hay quienes aseguran el agua en las comidas no es recomendable porque disuelve los ácidos de la digestión y que no es malo si la sustituimos por vino o leche.

La realidad es que diluye los nutrientes, es decir los separa físicamente y los prepara para su digestión, mientras que la fibra soluble hace el efecto contrario al volver el agua en una forma gelatinosa. La preparación de los alimentos para la posterior absorción es un tema importante y una comida demasiado seca produce una sensación de pesadez incluso dolorosa, aunque un exceso de agua puede producir una sensación de plenitud demasiado importante. El agua fluidifica la digestión, facilitándola, pero su exceso la alarga de forma molesta.

En lo que menos influye el agua es en el aprovechamiento de los nutrientes. El sistema digestivo es suficientemente largo y eficiente para aprovechar al máximo las posibilidades nutritivas de los alimentos. Solamente las personas que beben realmente demasiada agua (4 litros al día sin sed es demasiado) pueden tener una pérdida de nutrientes, pero no en la digestión sino a través de la orina, pues la eliminación de agua que lleva a cabo el riñón va acompañada de otras sustancias de forma inevitable, estén presentes de forma excesiva en la sangre o no.

Lo cierto es que cualquiera que sepa la composición de los jugos gástricos (bilis, ácido clorhídrico, enzimas, etc.) se dará cuenta de que el agua no disuelve nada y que su presencia es imprescindible para asegurar un bolo alimenticio suficiente, así como para lograr que se realice el tránsito intestinal de manera adecuada. Es más, si los alimentos carecen de la adecuada cantidad de agua el intestino la extraerá de la sangre para hidratarlos, con lo cual habrá una pérdida de vitalidad y con el tiempo todo el sistema celular se resentirá. La única recomendación es no beber agua muy fría, ya que solidifica las grasas y la digestión será muy lenta. Una vez sedimentadas, reaccionan con los ácidos del estomago y se descomponen siendo absorbidas por el intestino más rápidamente que la comida sólida. Esto recubrirá al intestino de materia grasa y los problemas aparecerán tarde o temprano en forma de intolerancias alimentarias, obesidad y cáncer. La costumbre de beber algo frío después de las comidas retardará sensiblemente la digestión, aunque inicialmente parezca que la digestión es mejor. Esto se debe a que hay una gran producción de calor en el interior del aparato digestivo durante la digestión, y los líquidos fríos enfrían este proceso e incluso lo detienen. Si, por el contrario, bebemos agua tibia o té caliente, la digestión de las grasas se acelera.

Al margen de la digestión, debemos recordar que nuestro cuerpo contiene hasta un 75 por 100 de su peso en agua y su función principal es mantener en suspensión las enzimas (no las diluye) y demás sustancias orgánicas de las células. Cualquier reacción metabólica se desarrolla en presencia de agua, en la cual se encuentran suspendidos elementos subcelulares, entre ellos las mitocondrias, los ribosomas y el núcleo.
Al ser componente esencial de la sangre, el agua transporta todos los nutrientes básicos desde el intestino hasta cualquier lugar del organismo, así como el oxígeno combinado con la

hemoglobina. Los productos de desecho producidos por el metabolismo son transportados por el agua, pasando primeramente por el hígado para ser de nuevo neutralizados, terminando en los riñones para ser evacuados al exterior. Solamente algunos componentes, como es el caso de las proteínas sanguíneas y las enzimas, vuelven a ser recuperados siempre y cuando no exista un exceso de ellos, como puede ser una abundancia de vitaminas, minerales o glucosa. Este reciclaje de sustancias útiles es muy perfecto, aunque para ello es necesaria la presencia adecuada de agua y una buena función renal.

El agua es nuestro regulador perpetuo de la temperatura y sin ella la producción de calor a causa de la combustión de los alimentos nos abrasaría en pocos minutos. Por este motivo hay que tener cuidado en no dar alimentos pobres en agua a personas debilitadas o desnutridas y mucho menos a las que tienen fiebre, ya que las concentraciones de elementos sólidos en el organismo aumentarían grandemente con el peligro de su vida. Cuando una persona come poco, al menos que no le falte el agua, así estará asegurando su mecanismo de termorregulación y su temperatura será estable. Bueno, esto es algo que todo médico de hospital sabe, cuando lo primero que hacen es hidratar a los enfermos con el suero salino.

La transpiración es un mecanismo autónomo mediante el cual eliminamos agua continuamente y así contribuimos a depurar el organismo a través de la piel. Cuando es muy abundante la denominamos sudoración, que es un fenómeno a estimular y mantener, nunca a eliminar. Si a causa de problemas internos la sudoración es muy abundante (habría que averiguar la causa), deberemos administrar más agua pero rica en sales minerales, con el fin de que se fije en el plasma y no sea eliminada con tanta rapidez a través de la piel. En este sentido, las aguas de mesa pobres en sodio no son una bebida saludable, aunque la publicidad insista en que "aligeran". Esta pobreza en el elemento básico del agua, el sodio, las hace menos recomendables para los niños, pues la carencia de minerales la aproximan mucho al agua de lluvia o a la nieve, tan puras que no son aptas para el consumo humano. El agua, para que sea saludable, debe filtrarse a través de la tierra, absorbiendo así los minerales, y emplearse preferentemente cuando sale a través de las fuentes naturales. Aunque estos minerales no puedan ser utilizados como nutrientes, se comportan como catalizadores, permitiendo que el agua hidrate todas las células.

Afortunadamente para aquellas personas que no les agrada el agua, la casi totalidad de los elementos nutrientes contienen agua y así, por poner un ejemplo, la carne contiene un 60 por 100 de agua, el pan un 30 por 100 y las frutas un 90 por 100. La leche un 87 por 100 y el queso un 40 por 100. En el lado opuesto, las almendras solamente contienen un 5 por 100 y el aceite de oliva prácticamente nada. Otra manera de obtener agua es a través del metabolismo, ya que tanto los hidratos de carbono como las proteínas se oxidan y producen dióxido de carbono y agua, eliminándose ambos por la respiración. Este principio es el que permite al dromedario vivir largos días sin agua en un ambiente seco, ya que en su joroba almacena mucha grasa, la cual al oxidarse produce agua.

Nuestro organismo suele avisarnos mediante la sed de su carencia en agua (la glándula hipófisis es la responsable), aunque en ocasiones este aviso a veces no aparezca y no sea suficiente fiarse de él. Diariamente nuestro organismo necesita eliminar las sustancias de desecho, sea en invierno o verano, y es posible que en momentos de mucho frío o en ambientes húmedos no aparezca la sensación de sed y creamos que no es necesaria el agua. Por ese motivo la cantidad mínima de agua que habría que beber, independientemente de los alimentos que comamos, debiera ser de un litro al día, aunque las recomendaciones actuales llegan a los dos litros diarios en circunstancias normales. Por supuesto, en verano y en ambientes calurosos o cuando hagamos deporte, se impone beber hasta cinco litros al día. Una práctica altamente peligrosa es tomar una sauna después de realizar ejercicio, ya que a las pérdidas de líquido y sales minerales del esfuerzo habría que sumar después la eliminación forzada mediante la sauna, lo que provocaría sin lugar a dudas una deshidratación, que, aunque momentánea puede dar lugar a problemas serios, entre los que no faltarían la cristalización de los residuos disueltos y su depósito en articulaciones, tejidos o riñones. Las consecuencias ya se saben: cálculos renales, artritis, etc. Una cuestión más controvertida es la posibilidad de hiperhidratación, pues muchas personas beben más agua de la que necesitan. Si esta agua es pobre en sodio puede darse la paradoja de declararse una deshidratación, pues la carencia del sodio que debería retener los líquidos ocasiona una pérdida de sales minerales, tanto por sudor, como por orina, e incluso por la propia respiración. Cuanta más agua beban, más deshidratados estarán. Bastaría añadir algo de sal a su bebida para evitar este efecto.

La falta de agua en nuestro organismo es algo patente en la mayoría de las personas, lo cual no nos extraña dada la gran cantidad de refranes que existen hablando mal de ella, recomendándola solamente para lavarse o para los peces. Así como la mayoría de las enfermedades degenerativas están producidas por una dieta errónea, la carencia de agua acrecienta estos problemas, ya que es el único medio de que dispone nuestro organismo para eliminar tanta cantidad de tóxicos. Las proteínas necesitan diluirse en agua para poderse metabolizar y los hidratos de carbono producen gran cantidad de calorías que por fuerza deben ser enfriadas después con agua. Por tanto, la piel deshidratada es una consecuencia directa de la falta de agua y ninguna crema grasa ni hidratante puede corregir lo que es solamente una deshidratación. Si nuestro deseo es mantener la piel tersa hay que beber más agua, no hay otro remedio más eficaz y sencillo... ni barato.

Para saber si bebemos el agua necesaria no hay más que fijarnos en la cantidad de orina que expulsamos, la cual nunca debiera ser inferior a un litro diario. Lo saludable serían dos litros, pero esto solamente lo logran aquellas personas que siguen un régimen vegetariano bien llevado. Mediante los alimentos ingerimos por término medio 1,4 litros y en las bebidas quizá un litro. Si tenemos en cuenta que la cantidad a eliminar correcta serían un litro por orina, 0,150 por las heces, 0,450 por la transpiración y 0,300 por la respiración, nos daremos cuenta de la facilidad conque podemos tener carencia de agua.

Las pérdidas de agua pueden aumentar cuando el ambiente es muy seco, con la presencia del aire acondicionado, cuando estamos a gran altura sobre el nivel del mar, o en tiempo tan frío que incluso el vapor atmosférico se ha congelado. En esas circunstancias nuestro organismo se ve forzado a eliminar aire caliente y húmedo, lo que dará con seguridad la sensación de sed, por más que el ambiente exterior nos haga creer lo contrario.

Otra manera de eliminar agua es mediante el consumo de productos o bebidas que estimulen la función renal, entre las cuales están el té y el café, así como cualquier otra bebida que contenga cafeína. Los espárragos son un ejemplo claro de

444

alimento diurético, al cual podemos recurrir cuando queramos eliminar más líquidos de los normales, como es el caso de ingestión excesiva de tóxicos o proteínas. La diuresis forzada puede ser muy útil si está bien controlada, ya que así depuramos el organismo, pero no hay que olvidar beber agua después para compensar estas pérdidas.

El alcohol, a pesar de contener agua, no es un medio para apagar la sed sino todo lo contrario y prueba de ello son los efectos de la resaca, durante la cual se siente una gran necesidad de agua a causa del gran consumo de alcohol (y, por tanto, de calorías) que hemos bebido antes. Los alcohólicos, por tanto, suelen ser personas perennemente deshidratadas, ya que mitigan su sed con un nuevo consumo de alcohol, en la creencia de que su apetencia imperiosa de alcohol está producida por la drogadicción, cuando la mayoría de las veces es solamente una necesidad de agua lo que su cuerpo necesita. Si es usted una de esas personas que le gusta beber y dice que no puede evitarlo, la próxima vez cambie su vaso de vino por uno de agua; su síndrome de abstinencia desaparecerá enseguida.

El aire acondicionado también es un factor más que contribuye en verano a que la gente padezca sed crónica, ya que absorbe humedad y llega a resecar el ambiente extraordinariamente. Para comprobarlo no tiene nada más que conectar su aparato en invierno cuando los cristales de su cuarto estén empañados de vapor. Al cabo de pocos minutos el vaho habrá desaparecido, tal es la apetencia de humedad del aire acondicionado. Si además de trabajar usted en un ambiente acondicionado suele beber café o alcohol, estará condenado a una pequeña deshidratación continua y peligrosa. No se extrañe pues si padece con frecuencia de cálculos renales, hipertensión arterial, varices y piel con arrugas prematuras. Y si aún esta deshidratación no le parece suficiente póngase todos los días de sus vacaciones a tostarse bajo el sol. Si así lo hace, los fabricantes de cremas antiarrugas se seguirán haciendo ricos con personas como usted.

También existen otras maneras de padecer falta de agua, como es el hecho de dar a los lactantes leches preparadas con una concentración de polvo mayor de la recomendada, por aquello de que le alimente más. También deshidratan las papillas muy concentradas, los sobres de concentrados de proteínas disueltos en poca agua o beber zumos muy concentrados sin restos de fibra (la cual evita que el líquido se expulse rápidamente). Si le gusta el zumo de naranja, añada agua en una proporción de 2 partes de agua y una de zumo, además de algo de fibra.

Otras causas de deshidratación son ponerse prendas con tejidos sintéticos que no transpiran y usar productos para eliminar el sudor de las axilas y de los pies, las dos partes de nuestro organismo más importantes en eliminación de líquidos. Una advertencia, si tiene sed no beba agua de lluvia o de nieve, su pobreza en sales minerales es total y no son asimiladas adecuadamente por el ser humano. Para hacerlo robará de nuestras células los minerales ausentes en el agua.

El agua es también imprescindible para lograr buenas marcas deportivas y no puede ser sustituida por ningún otro líquido, mucho menos si éste contiene alcohol, como es el caso de la cerveza. Aquellos deportistas que tienen por costumbre mitigar la sed mediante jarras de cerveza o vasos de vino, deberían saber que de esta manera acrecientan su problema, ya que el alcohol bloquea la liberación de la hormona antidiurética, HAD, la cual es imprescindible para regular la cantidad de agua corpórea y la proporción de sales minerales.

446

Sin la presencia del agua el organismo del deportista se ve imposibilitado para atenuar la gran producción de calor generada y tanto el proceso energético como el depurativo, se ven seriamente afectados. Hay que beber agua abundantemente antes del ejercicio, durante éste si es muy prolongado (pero ahora con una pizca de sal) y después para reponer las pérdidas de sales. No existe inconveniente en que los deportistas tomen suplementos de minerales para cubrir sus pérdidas por el sudor, pero hay que tomarlos muy diluidos en agua y para ello hay que seguir al pie de la letra las recomendaciones de sus fabricantes o incluso añadir el doble del agua recomendada. Las bebidas isotónicas son una buena opción. También es útil realizar previamente algunos enjuagues por la boca antes de tragársela, ya que así la ponemos a la temperatura corporal y comenzamos a absorberla a través de la mucosa bucal. La temperatura del agua para beber es mejor que sea ambiental y nunca con hielo, ya que la absorción se realiza peor cuando está demasiado fría.

Las aguas minerales embotelladas suelen contener quizá una mayor riqueza de elementos nutritivos, pero lo más probable es que no sean mejores que la simple agua del grifo, ya que ésta procede del agua de río, el cual en su recorrido recoge muchos más minerales que el agua de manantial. Un agua quieta se deteriora, lo mismo que si la envasamos en elementos inorgánicos como botellas de plástico. Compre agua mineral en envases de cristal y agítela antes de beberla. De todas maneras, es difícil creer que puedan existir tantos manantiales como para llenar tantos millones de botellas de agua mineral. El único problema que nos puede hacer rechazar el agua corriente es su contenido en cloro, cuando es excesivo, así como las llamadas aguas fluoradas, en un intento de frenar la incidencia de caries. Esta última costumbre parece que va en declive, ya que la caries infantil sigue en aumento y además los efectos tóxicos del flúor empiezan ya a manifestarse en organismos debilitados y en los ancianos.

Cuando nos veamos en la necesidad de beber agua de dudosa procedencia lo mejor es mezclarla con arcilla y filtrarla después, ya que el tremendo poder bactericida de la arcilla elimina cualquier tipo de bacteria patógena de manera más eficaz que el cloro, el cual no está exento de peligro.

De sumo interés en la salud y longevidad es el *Agua de mar*, la cual fue investigada por el biólogo francés René Quinton (1866-1925), quien observó que la composición del agua marina es muy similar a la de la sangre, aunque su concentración de sales es mucho mayor: 33 g por litro, mientras que la sangre contiene 9 g por litro. Tras innumerables experimentos consiguió un agua isotónica – mezcla de agua de manantial y agua de mar- semejante al plasma sanguíneo que bautizó como "suero" o "plasma de Quinton". En 1904 publicó los resultados de sus observaciones en el libro "El agua de mar: medio orgánico". Los excelentes resultados que obtuvo inyectando su producto a animales gravemente enfermos le animaron a experimentar con personas y en 1907 comenzó la comercialización de su plasma, que obtuvo gran éxito. La I Guerra Mundial y el descubrimiento de la penicilina pusieron freno a sus trabajos pioneros, que hoy vuelven a estar en boga.

La explicación que nos legó es que cuando el agua marina natural (a 10 metros de la superficie y 20 del fondo marino) se somete a un proceso de microfiltración y esterilización, es posible conservar el equilibrio molecular del agua y su carácter de medio viviente, es decir, sus propiedades vitales.

Puesto que todas las especies terrestres proceden del mar y que los líquidos que contiene su organismo son similares al agua de mar, restaurar esta proporción debe proporcionar beneficios. Las experiencias más serias hablan de una auténtica regeneración celular. El efecto es aún mayor si se administra por vía subcutánea, no siendo necesario utilizar la vía endovenosa, tal y como se hace con el habitual suero salino que se administra en los hospitales. Esta opción elimina 2 veces menos orina que si se emplea el suero Quinton.

Otra forma de utilizarla es bebiéndola en ampollas de agua marina concentrada, recomendándose mezclarla con agua de manantial e incluso con agua del grifo si procede de un lugar recomendable. La Mesoterapia, la Hidrotomía percutánea, la Hidroterapia del colon y la Neuralterapia son otras opciones de administración. Las enfermedades en las cuales existe más experiencias positivas son: hipertrofia de próstata, psoriasis, quemaduras, artritis, osteoporosis, alopecia, bronquitis, asma, gingivitis, trastornos gastrointestinales y desequilibrios del sistema nervioso central.

También se ha comprobado su eficacia en el tratamiento de las drogodependencias, el alcoholismo y la hemofilia. Además, sirve para reforzar el sistema inmunitario y es muy recomendable en estados de carencias nutricionales –como, por ejemplo, los derivados de la anorexia- y de fatiga. Sus propiedades remineralizantes lo convierten en un revitalizante inmediato y en una excelente fórmula para prevenir el desgaste en caso de esfuerzos importantes, tanto físicos como psíquicos

La sal

De ser considerado uno de los alimentos básicos para la humanidad y del cual no se privaba ni a soldados ni a presos, ha pasado a ser calificado un elemento a eliminar de la dieta, al igual que se dice del azúcar y las calorías. Deformaciones culturales y médicas la han apartado de nuestras cocinas, hasta el punto en que está en proyecto diversas campañas en su contra. Esa mala información no tiene precedentes en la historia, pues nos encontramos con uno de los elementos básicos para la vida y la salud, y no basta con la que existe en los alimentos. Su función en el ecosistema es fácil de entender, pues gracias a ella el agua de mar presenta una elevada conductividad eléctrica, a la que contribuyen la polaridad del agua y la abundancia de iones disueltos. La conductividad varía sobre todo con la temperatura y la salinidad, y su medición permite, una vez controlada la temperatura, conocer la salinidad. La densidad del mar provoca las corrientes, dependiendo esencialmente de la cantidad de sal, la cual a su vez estabiliza la temperatura y la presión. Los gases disueltos son los mismos que componen el aire libre, pero en diferentes proporciones, condicionadas por diversos factores, básicamente la temperatura y la salinidad, los cuales reducen la solubilidad de los gases cuando cualquiera de esos dos parámetros aumenta. Estos gases, a su vez, contribuyen a la agitación, la fotosíntesis y la abundancia de organismos.

Algunas ciudades se hicieron famosas por la elaboración artesanal de productos alimenticios en cuya elaboración es necesaria la sal, tales como el jamón serrano en España, el queso (la diferencia entre queso fresco y queso curado es la cantidad de sal), embutidos como el salami e incluso la mantequilla. Las anchoas en salazón machacadas y elaboradas en una especie de salsa rica en sal, así como el popular képchup, bacalao, los cubitos concentrados y la salsa de soja, son otros ejemplos culinarios.

Pero desde comienzos del siglo XXI las normas dietéticas de algunos países recomiendan una cantidad diaria de solamente 6 gramos por persona, distribuida a lo largo de todo un día, y la tendencia de la mayoría de la población es a creer que la sal en la comida provoca problemas de salud y por esta razón se tiende a disminuir su consumo, lo que a su vez tiende a disminuir la demanda, no sólo de sal, sino también de los productos en salazón. Se está intentando demostrar que un consumo alto de sal es perjudicial para la salud y hoy en día algunas preparaciones que tradicionalmente se preparaban en salazón, apenas llevan ya sal y se conservan más gracias a la refrigeración artificial, caso del bacón o el jamón. Esta tendencia ha afectado en algunos casos incluso al bacalao en salazón y las anchoas.

Aunque el uso de la sal marina ha conseguido resistir el paso de los siglos, nuestros científicos están llevando a la población mundial a uno de los mayores errores en la alimentación humana, como es la supresión de la sal marina en la cocina. Apenas nadie sabe ya su papel tan importante para conservar los alimentos del mar, ya que gracias al principio de ósmosis extrae el agua de los pescados, entorpeciendo así el crecimiento de las bacterias. A cambio nos ha introducido multitud de conservantes que nadie es capaz de garantizar, en cuanto a inocuidad se refiere.

Lo que nadie discute es su extraordinaria propiedad para dar buen sabor a los alimentos y cualquier persona que prescinda de ella está condenada a tomar muchas comidas totalmente insípidas y hasta indigeribles. Cuando añadimos sal a las hortalizas éstas tienden a estar más consistentes, ya que la sal extrae el agua de ellas. También extrae el agua de las carnes y de los pescados en los procesos de cocinado y tiende a impedir que los cereales absorban mucha agua. Pero, y esto es lo más importante, las comidas sin sal son más difíciles de digerir ya que sin ella no existe la presión osmótica en el aparato digestivo adecuada y los procesos de fermentación se desarrollan enseguida. Una comida sin sal produce por tanto carencias de jugos gástricos y una digestión más tardía, lo que se traduce en una abundancia de gases e hinchazones abdominales. Este mismo fenómeno se da cuando hervimos el agua para los lactantes, ya que al carecer el agua de oxígeno se torna difícil de digerir.

La supresión de sal como norma en todos los hipertensos es un error, ya que esta enfermedad no está producida por el exceso de sal, sino por la mala calidad de nuestras arterias o riñones. Se calcula que solamente un 15% de los hipertensos responden favorablemente a la supresión de sal como aditivo. Además, y a pesar de suprimir la sal, la hipertensión no se cura. Solamente cuando las personas corrigen las verdaderas causas dietéticas que produjeron la hipertensión (sobre todo el consumo de proteínas y grasas animales), se corrige la enfermedad.

De cualquier manera, esa sal tan beneficiosa de la cual les estoy hablando no es la sal común, esa que compramos en las tiendas de comestibles, sino de la *sal marina, sin refinar*. Por desgracia y al igual que hacen con el azúcar, la sal que extraen del mar sufre un proceso de cristalización y secado, el cual la priva de una serie de elementos traza que la dan equilibrio. Sin ellos, el maravilloso elemento se convierte en un producto pernicioso compuesto exclusivamente de cloruro sódico.

La composición mayoritaria de la sal es:

Magnesio 0,5 mg/kg
Calcio 17,1 mg/kg
Potasio 0,3 mg/kg
Sodio 39,0 mg/kg
Yodo 1,5 mg/kg
Azufre 0,4 mg/kg

También: litio, flúor, aluminio, fósforo, sílice, oro, cromo, hierro, cobalto, níquel, zinc, germanio y selenio, hasta completar 84 elementos. Esta concentración y composición es similar a la que existe en la parte acuosa del plasma humano, el cual está compuesto de un 91,5% de agua similar a la marina.

La buena sal marina, además, es casi un organismo vivo y podemos curar con ella muchas enfermedades y restaurar energías perdidas. Si usted quiere tomar agua del mar purificada, existen ya numerosas empresas que la comercializan, como el suero Quinton o la sal del Himalaya. También puede utilizar alguna de estas variedades:

Sal de Maldon: Tamaño entre fina y gorda. Cristales de forma plana porque se encuentran en finas placas en su estado natural. La gran particularidad de esta sal inglesa es su gran pureza natural. Tiene un fuerte sabor salado.

Sal de Guerande: Sal marina de la Bretaña Francesa. Tiene un color gris característico del fondo marino bajo los saladares. Se encuentra más bien en un tamaño de cristales medianos, es una sal muy rica en oligoelementos. Es natural, sin aditivos, es la sal "integral" por excelencia.

Flor de sal: La sal de moda. Hace su entrada en el mercado francés hace unos 20 años. Es fruto de un proceso particularmente curioso, siempre es una sal marina. En las salinas, a los primeros efectos de la concentración de la sal, cristales de sal ligeros flotan en placas muy finas en la superficie del agua. Es la flor de sal. Esta sal se utiliza siempre en cruda, puesta en el último momento de comer un plato. Tiene un sabor sutil de violeta. Es la reina de la sal.

Sal negra (sanchal): muy poco refinada, es una sal de tierra que tiene un sabor muy particular, es producida en el norte de la India.

Sal ahumada: Sal con fuerte sabor y olor a humo. Utilizada para la fabricación casera de carnes, verduras, o pescados ahumados. También, además de salar, puede dar un "toque" ahumado usándola como si fuera una especia.

Gomasho: Mezcla japonesa de sal y de semillas de sésamo negro.

Sal de apio: Mezcla de sal y de semillas de apio trituradas.

Sal del Himalaya: Un legado mágico del mar primitivo, el origen de toda forma de vida conocida. La sal cristalina del Himalaya, debido a su altura y la pureza de su contenido, en su medida justa, mezclada con agua, es una fuente increíble de energía curativa acumulada. En la actualidad, es la sal energética más completa que conocemos. Es tan pura como no puede serlo hoy ningún otro alimento, en ella se encuentra el medio ideal en el que todas las formas de vida están en armonía.

Lámparas de Sal: Las lámparas de sal son ionizadores naturales que llenan la casa, oficina o comercio de una calidez muy confortable y agradable. Nuestra salud física y mental está influenciada entre otras cosas por la correcta ionización de nuestro entorno. La sal con la que están fabricadas estas lámparas contiene casi todos los oligoelementos (en particular destaca su alto contenido en yodo) de los cuales depende el buen funcionamiento del organismo. Pese a no ser un "instrumento médico", estas lámparas, mediante la emisión de iones negativos propician mejoras en pacientes asmáticos, sinusitis, migrañas, dolores de cabeza, alergias y fiebre.

Quinta parte

EPIGENÉTICA

Los genes nos dan el potencial, pero no determinan el resultado.
Todo depende del entorno que decide el resultado final.

¿Qué es la Epigenética?

La epigenética es el estudio de los cambios potencialmente heredables en la expresión génica (genes activos frente a inactivos) que no implican cambios en la secuencia de ADN subyacente -un cambio en el fenotipo sin un cambio en el genotipo- que, a su vez afecta, a cómo las células leen los genes. El término "epigenética" se utilizó por primera vez para referirse a las interacciones complejas entre el genoma y el medio ambiente que están implicados en el desarrollo y la diferenciación en organismos superiores.

En la actualidad, este término se utiliza para referirse a alteraciones hereditarias que no se deben a cambios en la secuencia del ADN. Más bien, las modificaciones epigenéticas o "etiquetas", tales como la metilación del ADN y la modificación de las histonas, alteran la accesibilidad del ADN y la estructura de la cromatina, regulando así los patrones de expresión génica. Estos procesos son cruciales para el desarrollo normal y la diferenciación de distintos linajes celulares en el organismo adulto y pueden ser modificados por influencias exógenas y, como tales, pueden contribuir o ser el resultado de alteraciones ambientales del fenotipo o del patofenotipo, entendiendo como tal los endotipos con el que se agrupa a las personas en base al diseño hormonal que domina en su metabolismo.

En 2006, por ejemplo, se publicaron más de 2.500 artículos relacionados con la epigenética y en 2010, más de 13.000, alcanzando los 17.000 en 2013, sin embargo, este número está hoy en día sobrepasado, extendiéndose los conceptos epigenéticos a campos como la ecología y la psicología. Las medicinas alternativas, por otra parte, quieren insistir en que modificando nuestro entorno y utilizando exclusivamente elementos naturales, podemos silenciar o activar, comportamientos y características heredadas. El problema es que, hasta ahora, la asignatura "epigenética" no está incluida en los planes de estudios médicos.

La falta de una definición clara ha llevado a la confusión y el uso indebido del término, mientras que también hace que la investigación dentro del campo de la epigenética sea difícil de sintetizar y reconciliar. También deberíamos ampliar el campo de estudio de la epigenética a ramas como la química, la física, la ecología e incluso a la psicología, no delegando exclusivamente los experimentos y conclusiones a la biología. Y, como es habitual, aportaremos las sugerencias que proporciona la Medicina Natural -hasta ahora la gran excluida-, en la solución de los problemas de salud mediante la epigenética.

Quizá podríamos redefinir la epigenética como "el estudio de los fenómenos y mecanismos que causan cromosomas vinculados, y los cambios heredables a la expresión de genes que no dependen de los cambios en la secuencia de ADN". Esta definición no excluye a priori ninguna unidad de herencia, incluyendo genes que codifiquen proteínas, telómeros, centrómeros, productos génicos de ARN funcionales, orígenes de replicación, inestabilidades del genoma, o cualquier otra cosa que pueda manifestar un fenotipo. Se incluye igualmente el concepto de memoria hereditaria (más que "herencia"), y en el desarrollo se habla por vez primera de la influencia del estrés en la madre embarazada y sus descendientes.

Estos factores genéticos que son determinados por el ambiente celular en lugar de por la herencia, intervienen en la determinación de la ontogenia (desarrollo de un organismo, desde la fecundación del cigoto en la reproducción sexual hasta su senescencia, pasando por la forma adulta) y que igualmente interviene en la regulación heredable de la expresión genética sin cambio en la secuencia de nucleótidos. Se puede decir –simplificando- que la epigenética es el conjunto de reacciones químicas y demás procesos que modifican la actividad del ADN, pero sin alterar su secuencia.

Las modificaciones epigenéticas pueden manifestarse comúnmente, como cuando las células se diferencian para llegar a ser células de la piel, las del hígado, las cerebrales, etc. En ocasiones, estos cambios pueden tener efectos perjudiciales, resultando en enfermedades como el cáncer.

El silenciamiento de los genes, ocasionado por modificaciones en el ADN y ARN, puede iniciar y mantener el cambio epigenético. Tan importantes son estos cambios que muchos de los trastornos humanos y enfermedades mortales, pueden ser debidos a esto. En ocasiones, los genes se activan, dando lugar a enfermedades latentes. Sin embargo, la medicina predictiva, aquella que "predice" las enfermedades que se van a desarrollar –dentro de un marco de probabilidades-, desdeña las posibles modificaciones genéticas ocasionadas por el entorno del individuo. Como ejemplo pernicioso, es el daño que ocasionaron a la actriz Angelina Jolie para que permitiera una doble mastectomía y posteriormente la extirpación de los ovarios.

Complementariamente, podemos decir que:

La epigenética controla los genes y ciertas circunstancias en la vida pueden hacer que los genes sean silenciados o expresados con el tiempo. En otras palabras, pueden ser apagados (volverse latentes) o encendidos (estar activos).

La epigenética nos rodea. Lo que comemos, dónde vivimos, con quién interactuamos, cuándo y dónde dormimos, cómo nos movemos, incluso el envejecimiento, todo esto pueden eventualmente causar modificaciones químicas alrededor de los genes que los activarán o desactivarán con el tiempo. Además, en ciertas enfermedades como el cáncer o el Alzheimer, varios genes quedarán modificados, lejos del estado normal y saludable.

La epigenética determina lo que somos ahora. A pesar de que todos somos humanos, ¿por qué algunos de nosotros tenemos el pelo rubio o la piel más oscura? Bien, esto parece ser cosa de la genética. Pero ¿por qué algunos de nosotros odiamos el sabor de las setas o berenjenas? ¿Por qué algunos de nosotros somos más sociables que otros? ¿Por qué cambiamos con el tiempo y lo que antes nos gustaba ahora nos aburre? De esto sabe mucho el mundo social y familiar.

Las diferentes combinaciones de genes que se activan o desactivan es lo que hace que cada uno de nosotros sea único. Además, hay indicios de que algunos cambios epigenéticos pueden ser adquiridos a causa del entorno próximo o ¿quizá también por el lejano?

Con más de 20.000 genes, ¿es posible predecir el resultado de las diferentes combinaciones de genes que se activan o desactivan? Quizá para la mente humana no, pero piensen en los ordenadores de ahora y en los del futuro. Será tan fácil como cuando una vulgar calculadora nos da la respuesta en segundos. Los arreglos posibles son enormes.

Cuando podamos correlacionar cada causa y efecto de las diferentes combinaciones, y si pudiéramos revertir el estado del gen para mantener el bien eliminando lo malo, entonces podríamos teóricamente curar el cáncer, disminuir el envejecimiento, detener la obesidad y hasta, quizá, ser felices.

Los daños epigenéticos pueden estar ocasionados, entre otros factores, por:

Por campos electromagnéticos (EMFS) y frecuencias extremadamente bajas (ELF).
Polución ambiental.
Hostilidad social.
Aditivos alimentarios.
Enfermedades y medicamentos.
Nutrición errónea.
Metales pesados, no-metales y metaloides.

Telómeros
y
epigenética

Modificando nuestros
genes

Adolfo Pérez Agustí

CONTAMINACIÓN ELECTROMAGNÉTICA

Tratamiento de la hipersensibilidad electromagnética

Adolfo Pérez Agustí

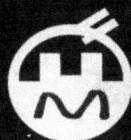

EDICIONES MASTERS

INTOXICACIÓN POR METALES

METALES PESADOS
METALOIDES
NO-METALES
Y OTROS

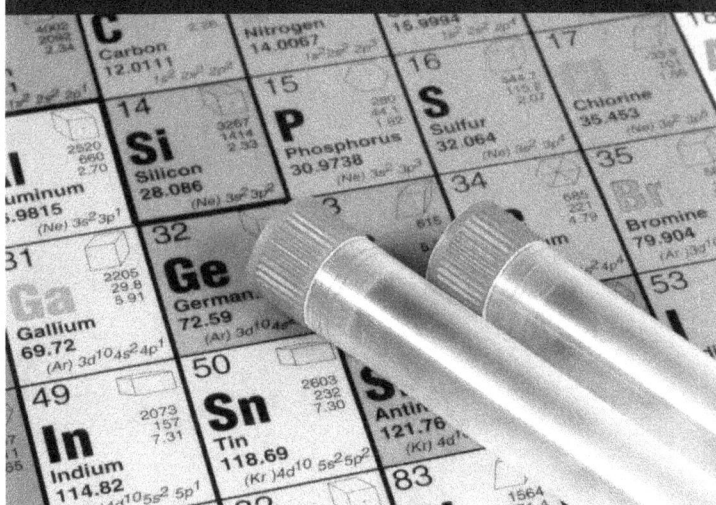

Nuevos tratamientos naturales contra el cáncer

Adolfo Pérez Agustí

Adolfo Pérez Agustí

Psicología de la FELICIDAD

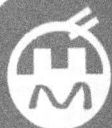

EDICIONES
MASTERS

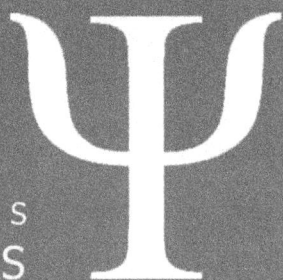

Ψ

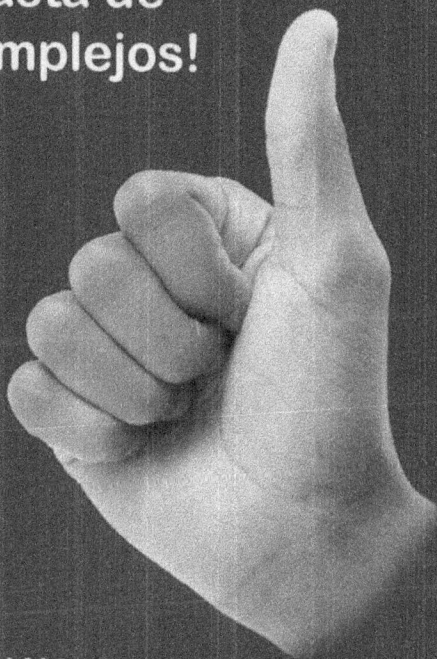

DISFUNCIÓN ERÉCTIL

¡Basta de complejos!

EDICIONES MASTERS

Adolfo Pérez Agustí

www.ingramcontent.com/pod-product-compliance
Lightning Source LLC
Chambersburg PA
CBHW060315200326
41519CB00011BA/1733